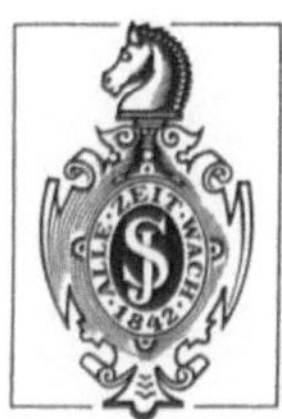

Wolfgang Künzel (Hrsg.)

Gesunde Lebensweise während der Schwangerschaft

Ratgeber für Ärzte

Mit 30 Abbildungen

Springer-Verlag
Berlin Heidelberg New York London Paris Tokyo

Prof. Dr. Wolfgang Künzel
Universitäts-Frauenklinik
Klinikstr. 28, D-6300 Gießen

Zuvor veröffentlicht in
Der Gynäkologe Bd. 20, Heft 2 + 3, 1987

CIP-Titelaufnahme der Deutschen Bibliothek
Gesunde Lebensweise während der Schwangerschaft: Ratgeber für Ärzte / Wolfgang Künzel (Hrsg.). –
Berlin; Heidelberg; New York; London; Paris; Tokyo: Springer, 1988

ISBN-13: 978-3-540-19257-2   e-ISBN-13: 978-3-642-73682-7
DOI: 10.1007/978-3-642-73682-7

NE: Künzel, Wolfgang [Hrsg.]

Vorwort

Mit dem Eintritt einer Schwangerschaft erhält die Betreuung einer gynäkologischen Patientin eine neue Dimension, da der heranwachsende Fötus vielfältigen Störungen ausgesetzt sein kann, die nicht ihre Ursache in der Schwangerschaft selbst finden. So werden plötzlich Fragen nach einer besonderen Lebensführung laut und häufig tritt die Frage auf, was in der Schwangerschaft zu meiden ist, was erlaubt ist oder was sogar zu empfehlen ist. Es werden vielfach an den betreuenden Arzt Fragen herangetragen, die zu beantworten er überfordert ist, da ihm das spezielle Sachwissen aus diesem Gebiet fehlt. So war es einmal wichtig, zu verschiedenen Gebieten Fachkollegen zu hören, die sich mit den Randproblemen einer Schwangerschaft wissenschaftlich auseinandergesetzt haben. Die einzelnen Beiträge wurden im GYNÄKOLOGEN 1987 publiziert. Die Publikation erfolgte unter 4 Leitthemen: 1. „Normale Lebensweise während der Schwangerschaft" 2. „Allgemeine Beschäftigungen und Tätigkeiten während der Schwangerschaft" 3. „Bedeutung von Genußmitteln und Medikamenten", und 4. „Störungen des körperlichen Befindens und deren Behandlung". Bei der Zusammenstellung der einzelnen Beiträge war deutlich geworden, daß verschiedene Fragen nicht erschöpfend beantwortet werden konnten, über andere nur Vermutungen geäußert und spekuliert werden konnte. Das große Echo, das die Beiträge in den beiden Themenheften des GYNÄKOLOGEN hatten, hat die Herausgeber dazu ermuntert, die vorliegenden Themen in Buchform herauszugeben. Dem Springer-Verlag sei für die Initiative gedankt.

W. Künzel

Autorenverzeichnis

Priv.-Doz. Dr. C. Buddeberg
Abteilung für Psychosoziale Medizin
Psychiatrische Poliklinik, Universitätsspital
Culmannstraße 8
CH-8091 Zürich

J. F. Clapp
Department of Obstetrics and Gynecology
University of Vermont
College of Medicine
Burlington, Vermont 05405
USA

Prof. Dr. G. Enders
Institut für medizinische Virologie
und Infektionsepidemiologie e. V.
Hölderlinplatz 10
D-7000 Stuttgart

Prof. Dr. B. Gay
Chirurgische Universitäts-Klinik
Würzburg
Abteilung für Unfallchirurgie
Juliuspromenade 19
D-8700 Würzburg

Prof. Dr. W. Hach
William Harvey Klinik
Am Kaiserberg 6
D-6530 Bad Nauheim

Prof. Dr. H. Heckers
Zentrum für Innere Medizin
Justus Liebig-Universität
Klinikstraße 36
D-6300 Gießen

Dr. G. Hinz
Institut für Strahlenhygiene des Bundes-
gesundheitsamtes
D-8042 Neuherberg bei München

Prof. Dr. A. Huch
Klinik und Poliklinik für Geburtshilfe
Department für Frauenheilkunde
Universität Zürich
Frauenklinikstraße 10
CH-8044 Zürich

Prof. Dr. R. Huch
Klinik und Poliklinik für Geburtshilfe
Department für Frauenheilkunde
Universität Zürich
Frauenklinikstraße 10
CH-8091 Zürich

Prof. Dr. A. Kaul
Institut für Strahlenhygiene des Bundes-
gesundheitsamtes
D-8042 Neuherberg bei München

Prof. Dr. H. Kirschner
Medizinisches Zentrum für ZMK
der Justus-Liebig-Universität
Schlangenzahl 14
D-6300 Gießen

Prof. Dr. W. Kübler
Institut für Ernährungswissenschaft
Justus-Liebig-Universität
Goethestraße 55
D-6300 Gießen

Prof. Dr. W. Künzel
Universitäts-Frauenklinik
Klinikstraße 32
D-6300 Gießen

Prof. Dr. F. Majewski
Institut für Humangenetik
Universität Düsseldorf
Universitätsstraße 1
D-4000 Düsseldorf 1

Prof. Dr. D. Neubert
Institut für Toxikologie
und Embryopharmakologie
Universitätsklinikum Charlottenburg
Freie Universität Berlin
Garystraße 5
D-1000 Berlin 33

Prof. Dr. E. Paul
Zentrum für Dermatologie
und Andrologie
Hautklinik
Klinikum der Justus-Liebig-Universität
Gaffkystraße 14
D-6300 Gießen

Dr. K. T. M. Schneider
Frauenklinik rechts der Isar
der Technischen Universität
Ismaningerstraße 22
D-8000 München 80

Prof. Dr. Dr. W. Schumacher
Psychiatrische Universitätsklinik
Am Steg 22
D-6300 Gießen

Prof. Dr. K. W. Tietze
Institut für Sozialmedizin
u. Epidemiologie
des Bundesgesundheitsamtes
General-Pape-Straße 62–66
D-1000 Berlin 42

Prof. Dr. H. Weitzel
Frauenklinik und Poliklinik
Universitätsklinikum Steglitz
Freie Universität
Hindenburgdamm 30
D-1000 Berlin 45

Prof. Dr. W. E. Wetzel
Medizinisches Zentrum für ZMK
der Justus-Liebig-Universität
Schlangenzahl 14
D-6300 Gießen

Dr. P. Zimmermann
Zentrum für Dermatologie
und Andrologie
Hautklinik
Klinikum der Justus-Liebig-Universität
Gaffkystraße 14
D-6300 Gießen

Inhaltsverzeichnis

Ernährung während der Schwangerschaft

Werner Kübler

Institut für Ernährungswissenschaft der Justus-Liebig-Universität Gießen

Zusammenfassung. Eine ausgewogene Ernährung während der Schwangerschaft hat auch die Ausgangssituation der Schwangeren zu berücksichtigen. Übergewichtige Frauen sollten möglichst schon vor der Gravidität ihr Gewicht vermindern. Drastische Gewichtsreduktionen während der Schwangerschaft sind nicht zulässig. Bei Untergewichtigen – die zunehmend häufig unter jungen Frauen beobachtet werden – sind Gewichtszunahmen bis 16 kg erwünscht. Die Bedarfsdeckung mit Mineralstoffen – vor allem Eisen, Calcium und Jod – und Vitaminen – besonders Folsäure, Vitamin B_6, Thiamin, bei jungen Frauen auch Riboflavin – ist vor allem für die Gesunderhaltung der Mütter wichtig, da die Plazenta die Nährstoffe aktiv auf die Feten überträgt. Durch eine abwechslungsreiche gemischte Kost – besonders wichtig sind Milch, Grüngemüse, mageres Fleisch und Vollkornprodukte, ergänzt durch Leber von Jungtieren und Seefisch – kann der Mineralstoff- und Vitaminbedarf auch in der Schwangerschaft voll gedeckt werden.

Eine erwünschte Schwangerschaft ist für die werdende Mutter fast immer ein Anlaß, sich Gedanken über Lebensgewohnheiten – und nicht zuletzt über ihre Ernährung – zu machen. Dabei werden sie drei Gesichtspunkte besonders beschäftigen:

1. Wieviel soll ich essen?
2. Was soll ich essen, um den höheren Bedarf an Vitaminen und Mineralstoffen zu decken?
3. Was soll ich vermeiden, um eine Belastung mit unerwünschten Nahrungsbestandteilen möglichst niedrig zu halten?

Erfreulicherweise sind Schwangere über Ernährungsfragen häufig besser informiert als der Bevölkerungsdurchschnitt (DGE 1980, S. 87 [7]). Dennoch bleiben zahlreiche Einzelfragen zu beantworten. Am häufigsten wird dann der Rat des Arztes gesucht. Leider bietet weder die klinische Grundlagenausbildung, noch das gängige Fachschrifttum ausreichend übersichtliche und wissenschaftlich belegte Informationen über die Ergebnisse der modernen Ernährungsforschung. So bleiben als Ratgeber häufig die nicht immer objektiven Regeln sendungsbewußter Außenseiter oder die PR-Aktionen von Lebensmittelproduzenten.

Die im folgenden dargestellten Aussagen stützen sich vorwiegend auf die Veröffentlichungen der Deutschen Gesellschaft für Ernährung (DGE) und anderer, international anerkannter wissenschaftlicher Gesellschaften, die in der International Union of Nutritional Sciences (IUNS) zusammengeschlossen sind. Die Aktivitäten der UN-Organisationen WHO (Weltgesundheitsorganisation) und FAO (Nahrungs- und Landwirtschaftsorganisation) sind mit der IUNS eng korreliert, beschäftigen sich vor allem mit den Problemen des Nahrungsmangels in der Dritten Welt.

Die Ernährungsprobleme in den westlichen Industrieländern sind ganz anderer Art. Sie entstehen vorwiegend durch Überfluß, durch die Reduktion des Energiebedarfs und durch die Verlagerung der Verzehrsgewohnheiten in den letzten Jahrzehnten: Einem starken Rückgang des Verbrauchs sättigender Grundnahrungsmittel, wie Brot, Kartoffeln und seltsamerweise auch Trinkmilch, steht eine erhebliche Verbrauchszunahme von Fleisch, Eiern, Käse (alles Träger von verborgenem Fett) sowie – erfreulicherweise – auch von Obst und Gemüse gegenüber.

Auf diesem Hintergrund ist verständlich, daß Empfehlungen, die noch vor 30 Jahren für die Nahrungsumstellung während der Schwangerschaft sinnvoll waren, heute durch zeitgemäßere Ernährungsvorschriften abgelöst werden müssen. Erfreulich ist, daß die Ratschläge ohne wesentliche finanzielle Mehraufwendungen befolgt werden können.

Der Bedarf an Nahrungsenergie – Gewichtszunahme

Der Energiebedarf während der Schwangerschaft ist eine individuelle Größe, die eine große Streubreite zeigt. Es ist daher nicht möglich, für die Energiezufuhr allgemein gültige Empfehlungen zu geben; eine schematische Anwendung würde einen Teil der Frauen durch zu starke Gewichtszunahme, einen anderen Teil durch unzureichende Nahrungsaufnahme belasten[1]. In Tabelle 1 ist ein Mittelwert aufgeführt, der davon ausgeht, daß die körperliche Aktivität der werdenden Mutter während der Schwangerschaft sich nicht wesentlich verändert.

Auch in der Schwangerschaft bietet die Beobachtung der Gewichtsentwicklung eine Leitlinie dafür, ob die Energiebilanz den Bedürfnissen entspricht. Dabei ist jedoch zu berücksichtigen, daß pathologische Verschiebungen des Wasserhaushalts die Gewichtsveränderungen stark beeinflussen können. Abbildung 1 zeigt die normale Gewichtszunahme während der Schwangerschaft und ihre Einzelkomponenten. Aber auch unabhängig von abnormen Verschiebungen des Körperwassers muß bei der Beurteilung der Gewichtszunahmen während der Schwangerschaft die Ausgangssituation berücksichtigt werden.

Untergewichtige Frauen bringen häufiger untergewichtige Neugeborene zur Welt [10, 15, 16]. Dies wird verstärkt, wenn die Gewichtszunahme während der Schwangerschaft gering war. Eine überdurchschnittliche Gewichtszunahme (bis 16 kg) gleicht den ungünstigen Einfluß des mütterlichen Untergewichts auf das Geburtsgewicht nahezu vollständig aus.

Zwei Untersuchungsserien in der Bundesrepublik zeigen, daß dieses Problem auch bei uns von – wahrscheinlich sogar zunehmender – Bedeutung ist: Im Er-

---

[1] Dies gilt auch für Nichtschwangere und für Männer. Die Deutsche Gesellschaft für Ernährung gibt daher für den Verbrauch von Nahrungsenergie keine Empfehlungen, sondern Richtwerte, die, kontrolliert durch die Entwicklung des Körpergewichts, im Individualfall nach oben oder unten korrigiert werden müssen.

Tabelle 1. Empfohlene Mehrzufuhr an Nahrungsenergie und essentiellen Nährstoffen während der Schwangerschaft (Deutsche Gesellschaft für Ernährung 1985 [6])

	Empfohlene Mehrzufuhr	Relative Mehrzufuhr[a]
Nahrungsenergie	1,2 MJ[b, c]	rd. 14%[c]
	300 kcal[b, c]	
Protein	30 g[c]	rd. 67%[c]
essentielle Fettsäuren	1 g[c]	10%[c]
Calcium	400 mg	50%
Phosphor	200 mg	25%
Magnesium	100 mg[c]	rd. 33%[c]
Eisen	7 mg	rd. 39%
Jod	30 µg	15%
Zink	10 mg[c]	rd. 67%[c]
Vitamin A	0,3 mg-RÄ[c, d]	rd. 38%[c]
Vitamin D	5 µg[c]	100%[c]
Vitamin E	2 mg-TÄ[c, e]	rd. 17%[c]
Thiamin (Vit. B_1)	0,3 mg[c]	25%[c]
Riboflavin (Vit. B_2)	0,3 mg[c]	20%[c]
Niacin	2 mg-NÄ[c, f]	rd. 13%[c]
Vitamin B_6	1,0 mg[c]	rd. 63%[c]
Folsäure	160 µg-fFÄ[g]	100%
Pantothensäure	2 mg[c]	25%[c]
Vitamin B_{12}	1,0 µg	20%
Vitamin C	25 mg[c]	rd. 33%[c]

[a] Bezogen auf die Empfehlungen für Frauen (Alter 19–35 Jahre) mit überwiegend sitzender Beschäftigung
[b] Richtwert
[c] ab 4. Schwangerschaftsmonat
[d] Retinol-Äquivalente: 1 mg ≈ 6 mg β-Carotin ≈ 12 mg andere Provitamin A-Carotinoide
[e] D-α-Tocopherol-Äquivalente: 1 mg ≈ 2 mg D-β-Tocopherol ≈ 4 mg D-γ-Tocopherol ≈ 100 mg D-δ-Tocopherol ≈ 3,3 mg D-β-Tocotrienol ≈ 1,49 mg D,L-α-Tocopherylacetat
[f] Niacin-Äquivalente: 1 mg ≈ 60 mg Tryptophan
[g] Freie Folat-Äquivalente: 1 µg ≈ 2,5 µg Gesamtfolat

Abb. 1. Einzelkomponenten der normalen Gewichtszunahme während der Schwangerschaft (Thomson und Hytten 1980 [22])

nährungsbericht 1984 ([7], S.108ff.) wird über eine bundesweite Repräsentativerhebung berichtet, aus der hervorgeht, daß etwa 17% der jungen Mädchen zwischen 14 und 18 Jahren erhebliche Untergewichte aufweisen; 4 Jahre vorher waren es noch 10%. Eine 1983 in drei Städten (Heidelberg, Michelstadt/Od., Berlin) untersuchte Stichprobe an jungen Frauen im Alter von 18 bis 24 Jahren kommt zu einem ähnlichen Ergebnis mit einem Anteil von rund 20% erheblich Untergewichtigen [2].

Übergewicht in der Schwangerschaft verstärkt verschiedene Risiken – für die Mutter EPH-Gestosen, Venenerkrankungen, gehäufte Geburtskomplikationen, für das Kind intrakranielle Blutungen und geburtsbedingte Frakturen [10]. Zum Teil werden diese Risiken verstärkt durch eine überdurchschnittliche Gewichtszunahme und durch eine geringe Gewichtszunahme gemindert [15].

Eine *Definition des Normalgewichts*, in dem beide Risikobereiche so klein wie möglich sind, ist also schon bei der Beratung in der Frühschwangerschaft – besser noch bei der Schwangerschaftsplanung – von großer Bedeutung. In der klinischen Praxis hat sich dafür vor allem die Formel nach Broca eingebürgert:

Bezugsgewicht [kg] = Körpergröße [cm] − 100.

Als klinisch relevantes Übergewicht werden in der Regel Überschreitungen von 10% und mehr betrachtet; ein bedenkliches Untergewicht dürfte bei Frauen vorliegen, die nur 85% des Bezugsgewichtes erreichen.

Die Berechnung nach Broca hat jedoch den Nachteil, daß bei Kleinwüchsigen (unter 160 cm) zu häufig Über- und zu selten Untergewichte bestimmt werden; bei Hochwüchsigen (über 170 cm) wird das relative Körpergewicht nach Broca unterschätzt.

Dieser Fehler wird bei der Berechnung des Körpermassenindex (KMI) vermieden:

$KMI = KG [kg] / KL^2 [m^2].$

Werte über 24 und unter 19 fallen dabei in den Bereich klinisch bedeutsamer Abweichungen. Junge Frauen unter 18 Jahren haben den zweiten Wachstumsschub noch nicht voll ausgeglichen; die Grenzwerte sind daher etwas niedriger (18–23) anzusetzen.

Wissenschaftlich sind beide Berechnungsformeln unbefriedigend, da sie nicht die Fettdepots, sondern nur das Körpergewicht als Bezugsgröße haben. Sie vernachlässigen daher die Körperbautypen (diese spielen schon im Nord-Süd-Gefälle der Bundesrepublik eine beträchtliche Rolle und wirken sich auch auf Größe und Gewicht der Neugeborenen aus [10]). Die genannten Grenzwerte sind u.a. auch deshalb Schätzungen, die nicht für alle Fälle gelten. Kalipermessungen der subkutanen Fettdepots an verschiedenen Körperstellen wären daher vorzuziehen – oder wenigstens Bewertungstabellen, in denen nach Konstitutionstypen unterschieden wird [21].

Bedarfsdeckung mit essentiellen Nährstoffen

Kaum weniger wichtig als eine ausgeglichene Energiebilanz ist eine ausreichende Versorgung der Schwangeren mit essentiellen Nährstoffen: Eiweiß, essentielle Fettsäuren, Mineralstoffe und Vitamine.

Die Grundlagen für Zufuhrempfehlungen sind bei diesen essentiellen Nährstoffen anders als bei den Empfehlungen für die Nahrungsenergie: Da ein mäßiger Überschuß keine nachteiligen Folgen erwarten läßt, können auch Personen mit überdurchschnittlichem Bedarf berücksichtigt werden. Daher wird weltweit nach dem Konzept einer Joint FAO/WHO Expert Group [9] vorgegangen und „... Mengen (empfohlen), von denen angenommen wird, daß sie zur Gesunderhaltung nahezu aller Personen ausreichen[2]". Die Abschätzung von Bedarf und Streubreite wird allerdings für Schwangere besonders schwierig, weil experimentelle Grundlagen verständlicherweise nicht vorliegen. Die Zulagen stützen sich daher vorwiegend auf Berechnungen des Gewebezuwachses, des Nährstoffumsatzes und Analogieschlüsse aus Tierversuchen. Dies erklärt auch die beträchtlichen Unterschiede zwischen den Empfehlungen verschiedener Expertengruppen.

Tabelle 1 zeigt, daß die empfohlene Mehrzufuhr an diesen unentbehrlichen Nahrungsbestandteilen in der Schwangerschaft zum Teil erheblich höher ist als die durchschnittliche Zunahme des Energiebedarfs. In die Ernährungspraxis umgesetzt bedeutet dies, daß in der Schwangerschaft größere Sorgfalt bei der Auswahl geeigneter Lebensmittel angebracht ist. Die schwierige Abschätzung des individuellen Nährstoffbedarfs während der Schwangerschaft wird jedoch erleichtert, weil in den letzten Jahren zunehmend zuverlässige Laboratoriumsmethoden entwickelt wurden, die es ermöglichen, die Bedarfsdeckung von Einzelpersonen mit essentiellen Nährstoffen zu beurteilen: Durch die Messung von Enzymaktivitäten, der Sättigung spezifischer Trägerproteine oder der Konzentrationen typischer Vitaminmetaboliten in Blutzellen, Blutplasma oder im Urin kann die Bedarfsdeckung mit essentiellen Nährstoffen auch in der Schwangerschaft mit befriedigender Sicherheit festgestellt werden [18]. Mehrere Serien derartiger Messungen [13, 14, 23] zeigen, daß nur ein Teil der in Tabelle 1 aufgeführten Nährstoffe besonderer Aufmerksamkeit bedarf, denn bei einigen – Protein, essentielle Fettsäuren, Phosphor, Zink, Vitamin E, Vitamin K, Niacin, Vitamin B_{12}, wahrscheinlich auch Pantothensäure und Biotin – ist die Zufuhr bei unseren Ernährungsgewohnheiten so reichlich, daß nur bei Erkrankungen oder extrem abweichenden Ernährungsformen mit einer unzureichenden Bedarfsdeckung gerechnet werden muß. Bei Frauen im gebärfähigen Alter trifft dies in Mitteleuropa sogar für Vitamin C zu.

Die meisten Mineralstoffe und einige Vitamine können in erheblichem Umfang gespeichert werden (Tabelle 2). Sie stehen dann in Zeiten unzureichender Zu-

Tabelle 2. Reservekapazität für Nährstoffe (Passmore 1965 [17], ergänzt)

Calcium	10 –20 Jahre[a]
Vitamin B_{12}	2 – 5 Jahre
Vitamin A	1 – 2 Jahre
Eisen, Männer	1,5– 2 Jahre
Frauen	1 – 1,5 Jahre
Vitamin E	6 –12 Monate
Folsäure, Vitamin D	2 – 4 Monate
Vitamin C, Riboflavin, Niacin, Vitamin B_6, Vitamin K	2 – 6 Wochen
Thiamin	4 –10 Tage
Protein	
labiler Pool	knapp 1 Tag
verfügbare Proteine	6 – 8 Wochen[a]

[a] Verlust von Funktionsgewebe

---

[2] "The recommended intakes ... are the amounts considered sufficient for the maintenance of health in nearly all people".

fuhr zur Verfügung und verhindern dadurch Funktionsstörungen durch eine mangelhafte Bedarfsdeckung. Die meisten wasserlöslichen Vitamine werden jedoch im Harn ausgeschieden, wenn sie im Überschuß zugeführt werden. Bei ihnen gleichen mehr oder weniger umfangreiche Retentionen in den Zellen Bedarfsdeckungslücken nur kurzfristig aus.

Aus verschiedenen Untersuchungsserien in der Schweiz [24], in der Bundesrepublik Deutschland [14] und in den Niederlanden [25] läßt sich herleiten, daß

– bei Frauen im gebärfähigen Alter verhältnismäßig häufig eine unsichere Bedarfsdeckung mit Calcium, Eisen, Jod, Thiamin (Vit. B_1), Vitamin B_6 und Folsäure besteht;

– bei jungen Frauen (18–24 Jahre) häufiger Versorgungsengpässe nachzuweisen sind als bei Frauen in den mittleren Altersklassen. Besonders auffallend ist, daß bei jüngeren Frauen auch Riboflavin (Vitamin B_2) zum „kritischen" Vitamin wird;

– im Verlauf einer Schwangerschaft Meßwerte im kritischen Bereich häufiger werden. Dies gilt besonders für Eisen, Thiamin, Riboflavin, Vitamin B_6 und Folsäure, seltener, aber statistisch gesichert, auch für die Vitamine A und D. Vitamin E und Carotin im Blutplasma zeigen dagegen erhebliche Konzentrationszunahmen.

– Die meisten Meßwerte im kritischen Bereich können durch Vitaminzulagen ausgeglichen werden – sie sind also nicht die Folgen von Regelmechanismen während der Schwangerschaft, sondern einer unzureichenden Deckung des erhöhten Bedarfs in der Spätschwangerschaft [13]. Nach der Geburt normalisieren sich die kritischen Meßwerte bei Vitamin A, Vitamin D, Riboflavin und Vitamin B_6 ohne Vitaminzulagen innerhalb von wenigen Monaten; Eisen-, Thiamin- und vor allem die Folsäurewerte bleiben häufig erniedrigt [23].

Auch im letzten Schwangerschaftsdrittel findet man bei mehr als der Hälfte der Frauen ohne Vitamin- und Mineralstoffzulagen Meßwerte, die eine gesicherte Bedarfsdeckung beweisen. Dies zeigt, daß der Vitamin- und Mineralstoffbedarf durch eine landesübliche gemischte Kost auch während der Schwangerschaft zu decken ist. Am häufigsten (in ca. 45%) findet man eine unsichere Folsäureversorgung. Bei allen anderen Vitaminen und Mineralstoffen ist die Bedarfsdeckung bei mindestens 75% der Schwangeren ausreichend.

Die Folgen einer unzureichenden Mineralstoff- und Vitaminversorgung in der Schwangerschaft sind schwer abschätzbar. Für Mineralstoffe – mit Ausnahme von Jod – ist nachgewiesen, daß die Transportleistungen der Plazenta den Foeten vor einem Mangel schützen. Dadurch wirkt sich eine unzureichende Zufuhr vor allem auf den Organismus der Mutter aus. Besonders häufig entsteht so eine durch Eisenmangel bedingte Schwangerschaftsanämie. Auch Vitamine werden aktiv auf den Foeten übertragen – mit dem Ergebnis, daß die Speicher des mütterlichen Organismus entleert werden. Welche Folgen dies für die Schwangere hat, ist noch nicht voll geklärt. Nachgewiesen sind Megaloblastenanämien bei Folsäuremangel und Schleimhautveränderungen bei Riboflavin- und Vitamin A-Verarmung. Wahrscheinlich löst eine biochemisch nachweisbare Erschöpfung der Thiamin-, Riboflavin- und Vitamin B_6-Bestände hypochrome Anämien und psychische Störungen aus.

Auch für das Kind kann ein Vitaminmangel der Mutter bedenkliche Folgen haben. So weisen mehrere Untersuchungen auf Zusammenhänge zwischen Untergewicht und/oder verkürzte Schwangerschaften hin, wenn der Bedarf an Folsäure, Vitamin C, Vitamin B_6 oder Vitamin A nicht gedeckt ist. Besonders erschreckend ist ein Zusammenhang zwischen familiär gehäuften Neuralrohrdefekten beim Kind und einem Folsäuremangel der Mutter, der in Schottland nachgewiesen werden konnte [19]. Möglicherweise handelt es sich um eine seltene, in Schottland gehäuft vorkommende, erbliche Stoffwechselanomalie. Hochdosierte Vitaminpräparate sind in der Schwangerschaft zu vermeiden. Eine teratogene Wirkung von extremen Vitamin A-Dosen ist im Tierversuch nachgewiesen.

Unerwünschte Inhaltsstoffe der Nahrung

Der Reaktorunfall in Tschernobyl hat der Öffentlichkeit in der Bundesrepublik Deutschland wieder einmal drastisch vor Augen geführt, wie eng die Beziehungen zwischen Umwelt und Lebensmitteln sind. Die Furcht vor bedenklichen Kontaminationen mit radioaktiven Isotopen hatte lang anhaltende Änderungen der Verzehrgewohnheiten zur Folge, die bis heute noch nicht vollständig überwunden sind [1].

Auch schon früher wurden immer wieder Befürchtungen laut, daß Arzneimittelrückstände in Fleisch, Eiern oder Milch, Pflanzenschutzmittelrückstände in Gemüse oder Milch, Umweltkontaminanten in Wildpilzen, Agrarprodukten oder Innereien zu Schäden in der Schwangerschaft oder bei gestillten Säuglingen führen könnten. Auch Lebensmittelzusatzstoffe – Antioxidantien, Emulgatoren, Farb- und Konservierungsstoffe – werden zuweilen für Gesundheitsschäden verantwortlich gemacht.

Derartige Überlegungen sind nicht neu: Schon lange vor der industriellen Revolution gab es für Schwangere zahlreiche Verbote für bestimmte Nahrungsmittel, die für Kind oder Mutter schädlich sein sollten. So wurden zum Beispiel oft Hülsenfrüchte für Schwangere verboten und dies hatte nicht selten zur Folge, daß ein Eiweißmangel entstand, weil Käse, Fleisch und Eier für ärmere Bevölkerungsgruppen unerschwinglich waren.

Aber nicht nur die größere Auswahl an preisgünstigen Lebensmitteln versetzt uns heute in eine günstigere Situation. Die Lebensmittel selbst sind sicherer geworden, weil der Verbraucher durch die Entwicklung hochempfindlicher Nachweismethoden vor Verfälschungen und Verunreinigungen zunehmend besser geschützt werden kann [4, 5, 7, 11]. Der Effekt, daß dadurch immer häufiger Spuren von Rückständen und Kontaminanten nachgewiesen werden, führt indessen paradoxerweise dazu, daß der Verbraucher sich durch „Chemie in der Nahrung" stärker gefährdet fühlt als jemals zuvor.

Folgerungen für die Praxis

Aus dem bisher dargestellten wird deutlich, daß eine abwechslungsreiche gemischte Kost auch in der Schwangerschaft die sicherste Grundlage für eine bedarfsdeckende Ernährung bietet. Aus Tabelle 1 ist jedoch abzulesen, daß während der Schwangerschaft eine vermehrte Zufuhr von Calcium, Eisen, Thiamin, Vitamin B_6 und Folsäure angestrebt werden sollte.

Daher sollte besonderer Wert gelegt werden auf einen höheren Verbrauch von
- Milch, als wichtigste Quelle für Calcium und Riboflavin (im Durchschnitt ½ l pro Tag),
- Grüngemüse - auch als Konserve -, als ergiebige Folsäure-, Vitamin B_6- und Vitamin C-Lieferanten,
- mageres Fleisch zur Deckung des Eisen- und Vitamin B_6-Bedarfs (bei Schweinefleisch auch des Thiaminbedarfs) und
- Vollkornprodukte (z.B. Haferflocken), zur Thiaminversorgung und für die Zufuhr von Ballaststoffen.

Leber und Seefische sind zuunrecht in den Ruf gekommen, besonders stark durch Umweltkontaminanten belastet zu sein. Dies gilt nur für Wildleber. Kalbs- und Schweineleber sind jedoch besonders ergiebige Quellen für Eisen und zahlreiche Vitamine, insbesondere Vitamin A, Vitamin B_{12}, Folsäure und Vitamin B_6. Seefische sind besonders reich an Jod und Vitamin D. Eine Leber- und Fischmahlzeit pro Woche tragen also nicht nur zur Abwechslung und zur Ergänzung der Nährstoffspeicher bei, sie können auch unbedenklich verzehrt werden.

Schwangere mit Gewichtsproblemen sollten vor allem Ihren Konsum von Süßigkeiten (auch Süßgetränken) und Fett (verborgenes Fett in Wurstwaren und Eiern) einschränken.

Literatur

1. Anders H-J, Rosenbauer J (1986) Ängste der Bevölkerung: Sind „immer mehr chemisch verseuchte Lebensmittel" wirklich ein Schwerpunkt der Befürchtungen? II. Ernähr-Umschau 33: 372
2. Arab L et al. (1984) unveröffentlicht. Zit in Ernährungsbericht
3. Berger H (ed) (in Vorbereitung) Vitamins and minerals in pregnancy and lactation. International Symposium, Innsbruck, September 1986. Academic Press, London New York Toronto
4. Bund für Lebensmittelrecht und Lebensmittelkunde e V (Hrsg) (1983) Wie sicher sind unsere Lebensmittel? Wissenschaftler antworten. Behr, Hamburg
5. Deutsche Forschungsgemeinschaft, Kommission zur Prüfung von Rückständen in Lebensmitteln (1983-1984) Mitteilung I-IX Boldt, Boppard 1975-1982. Mitteilung X-XII, Verlag Chemie, Weinheim
6. Deutsche Gesellschaft für Ernährung (Hrsg) (1987) Empfehlungen für die Nährstoffzufuhr, 4. erweiterte Überarbeitung. Umschau, Frankfurt a Main 1985 (korrigierter Nachdruck)
7. Deutsche Gesellschaft für Ernährung (Hrsg) (1980, 1984) Ernährungsbericht 1980. Material zum Ernährungsbericht 1980. Ernährungsbericht 1984. Material zum Ernährungsbericht 1984. Henrich, Frankfurt a Main 1980
8. Hytten FE, Leitch I (1971) The physiology of human pregnancy, 2nd edn. Blackwell, Oxford
9. Joint FAO/WHO Expert Group (1967) Requirements of vitamin A, thiamine, riboflavine, and niacin. WHO Techn Rep Ser, 362, Genf
10. Koller S (1983) Risikofaktoren der Schwangerschaft. Auswertung von 7870 Schwangerschaften der prospektiven Untersuchungsreihe „Schwangerschaftsverlauf und Kindesentwicklung" der Deutschen Forschungsgemeinschaft. Springer, Berlin Heidelberg New York
11. Krusen F (1985) Iß & Lebe! Ernährung ohne Angst und Aberglauben. Olzog, München
12. Kübler W (1977) Zum Einfluß von Ernährungsfaktoren auf den Schwangerschaftsverlauf und die Kindesentwicklung. Gynäkologe 10: 35
13. Kübler W (1981) Nutritional deficiencies in pregnancy. Bibliotheca Nutritio Dieta 30: 17

14. Kübler W (1986) Wie kann die Bedarfsdeckung mit essentiellen Nährstoffen beurteilt werden? Problemanalyse am Beispiel von jungen Erwachsenen und Senioren. Ernährung/Nutrition 10: 83
15. Naeye RL (1981) Maternal nutrition and pregnancy outcome. In: Dobbig J (ed) Maternal nutrition in pregnancy. Eating for two? Academic Press, London New York Toronto, p 89
16. Ounstedt M, Scott A (1981) Association between maternal weight, height, weight-for heigt, weight-gain, and birth weight. In: Dobbig J (ed) Maternal nutrition in pregnancy. Eating for two? Academic Press, London New York Toronto, p 113
17. Passmore R (1965) Stores in the human body. In: Brozek J (ed) Human. body composition. Pergamon, Oxford
18. Sauberlich HE, Dowdy RP, Skala JH (1976) Laboratory tests for the assessment of nutritional status. CRC Press, Cleveland
19. Schorah CJ (1986) The importance of adequate folate nutrition in embryonic and early foetal development. In [3]
20. Souci-Fachmann-Kraut (1986) Die Zusammensetzung der Lebensmittel. Nährwert-Tabellen 1986/87. 3. revidierte und ergänzte Ausgabe. WVG, Stuttgart
21. Statist Bull Metrop Life Insurance Co 40 (1959) zit nach Wissenschaftliche Tabellen „Geigy", 8. Aufl 1982
22. Thomson AM, Hytten FE (1980) Ernährung und Schwangerschaft. In: Cremer H-D, Hötzel D, Kühnau J (Hrsg) Ernährungslehre und Diätetik, Bd I-2. Thieme, Stuttgart New York, S 549
23. Van den Berg H (1986) Vitamin and mineral status during and after normal pregnancy. In [3]
24. Wissenschaftliche Subkommission der Eidgenössischen Kommission für Volksernährung, Lebensmittelgesetzgebung und -kontrolle (1984) Zweiter Schweizerischer Ernährungsbericht. Huber, Basel Stuttgart Wien

Erwerbstätigkeit und Schwangerschaft

K. W. Tietze, R. Menzel und H. Busse

Institut für Sozialmedizin und Epidemiologie des Bundesgesundheitsamtes

Zusammenfassung. Die Frage nach der Vereinbarkeit von Erwerbstätigkeit und Schwangerschaft kann nur im Rahmen der jeweiligen Lebensumstände der weiblichen Bevölkerung beantwortet werden. Dabei ist eine differenzierte Analyse notwendig, weil verschiedene Einflüsse in diese Beziehung hineinwirken und einen eigenständigen Effekt der Erwerbstätigkeit entweder vortäuschen oder verdecken können. Epidemiologische Studien belegen, daß unter westeuropäischen und nordamerikanischen Verhältnissen Erwerbstätigkeit und Schwangerschaft vereinbar sind. Ein Beispiel aus den eigenen Untersuchungen zeigt die Art der Verflechtung beruflicher Tätigkeit mit der Parität und dem Schwangerschaftsergebnis.

Im Zentralblatt für Gynäkologie von 1925 hat der Berliner Sozialgynäkologe Max Hirsch eine Arbeit mit dem Titel veröffentlicht „Die Gefährdung von Schwangerschaft, Geburt und Wochenbett durch die Erwerbsarbeit der Frau, mit besonderer Berücksichtigung der Textilindustrie". Hirsch kam damals zu dem Schluß: „Schwangerschaft und Fabrikarbeit sind unversöhnliche Gegensätze". Er bezog sich dabei auf die besondere körperliche Belastung, denen die Arbeiterinnen schon im Alter von 14 Jahren in der Fabrik ausgesetzt sind, und auf die Tatsache, daß bei diesen erwerbstätigen Frauen doppelt so viele Totgeburten auftraten wie im Landesdurchschnitt. Die von Hirsch dem Reichstag vorgelegten 12 Leitsätze gehören zu den Wurzeln des heutigen Mutterschutzes. Die fachliche Diskussion über Erwerbsarbeit und Schwangerschaft ist auch nach dem 2. Weltkrieg nicht abgerissen, wenngleich aussagekräftige Studien die Seltenheit bilden. Vom epidemiologischen Standpunkt aus gesehen ist es notwendig, bei wechselnden Produktionsweisen und damit verbundenen Veränderungen der gesellschaftlichen Verhältnisse den Stand des Wissens auf seine Richtigkeit zu überprüfen. Im äußersten Falle wäre es z. B. denkbar, daß im Bevölkerungsdurchschnitt die Bedingungen für die zuhause arbeitende Frau sich verschlechtert hätten. Zudem könnten Selektionsprozesse dafür gesorgt haben, daß eher weniger qualifizierte und damit „hilflosere" Frauen allein Hausarbeit verrichten (healthy worker effect). Auf der anderen Seite bilden z. B. unter den erwerbstätigen Frauen diejenigen eine besondere Gruppe, die bei schlechten wirtschaftlichen Voraussetzungen der Haupternährer der Familie sind.

Dieser Beitrag soll

• nach einem kurzen Rückgriff auf Fruchtbarkeitsphänomene unter elementaren Bedingungen

• einen Hinweis zur Entwicklung weiblicher Erwerbsarbeit in der Industriegesellschaft bringen und
• einen Überblick über die Untersuchungen zur Erwerbsarbeit und Schwangerschaft geben, in den
• der Vergleich neuer Studien mit den eigenen Untersuchungen eingeschlossen ist.

Fruchtbarkeit in der Agrargesellschaft – Erwerbsarbeit in der Industriegesellschaft[1]

Die in Agrargesellschaften vorgefundenen Konzeptionsmaxima im Frühjahr und im Sommer und Geburtenmaxima in den Monaten Dezember bis Mai scheinen dem Wachsen und Vergehen in der Natur zu entsprechen. Weitergehende Untersuchungen haben jedoch die Hypothese bestätigt, daß Konzeptionsoptima für verschiedene soziale Gruppen jeweils in einer Zeit körperlichen Wohlbehagens und allgemeiner Stimulation zu finden sind. Für die Landbevölkerung gehörte hierzu Arbeit und eine bessere Ernährung. Der Sozialhistoriker Imhof folgt dagegen einem teleologischen Konzept, wenn er bei seinen Untersuchungen im nordhessischen Schwalm für 1650 bis 1699 feststellt, daß Geburten überdurchschnittlich häufig in jene Monate fielen, die keine zusätzliche Feldarbeit für Frauen brachten. Er folgerte weiter, daß bei zunehmender Verlagerung von Arbeitsbelastungen auf das Jahresende und den Jahresanfang zunehmend hochschwangere Frauen und Wöchnerinnen in den Arbeitsprozeß einbezogen wurden. Eingedenk der Tatsache, daß Erwerbstätigkeit von je her in der bürgerlichen Gesellschaft gegenüber der Familientätigkeit den Vorrang hatte, nimmt es nicht wunder, daß Imhof in die für zahlreiche Regionen in Europa belegte Zunahme der Mütter- und Säuglingssterblichkeit im 19. Jahrhundert auch unter dem Gesichtspunkt der jahreszeitlichen Verlagerung außerhäuslicher Tätigkeit von Landfrauen zu sehen wünscht. In jüngerer Zeit sind heute noch bestehende traditionelle Agrargesellschaften (Taiwan) untersucht worden und dabei ist die Beziehung von Arbeit und Fruchtbarkeit als wesentliche Determinante saisonaler Phänomene gesehen worden. Meist ist die Beziehung positiv. Arbeit als extreme körperliche Belastung wird aber als fruchtbarkeitsmindernd angesehen. Zahlreiche Beispiele aus der jüngeren Geschichte haben gezeigt, wie stark körperliche Belastung einerseits und Hunger andererseits oder beides zusammen die Reproduktionsvoränge bei der Frau und beim Mann beeinträchtigen. Hierzu gehören auch die Berichte über die psychische Beeinträchtigung der Fruchtbarkeit unter extremen Arbeits- und Lebenszusammenhängen, die nach dem 2. Weltkrieg erschienen sind.

Der Anteil erwerbstätiger Frauen zwischen 15 und 65 Jahren hat sich von 1971 bis 1981 von 48,2 auf 51% erhöht. Dabei ist der Anteil erwerbstätiger Frauen im Alter zwischen 20 und 30 Jahren um 6%, zwischen 30 und 40 Jahren um 8% und zwischen 40 und 50 Jahren um 4% angestiegen. Aufgrund veränderter Ausbildungszeiten und vor allem aufgrund der Veränderungen am Arbeitsmarkt ist der Anteil der jugendlichen Erwerbstätigen unter 20 Jahren von 50% auf 39% gesun-

---

[1] Literatur zu diesem Abschnitt s. unter [17, 19, 20] des Literaturverzeichnisses

ken. Im Vergleich zum Mann findet die Frau gegenwärtig am häufigsten ihren Arbeitsplatz im Dienstleistungssektor.

Die Kurven der altersspezifischen Geburtenhäufigkeiten sind gegen Ende der sechziger Jahre niedriger geworden und haben in den siebziger Jahren ihre Maxima zu den höheren Altersgruppen verlagert. Schon zwischen 1965 und 1972 war die Quote verheirateter erwerbstätiger Frauen mit Kindern angestiegen. Diese Tendenz hat sich fortgesetzt. Der Vergleich der ehedauerspezifischen Geburtenziffern und der altersspezifischen Fertilität läßt vermuten:

- jüngere Paare heiraten häufiger wegen eines Kindes oder mit dem Willen zum Kind.
- ältere Ehepaare schieben die Geburt eines ersten Kindes aus beruflichen (oder anderen ähnlichen) Gründen hinaus.

Die gestiegenen Scheidungsziffern und eine geringere Wiederverheiratungsrate bei den Frauen sind andere Gesichtspunkte bei der Betrachtung der Erwerbstätigkeit der Frau. Alleinerziehende Mütter machen in Berlin fast 20% aller Mütter aus und jede zweite Frau mit Kind geht einer Erwerbstätigkeit nach. So ist die Lebenslage der Frau um 30 vornehmlich bestimmt durch die Länge der hinter ihr liegenden Ausbildung (die je nach Sozialschicht verschieden sein kann). Sie hat entweder kleine Kinder oder Kinder im jugendlichen Alter. Häufig ist sie nach einer Ehedauer von 4 bis 5 Jahren geschieden und meistens hat sie im Dienstleistungssektor einen Arbeitsplatz gefunden.

Erwerbsarbeit und Schwangerschaft

Weder bei Frauen mit bezahlter noch bei solchen mit unbezahlter Arbeit, mit Kindern oder ohne Kinder, sind die gesundheitlichen Verhältnisse differenziert untersucht worden. Erst neuere Studien (z. B. [2]) werden uns in die Lage versetzen, den zusätzlichen Einfluß einer 10-monatigen Schwangerschaft abzuschätzen. Ändern sich die sozialen Verhältnisse für eine Frau - berufstätig oder nicht - in der Schwangerschaft zu ihrem gesundheitlichen Vorteil oder zu ihrem gesundheitlichen Nachteil? Die bisher angestellten Vergleiche betrachten den Querschnitt - also etwaige Unterschiede zwischen berufstätigen und nicht berufstätigen Frauen. Dabei tritt die Gesundheit der Frau nur vermittelnd auf, insofern als ihr eigener Gesundheitszustand einen Einfluß auf die Entwicklung der Schwangerschaft und auf das Schwangerschaftsergebnis hat. Nach Vorliegen von Ergebnissen der o.g. Studien zur Gesundheit der Frau ist es an der Zeit, auch die Auswirkungen von unterschiedlichen und im Leben wechselnden Belastungen zu betrachten.

Zur Beantwortung der Frage, ob und welche Erwerbstätigkeit einen gesundheitlichen Einfluß hat, ist das Kriterium für die Entscheidung meist nicht die Gesundheit der Mutter, sondern die Unversehrtheit der Frucht. Wir übersehen 47 Arbeiten, die zwischen 1950 und 1980 publiziert worden sind [13]. Das am häufigsten gewählte Kriterium ist die Frühgeburtlichkeit, wobei die angewandten Definitionen von Arbeit zu Arbeit wechseln können. Der Anteil der perinatalen Todesfälle war das nächsthäufigste Kriterium, danach folgten Säuglingssterblichkeit sowie Totgeburten- und Fehlgeburtenhäufigkeit. Zwei Arbeiten hatten die Inanspruchnahme der Schwangerenvorsorge als Thema, drei Arbeiten beschäftigten sich mit Geburts- und Schwangerschaftskomplikationen, einschließlich der Gestose. Ein Autor hatte schließlich die psychosomatischen Beschwerden und Störungen der Mutter während der Schwangerschaft als Zielkriterium ausgewählt.

In neuerer Zeit ist mehr und mehr das Geburtsgewicht zum Kriterium für die Entwicklung des Neugeborenen geworden. Dazu haben die verbesserten Auswertungsmöglichkeiten beigetragen – vor allem eine leichtere Kontrolle der Störvariablen oder konfundierenden Faktoren. Einige der in diesem Zusammenhang wichtigen Einflußgrößen werden im folgenden besprochen.

Rauchen ist ein auf das Geburtsgewicht sehr stark wirkender Faktor. In manchen Studien werden Unterschiede zwischen den Neugeborenen rauchender und nicht rauchender Mütter von bis zu 200 g berichtet [12]. Der Einfluß des Rauchens hat sich auch in prospektiven quasi experimentellen Studien aufzeigen lassen [15]. Es wird eine Tragzeit verkürzende pharmakologische Wirkung des Nikotins auf die Plazentadurchblutung vermutet. Neuere epidemiologische Untersuchungen legen auch nahe, daß die Ausnutzung des Nährstoffangebotes für die Frucht erschwert wird, weil der Effekt des Rauchens nicht vollständig durch die kürzere Schwangerschaftsdauer erklärt wird [11].

Das *Alter* der Mutter und die *Parität* sind Variablen, die natürlicherweise eng miteinander verbunden sind, insofern als ein höheres Alter durchschnittlich auch eine höhere Parität mit sich bringt. In bezug auf das Geburtsgewicht gilt, daß die Neugeborenen von jugendlichen Müttern eher ein niedrigeres Geburtsgewicht haben und eine größere Kinderzahl zu höheren Geburtsgewichten führt. Wechselwirkungen durchbrechen die scheinbare Linearität der Beziehung zwischen Alter und Parität: Für ältere Mütter scheint im Hinblick auf das Geburtsgewicht des Neugeborenen eine geringe Geschwisterzahl günstiger zu sein [s. 16]. Eine ausschließlich biologische Interpretation dieser beiden Variablen würde im epidemiologischen Zusammenhang nicht ausreichen. Allgemein wird die soziale Komponente der beiden Merkmale Alter und Parität anerkannt. In neuerer Zeit ist auf die Ernährungsverhältnisse bestimmter Risikogruppen hingewiesen worden.

Legitimität ist derjenige Sozialindikator, der bereits in historischen Medizinalstatistiken auffindbar ist. Mit Veränderungen von Einstellungen der Öffentlichkeit gegenüber unverheirateten Frauen, veränderten Heiratsgewohnheiten und einer veränderten Sozialgesetzgebung kann dieser Indikator an Einfluß verlieren, wie aus jüngeren Statistiken zu erkennen ist [3, 4].

Geschlechtsunterschiede im Geburtsgewicht werden konstant beobachtet, jedoch nie erklärt. In dem von uns untersuchten sehr umfangreichen Datenmaterial [s. 19] betrug der Unterschied zwischen Knaben und Mädchen ca. 80 g. Die *Körpergröße* und das (relative) *Körpergewicht* der Mutter haben sich in einer Sonderauswertung der Bayerischen Perinatalerhebung [21] als einflußreich auf das durchschnittliche Gewicht des Neugeborenen erwiesen. Obwohl zunächst genetisch bestimmt können diese Körpermaße seit Brocas sozialhistorischer Diskussion als klassische Indikatoren sozialer Verhältnisse gelten.

Wie bereits eingangs erwähnt besteht bei der Betrachtung des Einflußfaktors Berufstätigkeit der Frau der Vorbehalt, daß mit dem Merkmal Berufstätigkeit selektierende Faktoren verbunden sind, die Frauen mit besseren Lebenschancen in einer Gruppe zusammenfassen. Wenn man bedenkt, daß die Inanspruchnahme

von Schwangerenvorsorge schichtenspezifisch ist und Frauen mit besseren Berufs-
chancen eher auch berufstätig sind, so erklärt sich daraus auch die bessere Inanspruchnahme der Schwangerenvorsorge und der sie begleitenden Angebote. Es
wird darüber hinaus auch noch die Vermutung geäußert, daß eine bessere Kommunikation der berufstätigen schwangeren Frau mit anderen Frauen in der gleichen Lage zu einem besseren Gesundheitsverhalten in der Schwangerschaft führt.
Nach eigenen Untersuchungen [18] konnte dieses zumindest für die Erstgebärende
behauptet werden. Wie die Münchner Perinatalstudie [14] aufzeigen konnte wird
der Einfluß der Berufstätigkeit auf die Inanspruchnahme von Schwangerenvorsorge bei den Mehrgebärenden abgeschwächt, ist jedoch prinzipiell erkennbar. Für
uns zeigt sich auch an dieser Stelle, daß eine differenzierte längsschnittliche Betrachtung den Lebens- und Familienzusammenhang einbeziehen müßte.

Körperliche und psychische Belastungen

Zu den Ergebnissen einiger neuerer Studien (Tabelle 1)

Tafari, Naeye und Gobezie studierten Geburtsgewichte bei Neugeborenen von
130 Äthiopierinnen, die bei niedriger Kalorienaufnahme verschieden schwere Arbeit während der Schwangerschaft zu bewältigen hatten. Bei 64 schwer arbeitenden Frauen betrug das durchschnittliche Geburtsgewicht der Neugeborenen
3068 g, während bei 66 mit leichter Arbeit beschäftigten Frauen das durchschnittliche Geburtsgewicht der Neugeborenen 3270 g betrug. Für beide Schätzwerte lag
die Standardabweichung zwischen 350 und 400 g und in der Studie ist der Einflußfaktor ‚Ernährung' sehr sorgfältig bestimmt worden. Die Erfassung der körperlichen Aktivität brachte zumindest die Einteilung in zwei Kategorien. Körperliche Schwerarbeit bestand z. B. im Tragen von Wassereimern zur Feldbewässerung.
Der theoretische Hintergrund für die Untersuchung lag in der von Naye 1978 entwickelten Vorstellung, daß Schwerstarbeit die uteroplacentale Perfusion herabset-
zen könne und zu charakteristischen Veränderungen der Placentamorphologie
führe. Die Einflußvariablen sind einzeln berücksichtigt. Außer einem unterschiedlichen mittleren Geburtsgewicht fand sich eine unterschiedliche Gewichtszunahme in der Schwangerschaft. Diese lag beträchtlich höher bei Frauen mit weniger
schwerer Arbeit. Obgleich eine Reihe von Faktoren von vornherein aus dem Modell ausgeschlossen wurden und nur einfache Auswertungsschritte gemacht wurden, kann man zu dem Schluß kommen, daß der Geburtsgewichtseffekt auf die
schwere Arbeit bei begrenzter Nahrungsmittelaufnahme zurückzuführen ist [16].
  Ebenfalls unter der Hypothese der Behinderung der uteroplazentalen Strom-
bahnen hat Naeye zusammen mit Peters Ergebnisse von 7722 Schwangerschaften
von Müttern analysiert, die außerhalb des Hauses bezahlte Arbeit ausführten. Die
Schwangerschaftsdauer war bei diesen Frauen nicht kürzer. Aber Neugeborene
von solchen Müttern, die bis zur Niederkunft arbeiteten, wogen durchschnittlich
150 bis 400 g weniger als jene Neugeborenen, deren Mütter schon früher zuhause
geblieben waren. Mit dem Merkmal ‚späte Arbeitsbeendigung' waren allerdings in
den Schwangerschaften auch primäre soziale und sekundäre somatische Risikofaktoren verbunden wie prägravidales Untergewicht, zu niedrige Gewichtszunah-

Tabelle 1. Epidemiologische Studien zum Einfluß der Erwerbstätigkeit auf die Schwangerschaft

Autoren, Region Jahr der Untersuchung, Umfang	Berücksichtigte Merkmale	Ergebnisse	Schlußfolgerung
Tafary u.a. [16] Äthiopien 1976/77 130 Schwangere	Größe, Gewicht, Gewichtszunahme, Kalorienzufuhr Ausschluß: Raucherinnen, gebh. Komplikationen	durchschnittlich um 200 g vermindertes Geburtsgewicht bei schwer arbeitenden Frauen	Einfluß von Schwerarbeit führt zur Einengung der uteroplazentalen Strombahn (Naeye)
Naeye und Peters [10] US-collaborative Perinatal Project 7722 Schwangere	Gewicht, Gewichtszunahme, diast. Blutdruck, Alter, Bildung, Einkommen, Rauchen, Kinder zu Hause, Rasse	durchschnittlich um 150–400 g vermindertes Geburtsgewicht bei prägravidalem Untergewicht, geringer Gewichtszunahme, Hochdruck und stehender Beschäftigung bis in das 3. Trimenon (third trimester work)	Einengung der uteroplazentalen Strombahn mit Ausbildung von Plazentainfarkten
Murphy et al. [9] Cardiff Birth Survey 1965/79 16216 erwerbstätige, 4397 nichterwerbstätige Erstgebärende	Sozialschicht I–V, geburtshilfliche Anamnese, medizinische Anamnese	kürzere Tragzeiten (<37 Wochen), häufiger niedriges Geburtsgewicht (<2501 g) bei nichterwerbstätigen Erstgebärenden	kein Einfluß der Berufstätigkeit eher: Selektion im Sinne des "healthy worker effects"
Marbury et al. [9] Delivery Interview Program Boston 1977/80 7155 erwerbstätige, 4018 nichterwerbstätige Schwangere	Alter, Familienstand, Parität, Rauchen, Ausbildung, geburtshilfliche Anamnese	keine Unterschiede Tragzeit, Geburtsgewicht, Kopfumfang; größere Kinder bei „late leavers"	"healthy worker effects" bei "late leavers"? Gesundheitliche Risiken im übrigen bei beiden Gruppen gleich verteilt
Zuckerman et al. [22] Maternal Health Habits and Neonatal Outcome 1977/79 Boston 1690 Schwangere mit niedrigem Einkommen, 45% erwerbstätig, 7% bis 3. Trimenon (third trimester work)	16 Variable: demographische Merkmale, Gesundheitsverhalten, geburtshilfliche und allgemeine Anamnese	kein Unterschied in Tragzeit, Geburtsgewicht und Kopfumfang, -Länge bei Müttern verschiedener Arbeitsbelastung (unbezahlt, stehend, sitzend)	wie vorher, ausschlaggebend scheinen alle anderen Risiken zu sein – nicht die Erwerbstätigkeit
Mamelle et al. [6] INSERM Frankreich Lyon und Haguenau 1977/78 Interviews 3437 Schwangere, davon 1928 erwerbstätig Skala: "occupational fatigue"	Migrantenstatus, Sozialstatus, Familienstand, Bildung, Alter, Parität, geburtshilfliche Anamnese	Abhängigkeit der Frühgeburtlichkeit vom Grad der Arbeitsermüdung überwiegend durch psychische Belastung (Monotonie) und Umgebung (Lärm, Kälte, Feuchtigkeit)	21% attributives Risiko durch den Arbeitsfaktor hinsichtlich des Auftretens von Frühgeburten, jedoch nur bei schwerer Belastung

me, stehende Arbeitstätigkeit und Hypertonie. Die Plazentamorphologie wurde in dieser Untersuchung nicht geprüft [10].

Murphy et al. haben 20613 verheiratete Erstgebärende untersucht. Die 16216 erwerbstätigen Frauen ließen sich entsprechend den bei einem Survey erhobenen Informationen nach solchen unterteilen, die ihre Arbeit vorwiegend im Stehen und solchen die ihre Arbeit vorwiegend im Sitzen durchzuführen hatten. 4397 Erstgebärende gingen keiner bezahlten Arbeit außerhalb des Hauses nach. Unter Berücksichtigung der in Großbritannien vorgegebenen sozialen Schichtung fanden die Autoren eine geringere Inanspruchnahme der Schwangerenvorsorge, eine höhere Abortrate und eine höhere perinatale Mortalität bei den in der Schwangerschaft nicht erwerbstätigen Frauen. Der zuletzt genannte Unterschied in der perinatalen Mortalität bestand jedoch nicht für Frauen aus den niedrigsten Sozialschichten. Bei den übrigen war die perinatale Mortalität eng mit einer belastenden Anamnese verbunden. Unter den Kindern von nicht erwerbstätigen Müttern gab es einen höheren Anteil von Frühgeburten und Kindern mit einem Geburtsgewicht unter 2501 g. Desgleichen fand sich auch ein höherer Anteil von Tragzeiten unter 37 Wochen. Die Autoren meinten dazu, daß nicht Erwerbstätigkeit an sich einen positiven Einfluß habe und damit zu Hause arbeitende Frauen in der Schwangerschaft benachteiligt seien, sondern daß die These vom allgemein ungünstigen Effekt der Erwerbstätigkeit nicht aufrecht erhalten werden könne. Man müsse u. a. die oben angeführten Selektionsmechanismen (healthy worker effect) berücksichtigen, nach denen Frauen mit besseren allgemeinen Chancen auch eher erwerbstätig sind [9].

Ähnlich wie Naeye und Peters haben auch Marbury et al. in einer Publikation und später Zuckerman et al. der späten Arbeitsbeendigung besondere Bedeutung beigemessen. Marbury et al. haben 4018 zu Hause arbeitende Mütter und 7151 Mütter mit bezahlter Arbeit nach ihren demographischen, medizinischen und Verhaltensmerkmalen beschrieben. Unter Kontrolle derjenigen Einflüsse, die bereits oben als relevant für das Geburtsgewicht benannt wurden, ergab sich kein Unterschied zwischen den erwerbstätigen und nicht erwerbstätigen Frauen im Hinblick auf das durchschnittliche Gewicht der Neugeborenen. Es fand sich ein geringgradig niedrigeres Geburtsgewicht bei solchen Frauen, die ihre Erwerbstätigkeit vorzeitig aufgeben mußten. Die Autoren stellten abschließend fest, daß Arbeit in der Schwangerschaft keinen eigenständigen nachteiligen Effekt auf das Schwangerschaftsergebnis hat [7]. Zuckerman u. a. haben mit Hilfe eines 40 Minuten langen strukturierten Interviews bei 1690 Frauen genaue Informationen über demographische Charakteristika, Gesundheitsprobleme, Gesundheitsverhalten und den Arbeitsstatus gesammelt. Danach wurden die Frauen wie folgt eingeteilt:

- Frauen, die keine bezahlte Arbeit außerhalb des Hauses hatten oder eine Ausbildung erhielten
- Frauen, die außerhalb des Hauses Arbeit vorwiegend stehend bis in die letzten Monate der Schwangerschaft durchführen mußten
- Frauen, mit einer anderen Arbeitsgeschichte (Ausbildung, sitzende Arbeitstätigkeit, stehende Arbeitstätigkeit nur in der ersten Hälfte der Schwangerschaft).

Stehende Tätigkeiten betrafen z. B. Krankenschwestern, Pflegerinnen, Verkäuferinnen, Kassiererinnen und Hauswarte. Ausbildung und Büroarbeit wurden als eine sitzende Beschäftigung angesehen. Die drei Gruppen unterschieden sich untereinander in demographischen und medizinischen Merkmalen, sowie ihrer Ernährungsweise und ihrem Lebensstil. Unter Kontrolle von 16 möglichen Einflußvariablen ergab sich kein Unterschied hinsichtlich der Tragzeitlänge, des Geburtsgewichtes und des Kopfumfanges. Lediglich eine durchschnittlich geringfügig erhöhte Körperlänge bei Kindern von Frauen, die einer stehenden Beschäftigung bis zum Ende der Schwangerschaft nachgingen, deutete auch hier auf einen Selektionsvorgang hin. Die Autoren schlossen, daß in einer Population mit niedrigem Einkommen, wie derjenigen die sie untersucht hatten, Frauen mit niedrigem Schwangerschaftsrisiko und den Zeichen einer positiven intrauterinen Entwicklung des Feten ihrer Ausbildung nachgehen können oder bezahlte Arbeit in der Schwangerschaft machen können, selbst wenn dies längeres Stehen verlangt [22]. Eine weitere Differenzierung der Einflußfaktoren haben Mamelle et al. [6] bei den Beschäftigungsverhältnissen von 3437 Frauen in Frankreich versucht. Sie schlossen nicht erwerbstätige Frauen aus und analysierten nur die 1928 Schwangerschaften von arbeitenden Frauen, weil sie der Meinung waren, daß sich die beiden Gruppen durch einen jeweils ganz verschiedenen sozialen Zusammenhang auszeichnen. Die mutmaßlichen Wirkungen von 5 Quellen der Ermüdung wurden zu einem gemeinsamen Index zusammengefaßt:

- Stellung bei der Arbeit (stehend mehr als 3 Stunden am Tag)
- Arbeit an Industriemaschinen
- körperliche Erschöpfung
- psychische Belastung (z.B. Monotonie)
- Umgebung (Lärm, Kälte, feuchte Luft)

Wenn 3 und mehr Quellen der Ermüdung als hoch eingestuft wurden, nahmen die Autoren eine relevante Beeinträchtigung der Schwangerschaft als gegeben an. Für definierte Tätigkeitsgruppen wurden prozentuale Anteile von Belastungen aus 3 und mehr Quellen errechnet. Die Beziehung der Höhe des Belastungsindikators zur Frühgeburtlichkeit war bei ihrer Untersuchung, ungeachtet der tatsächlich dahinter stehenden Tätigkeit, eindeutig: je stärker die Belastung um so höher die Frühgeburtlichkeit [6].

Bei den eigenen Untersuchungen handelt es sich um die Analyse einer von Infratest/Gesundheitsforschung von April 1981 bis Mai 1982 durchgeführten Studie zu psychosozialen und sozioökonomischen Aspekten der Frühgeburt. Schwangere Frauen wurden nach einem stichprobenartigen Verfahren mit einem Selbstausfüllfragebogen befragt und die Befragungsergebnisse mit den Daten des Schwangerschaftsausganges zusammengeführt [s. 19]. Nach dem Berufsschlüssel des Statistischen Bundesamtes unterschieden wir zunächst einfache Tätigkeiten von 4 weiteren Berufskategorien (Handwerk u. Handel, akademische Berufe, Bürotätigkeit und Arbeit im Gesundheitswesen) und der Kategorie ‚nicht berufstätig‘. In der folgenden kurzen Darstellung ist eine weitere Zusammenfassung der Berufskategorien und eine Differenzierung der ‚Nicht-Berufstätigen‘ durchgeführt worden, um die schon erwähnten *komplexen Verhältnisse zwischen Berufstätigkeit, Parität und Schwangerschaftsergebnis* zu verdeutlichen.

Die nachfolgenden Ergebnisse stützen sich auf 1535 Datensätze der o.g. Infratest-Studie, welche ausreichende Angaben enthielten, um die Zielgröße Geburtsgewicht nach den folgenden potentiellen Einflußgrößen analysieren zu können: Gestationsalter und Geschlecht des Kindes sowie für die Mutter Alter, Gewicht, Größe, Parität und Angaben über Berufstätigkeit und Rauchverhalten. Zwar zeigten alle diese Einflußgrößen irgendeinen signifikanten ($p = 0.05$) Zusammenhang mit dem Geburtsgewicht, jedoch sei vor einer voreiligen Interpretation dieser summarischen Aussage gewarnt.

Die Berufstätigkeit hängt nämlich deutlich mit der Parität zusammen, indem unter den Erstgebärenden zwar noch die Berufstätigen überwiegen, jedoch ab der 2. Parität die „z. Z. nicht Berufstätigen" dominieren (vgl. Fallzahlen in der Tabelle 2). Die Vermutung, daß unter den Berufstätigen in der Schwangerschaft häufiger geraucht werde, ließ sich aber nicht bestätigen. Auch zwischen Rauchen und Parität zeigte sich keine Interdependenz.

In der Tabelle 2 sind die Ergebnisse zweier etwas verschieden formulierter Fragestellungen zum etwaigen Zusammenhang zwischen Geburtsgewicht und Berufstätigkeit dargestellt. Sie gibt ein ausgewähltes Zwischenergebnis der Datenanalyse wieder, in welches eine zur Beantwortung der gestellten Frage wesentliche – a posteriori konstruierte – Klassifikation der Berufstätigkeit eingegangen ist. Die in einfachen Berufen tätigen Schwangeren stellen ebenso wie die nie berufstätig gewesenen jene beiden Gruppen dar, deren Verteilung nach der Parität in etwa dem Durchschnitt entspricht (Tabelle 2, obere und untere Zeile). Schwangere aus übrigen Berufen sowie z. Z. nicht Berufstätige sind hingegen anders nach der Parität verteilt (Tabelle 2, mittlere Zeilen); die summierten Fallzahlen aus übrigen Berufen und von z. Z. nicht Berufstätigen entsprechen dann wieder dem Durchschnitt. Eine tiefere Aufgliederung der Berufsgruppen ist zur Beantwortung unserer Frage nicht nötig, weil sie keine zusätzlichen signifikanten Effekte liefert.

Die ersten 4 Ergebnisspalten untergliedern die Berufstätigkeit zusätzlich nach den 4 Kombinationen der beiden dichotomisierten Merkmale Parität und Rauchen in der Schwangerschaft. In der letzten Ergebnisspalte steht die Berufstätigkeit ohne Differenzierung nach Parität oder Rauchen.
Mit d1 bzw. d2 sind die mittleren Abweichungen des Geburtsgewichtes von einem partiellen Vorhersagewert für das Geburtsgewicht bezeichnet, wie er als jeweilige Funktion von Gestationsalter und Geschlecht des Kindes sowie von Gewicht und Größe der Mutter unterhalb der Tabelle beschrieben ist. Diese beiden Formeln berücksichtigen nur diejenigen (gleichen) Teile zweier verschiedener Regressionsfunktionen, in welche für d1 noch die Berufstätigkeit, die Parität und das Rauchen bzw. für d2 nur noch die Berufstätigkeit eingegangen sind. Wegen des unterschiedlichen Gesamterklärungssatzes unterscheiden sich die Koeffizienten der herausgegriffenen gleichen Teilformeln d1 und d2. Die beiden Tabellenteile, erste 4 Ergebnisspalten bzw. letzte Ergebnisspalte, sind jede für sich so normiert worden, daß ihre mit den Fallzahlen n gewichteten Summen den Wert 0 ergeben.

Die ersten 4 Ergebnisspalten zeigen höhere Abweichungen d1 der Geburtsgewichte sowohl ab der 2. Parität als auch bei Nichtraucherinnen und insbesondere in der Kombination von höherer Parität und Nichtraucherinnen, jedoch keinen Einfluß nach der Berufstätigkeit.

Die letzte, nicht weiter nach Parität oder Rauchverhalten differenzierende, Ergebnisspalte weist vordergründig signifikant niedrigere Geburtsgewichte bei berufstätigen Müttern aus.

Wie sich durch umfassendere Betrachtungen zeigen läßt [5], ist der vermeintliche Einfluß der Berufstätigkeit allein darauf zurückzuführen, daß der vorrangige Einfluß der Parität nicht vorrangig in Betracht gezogen worden war. In abge-

Tabelle 2. Abweichungen des Geburtsgewichtes von einem Vorhersagewert, unterteilt nach Berufstätigkeit, Parität und Rauchen

	1. Parität		2. bis 5. Parität		nicht weiter differenziert
	Raucherin	Nichtraucherin	Raucherin	Nichtraucherin	
in einfachen Berufen	-109 d_1	-100	-181	78	-67 d_2
	91 s	52	119	73	37 s
	22 n	69	13	34	138 n
in übrigen Berufen	-169	-48	-97	110	-36
	45	19	69	36	15
	91	528	39	139	797
z. Zt. nicht berufstätig	-84	-53	-31	127	70
	87	51	53	23	20
	24	71	65	337	497
nie berufstätig	-341	-48	126	170	31
	143	65	152	66	43
	9	44	8	42	103

$d_1 =$ Geburtsgewicht $- (-5996 + 19{,}4 \cdot$ Gest.alter [d] $- 119$ [Mädchen] $+ 666 \cdot \log$ (Gewicht Mutter [kg]) $+ 7{,}6 \cdot$ Größe Mutter [cm])
$d_2 =$ Geburtsgewicht $- (-6055 + 19{,}6 \cdot$ Gest.alter[d] $- 115$ [Mädchen] $+ 725 \cdot \log$ (Gewicht Mutter [kg]) $+ 6{,}2 \cdot$ Größe Mutter [cm])
s $=$ Standardfehler der mittleren Abweichungen d_1, d_2 [g]; n $=$ Fallzahl

schwächter Form gilt Entsprechendes für die konkurrierende Erklärung zwischen Berufstätigkeit und Rauchverhalten. In diesem Sinne kann der signifikante Einfluß der Berufstätigkeit auf das Geburtsgewicht als ein Scheineffekt bezeichnet werden.

Die in beiden Spalten für 2. bis 5. Parität ausgewiesenen Abweichungen der Geburtsgewichte haben in den einfachen Berufen jeweils die niedrigsten Werte und steigen monoton zu den nie Berufstätigen an. Der daher zu vermutende zusätzliche Effekt der Berufstätigkeit ist aber nicht signifikant, was anhand der relativ hohen Standardfehler auch plausibel ist.

Zur weiteren Qualifizierung unseres Ergebnisses haben wir einen bestärkenden und einen abschwächenden Anhaltspunkt gefunden. Für die Richtigkeit unseres Ergebnisses spricht, daß die Größenordnung unserer Effekte von Parität, Rauchen und Geschlecht mit der aus anderen Studien übereinstimmt. Zur Abschwächung unserer Aussage ist anzuführen, daß die konkurrierenden Effekte bei einer noch relativ hohen Standardabweichung von 436 g betrachtet wurden, die durch den Paritätseffekt um nur 7 g signifikant vermindert wird, was man wohl kaum als relevant bezeichnen kann.

Zusammenfassend kann man sagen, daß sich in diesem Zwischenergebnis der den Berufsweg der Frau begleitende Aus- und Einstiegsprozeß bei und nach ausgetragenen Schwangerschaften spiegelt, ohne daß ein auf die Erwerbstätigkeit selbst zurückzuführender Effekt erkennbar wäre.

Erwerbstätigkeit ist also mit Schwangerschaft vor dem Hintergrund der aufgeführten Studien und der eigenen Untersuchungen vereinbar. Von dieser Vereinbarkeit sind jene schweren Arbeitsbelastungen in Beruf (und Haus) auszunehmen, die durch die breite Anwendung des Mutterschutzgesetzes in der Schwangerenvorsorge vermieden werden können.

Literatur

1. Bartholomeyczik E, Rasper B (1979) Berufstätigkeit und Schwangerschaft. Gynäkologe 12: 151
2. Bartholomeyczik S (Projektleitung) Erwerbstätigkeit, Familienarbeit und Gesundheit bei Frauen – Forschungsprojekt am Institut für Sozialmedizin und Epidemiologie des Bundesgesundheitsamtes gefördert vom Bundesminister für Forschung und Technologie
3. Bayerisches Landesamt für Statistik und Datenverarbeitung (1984) Säuglingssterblichkeit und Müttersterblichkeit in Bayern 1982 mit Ergebnissen einer Zusammenführung von Geburts- und Sterbedaten der Jahre 1980 und 1981, München
4. Burmeister J, Kolleck B, Korporal J, Tietze KW, Zink A (1984) Regionanalyse von Totgeburtlichkeit und Säuglingssterblichkeit in Berlin (West) 1970–1980. Schriftenr. d. Bundesmin. f. Jugend, Familie und Gesundheit, 138, Kohlhammer, Stuttgart
5. Busse H, Menzel R, Bergmann E (1987) Einflußgrößen auf das Geburtsgewicht. Tagungsbericht „Prävention und Gesundheitserziehung" 1986 der Dtsch. Ges. f. Sozialmedizin (in Vorbereitung)
6. Mamelle N, Laumon B, Lazar P (1984) Prematurity and occupational aktivity during pregnancy. Am J Epidemiol 119: 309
7. Marbury MC, Linn S, Mouson RR, Wegman DH, Schoenbaum SC, Stubblefield PG, Ryan KJ (1984) Work and pregnancy. J Occup Med 26: 415
8. Melchert F, Beck L, Hepp H, Knapstein P-G, Kreienberg R (Hrsg) (1986) Aktuelle Geburtshilfe und Gynäkologie. Festschrift für Professor Dr. Volker Friedberg. Springer, Berlin Heidelberg New York
9. Murphy JF, Dauncey M, Newcombe R, Garcia J, Elbourne D (1984) Employment in pregnancy: Prevalence, maternal characteristics, perinatal outcome. Lancet I: 1163
10. Naeye RL, Peters EC (1982) Working during pregnancy: Effects on the fetus. Pediatrics 69: 724
11. Picone ThA, Lindsay HA, Olsen PN, Ferris ME (1982) Pregnancy outcome in North Ameri-

can women. I. Effects of diet, cigarette smoking, and psychological stress on maternal weight gain. Am J Clin Nutr 36: 1205
12. Picone ThA, Lindsay HA, Olsen PN, Ferris ME (1982) Pregnancy outcome in North American women. II. Effects of diet, cigarette smoking, stress, and weight gain on placentas, and on neonatal physical and behavioral characteristics. Am J Clin Nutr 36: 1214
13. Rasper B (1980) Berufstätigkeit und Schwangerschaft. Reimer, Berlin SozEp-Berichte, Nr 4
14. Selbmann HK, Brack M, Elser H, Holzmann K, Johanningmann J, Riegel E (1980) Münchner Perinatal-Studie 1975–1977. Deutscher Ärzteverlag Köln, (Wissenschaftliche Reihe des Zentralinstituts für die Kassenärztliche Versorgung in der Bundesrepublik Deutschland, Bd 17)
15. Sexton M, Hebel JR (1984) A clinical trial of change in maternal smoking and its effect on birth weight JAMA 251: 911
16. Tafary N, Naeye RL, Gobezie A (1980) Effects of maternal undernutrition and heavy physical work during pregnancy on birthweight. Br J Obstet Gynaecol 87: 222
17. Tietze KW (1977) Berufstätig sein und schwanger werden. Med Mensch Ges 2: 45
18. Tietze KW, Trull H, Jaensch U, Bartholomeycik E (1979) Soziale Bedingungen der Inanspruchnahme von Schwangerenvorsorge. Gynäkologe 12: 143
19. Tietze KW (1986) Berufstätigkeit, Hausarbeit und Reproduktion. In: Melchert F, Beck L, Hepp H, Knappstein P-G, Kreienberg R (Hrsg) Aktuelle Geburtshilfe und Gynäkologie. Festschrift für Professor Dr. Volker Friedberg. Springer, Berlin Heidelberg New York, S 3
20. Tietze KW (1986) Gesetzliche und soziale Grundlagen der Schwangerenvorsorge. In: Wulf K-H, Schmidt-Matthiesen H (Hrsg) Klinik der Frauenheilkunde und Geburtshilfe, Bd 4. Die normale Schwangerschaft. Urban & Schwarzenberg, München Wien Baltimore, S 3
21. Wulf K-H (1986) Die Bedeutung von Risikofaktoren für den Verlauf von Schwangerschaft und Geburt. In: Melchert F, Beck L, Hepp H, Knappstein P-G, Kreienberg R (Hrsg) Aktuelle Geburtshilfe und Gynäkologie. Festschrift für Professor Dr. Volker Friedberg. Springer, Berlin Heidelberg New York, S 47
22. Zuckerman BS, Frank DA, Hingson R, Morelock S, Keyne HL (1986) Impact of maternal work outside the home during pregnancy on neonatal outcome. Pediatrics 77: 459

Partnerbeziehung während der Gravidität

Claus Buddeberg

Abteilung für Psychosoziale Medizin (Leiter: Prof. Dr. J. Willi), Universitätsspital Zürich

Zusammenfassung. Die Schwangerschaft ist nicht nur ein biologischer Vorgang, sondern im Sinne einer familiären Reifungskrise ein Ereignis, welches die Beziehung zwischen Mann und Frau in grundlegender Weise verändert. Ausgehend von den normalen psychischen Veränderungen während einer Gravidität werden Veränderungen in der Sexualität sowie mögliche Beziehungskonflikte und ihre Bedeutung für die weitere Entwicklung der Paarbeziehung dargestellt. Die Einbeziehung des werdenden Vaters in die Schwangerenbetreuung und Geburtsvorbereitung bietet gute Möglichkeiten, einem Paar bei der Bewältigung der Schwierigkeiten während der Phase der Familiengründung zu helfen.

Die Schwangerschaft ist ähnlich wie die Pubertät und das Klimakterium eine Krisenzeit, gekennzeichnet durch grundlegende biologische, psychische und soziale Veränderungen. Psychische Vorgänge, welche direkt oder indirekt mit einer Schwangerschaft in Zusammenhang stehen, betreffen sowohl den *intrapsychischen Bereich,* d. h. das unmittelbare Erleben und Verhalten der Schwangeren selbst, als auch den *interpersonellen Bereich,* d. h. ihre Beziehungen zum Partner, zur Ursprungsfamilie und nicht zuletzt zum noch nicht geborenen Kind. Im folgenden sollen vor allem die Auswirkungen einer Schwangerschaft auf die Beziehung zwischen der werdenden Mutter und dem werdenden Vater dargestellt und diskutiert werden. Entwicklungspsychologisch ist die Phase der Familiengründung – Zeit während der Schwangerschaft und nach der Geburt des ersten Kindes – als eine *familiäre Reifungskrise* [2] zu betrachten. Diese Krise ist durch folgende Merkmale gekennzeichnet:

– Sie ist ein sogenannter *point of no return,* d. h. der vorangegangene Zustand ist nicht wiederherstellbar.
– Für das Zusammenleben der Partner müssen neue Regeln aufgestellt und neue Beziehungsmuster erprobt werden.
– Für beide Partner besteht die Notwendigkeit zu handeln und Stellung zu beziehen.
– Einschränkungen und Verzichte müssen akzeptiert und in wichtigen Fragen müssen Kompromisse gefunden werden.
– Häufig erhalten Frau und Mann für ihre Anstrengungen keine unmittelbare Anerkennung, weder wechselseitig noch von außen.

Die Veränderungen in der Paarbeziehung sind während der ersten Schwangerschaft besonders einschneidend. Sie können in unterschiedlichem Ausmaß jedoch bei jeder weiteren Schwangerschaft erneut auftreten. Die folgenden Ausführungen betreffen vor allem die Entwicklung einer Paarbeziehung während der Phase der Familiengründung. Veränderungen in zwischenmenschlichen Beziehungen sind Herausforderungen, welche nur durch aktive Anstrengungen zur Anpassung an die neue Lebenssituation bewältigt werden können. In den letzten Jahrzehnten haben grundlegende *Veränderungen im Verhältnis der Geschlechter zueinander* und ein weitgehender *Bedeutungswandel der Ehe* stattgefunden. Diese Veränderungen sollen kurz angedeutet werden, da sie für die Entwicklung einer Paarbeziehung während der Schwangerschaft von zentraler Bedeutung sind.

Psychosoziale Merkmale heutiger Paarbeziehungen

Die Veränderungen im *Verhältnis der Geschlechter* zueinander zeigen sich vor allem darin, daß mit Ausnahme der biologisch determinierten Vorgänge wie Zeugung, Schwangerschaft und Geburt heute alle Aufgaben innerhalb einer Zweierbeziehung potentiell sowohl von der Frau als auch vom Mann übernommen werden können [5, 8]. Zwar überwiegt nach wie vor die traditionelle Funktionsteilung, welche der Frau innerhäusliche und dem Mann außerhäusliche Aufgaben zuweist. Ehen zwischen Hausmännern und berufstätigen Frauen zeigen jedoch, daß die Rollen- und Aufgabenteilung nicht notwendigerweise so sein muß, wie sie jahrhundertelang war. Damit soll angedeutet werden, daß die von einer Familie zu bewältigenden Aufgaben wie Geldverdienen, Kindererziehung, Unterstützung bei Krankheit und Gebrechen, Ernährung, Pflege des Wohnraumes und Freizeitgestaltung nicht a priori geschlechtstypisch zwischen Mann und Frau aufgeteilt sein müssen, sondern ihre Verteilung immer wieder neu diskutiert und ausgehandelt werden kann. Daß der freien Rollen- und Aufgabenverteilung zwischen den Geschlechtern soziokulturell nach wie vor noch große Hindernisse entgegenstehen, soll nicht bezweifelt werden. Wesentlich für unsere Thematik ist aber, daß in diesem Bereich heute potentiell ein breiter Spielraum besteht.

Der *Wandel im Eheleitbild* läßt sich in Kürze in folgender Weise charakterisieren. In früheren Jahrhunderten unterstanden Partnerwahl und Ehe in hohem Maße der Kontrolle der Umgebung und strengen gesellschaftlichen Normen. Ehen wurden häufig von den Eltern gestiftet und innerhalb von engen biographischen Räumen und gleichen sozialen Schichten geschlossen. Die Ehe war eine Institution mit dem Ziel, durch gemeinsame Arbeit, Produktion und gegenseitige Hilfeleistungen das Überleben der beiden Partner und ihrer Kinder so gut als möglich sicherzustellen. Heute ist die Ehe mehr eine Gefährtenschaft, die Mann und Frau in der Hoffnung auf eine intensive emotionale Bindung und in der Erwartung eingehen, sich mit Hilfe des Partners entfalten und verwirklichen zu können. Eine Ehe soll einerseits Sicherheit und Geborgenheit, andererseits jedoch auch Abwechslung und Anregung bieten. Die Ehe als exklusive Liebesbeziehung wird heute nicht selten in der Hoffnung eingegangen, einander *für alle Zeiten in allen Lebenssituationen alles zu bedeuten* [11]. Übersteigerte Idealvorstellungen und unrealistische Erwartungen, welche viele Männer und Frauen an eine Zweierbezie-

hung haben, spielen heute für das Scheitern und Auseinanderbrechen vieler Ehen
eine entscheidende Rolle.

Normale psychische Veränderungen und psychosomatische Symptombildungen

Die normalen psychischen Veränderungen während einer Schwangerschaft entsprechen in ihrem klinischen Bild der Symptomatik eines *leichten endokrinen Psy-
chosyndroms*. Sie treten vor allem im Bereich der *Affektivität* und des *Antriebsver-
haltens* in Erscheinung. Erhöhte emotionale Labilität mit Stimmungsschwankun-
gen, Überempfindlichkeit gegenüber äußeren Einflüssen und Neigung zu Schlafstörungen einerseits und schnelle Ermüdbarkeit, Geschäftigkeit und Steigerung
einzelner Triebe wie Hunger, Durst oder Aggressivität andererseits sind häufige
Symptome [6]. Eine zentrale Rolle für die psychischen Vorgänge während der
Schwangerschaft spielt die Angst. Sie kann sich sowohl auf die Schwangerschaft
und Geburt als auch auf das Kind und die Mutterschaft beziehen. Insgesamt
kommt es bei der Schwangeren zu einer *Labilisierung* ihres bis dahin gültigen intrapsychischen Gleichgewichtes. Von psychoanalytischer Seite wurde darauf hingewiesen, daß es im Rahmen dieser psychischen Labilisierung zur Reaktivierung
psychischer Konflikte früherer Entwicklungsstadien, zu einer Belebung vor allem
oraler und aggressiver Triebimpulse und zu einer Veränderung in der objektlibidi-
nösen und narzißtischen Position der Frau kommen kann [1, 6].

Die gesunde Schwangere ist in der Lage, diese labile Phase durch das Erlangen
eines neuen intrapsychischen Gleichgewichtes zu überwinden. Störungen bei
der Bewältigung dieser normalen psychischen Veränderungen können ihre Ursache in unbewältigten Konflikten ihrer Kindheit und Jugendzeit oder in einem ak-
tuellen Konflikt in der Beziehung zu ihrem Partner haben. Psychische und psychosomatische Symptombildungen während der Schwangerschaft sind ein Hinweis darauf, daß sich die Frau durch die psychische Labilisierung und die
Aktualisierung früherer Konflikte überfordert fühlt und vor den Anforderungen
einer Mutterschaft Angst hat. *Häufige Symptombildungen* sind Schlafstörungen,
Verhaltensstörungen im Sinn von übermäßigem Essen, Essensverweigerung oder
übermäßigem Genuß von Nikotin und Alkohol, eine Hyperemesis, vorzeitige We-
hen oder sexuelle Funktionsstörungen.

Die Tatsache, daß während einer Schwangerschaft nicht nur bei der Schwangeren selbst, sondern auch bei ihrem Partner psychische und psychosomatische
Symptombildungen auftreten können, weist darauf hin, daß der werdende Vater in
ähnlicher Weise wie seine Frau eine Labilisierung seines intrapsychischen Gleichgewichtes erfährt. Der früher in Europa und heute noch in Südamerika und Asien
weitverbreitete Brauch des *Couvade* (Männerkindbett) symbolisiert diese Veränderungen [10]. Der Brauch verlangt vom werdenden Vater, daß er sich kurz vor und
während der Geburt einer Fastenzeit – verbunden mit verschiedenen magischen
Praktiken – unterwirft und während der Geburt das Gebaren der Wöchnerin
nachahmt. Einerseits symbolisiert das Couvade die Identifikation des zukünftigen
Vaters mit seiner schwangeren Frau, andererseits dient es der Abwehr aggressiver
Impulse des Vaters gegenüber der Frau und dem als Rivale erlebten Kind. In einigen Stammesriten ist noch heute das symbolische oder ritualisierte Schlagen der

Gebärenden durch ihren Mann Ausdruck dieser aggressiven Impulse. Unter Bezugnahme auf diesen Ritus werden heute im westlichen Kulturraum psychische Störungen des Mannes während der Schwangerschaft als *Couvade-Syndrom* bezeichnet [10]. Die beschriebenen Symptome – Übelkeit, Erbrechen, Schlafstörungen, Angst, Affektlabilität und Neigung zu depressiven Reaktionen – entsprechen weitgehend den psychischen Schwangerschaftsbeschwerden der Frau. Psychodynamisch werden sie als Ausdruck von Ärger gegenüber der Frau und dem Kind und als Abwehr aggressiver Impulse gedeutet. Soviel zu den *intrapsychischen Vorgängen,* die bei schwangeren Frauen und ihren Partnern mehr oder weniger bewußt und in unterschiedlicher Ausprägung ablaufen.

Werte- und Rollenkonflikte

Wie kann man sich nun die Veränderungen auf der *interpersonellen Ebene,* d.h. der Beziehung zwischen der werdenden Mutter und dem werdenden Vater vorstellen? Ehen werden häufig unter der Vorstellung geschlossen, sie seien ein ideales Gebilde, welches mehr oder weniger gleich bleibe und gleich bleiben müsse. *In Wirklichkeit ist die Ehe aber nicht ein Zustand, sondern ein Prozeß.* Viele Paarkonflikte entstehen dadurch, daß die Partner zögern oder nicht in der Lage sind, sich in einen Entwicklungsprozeß einzulassen. Sie klammern sich an die Ausgangskonstellation ihrer Beziehung und wagen nicht, diese in Frage zu stellen und zu verändern.

Die Grenzen der individuellen Entfaltungsmöglichkeit und der emotionalen Zweisamkeit werden während der Schwangerschaft und nach der Geburt eines Kindes besonders deutlich. Das Spannungsfeld, in welches ein Paar in dieser Entwicklungsphase gerät, könnte man mit den Stichworten Wertekonflikt und Rollenkonflikt umschreiben.

Ein *Wertekonflikt* entsteht vor allem zwischen Leistungsdenken einerseits und Lebensqualitätsdenken andererseits. Während viele Männer heute noch einem Arbeitsmythos mit Leistung, Karriere und materiellem Lebensstandard huldigen, fühlen sich die Frauen eher einem Lebensstil verpflichtet, in dem die sinnvolle Gestaltung der Freizeit Priorität vor der Arbeit hat. Dabei werden Lebensfreude, Lebensgenuß und Offenheit als wichtiger eingeschätzt als Leistung und Besitz. Wertekonflikte finden sich vor allem bei einer *traditionellen Familienstruktur,* d.h. wenn zwischen Mann und Frau hinsichtlich Ausbildung und Beruf Unterschiede bestehen.

In einen *Rollenkonflikt* geraten vor allem Paare mit einer *egalitären Beziehungsstruktur,* von der man spricht, wenn zwischen Mann und Frau ausbildungsmäßig keine oder nur geringe Unterschiede bestehen. In diesem Fall stellt sich beiden Partnern die Aufgabe, vor allem ihre beruflichen Lebensziele und ihr Eheleitbild aufeinander abzustimmen und sich allenfalls auf einen Kompromiß zu einigen.

Die Anforderungen und Belastungen für ein Paar während der Phase der Familiengründung sind sehr verschieden, je nachdem, ob sich ihre Beziehung eher in Richtung einer traditionellen oder egalitären Familienstruktur verändert. In Tabelle 1 und 2 sind die wesentlichen Merkmale sowie die Vor- und Nachteile der beiden Beziehungsstrukturen zusammengefaßt [2]. Entscheidende Weichenstellungen

Tabelle 1. Traditionelle Familienstruktur

Merkmale:
- klare Rollen- und Aufgabenverteilung zwischen den Partnern
- komplementäre Beziehungsstruktur
- Phase der Familiengründung eher konfliktarm
- Krise in den mittleren Lebensjahren
- Symptomanfälligkeit der Familienmitglieder nimmt mit der
  Ehedauer zu

Vorteile:
- relativ hohe Sicherheit für beide Partner und die Kinder
- hohes Erholungspotential in der Familie
- hohe gesellschaftliche Akzeptierung

Nachteile:
- geringe Rollenflexibilität beider Partner
- eingeschränkte Entwicklungsfähigkeit der Paarbeziehung
- familiäre Außenseiterposition des Mannes
- Identitätskrise der Frau in den mittleren Jahren
- Ablösungsprobleme der Kinder

Tabelle 2. Egalitäre Familienstruktur

Merkmale:
- Rollen- und Aufgabenverteilung zwischen den Partnern flexi-
  bel, teilweise unklar
- symmetrische Beziehungsstruktur
- hohe Bedeutung von Drittpersonen
- Phase der Familiengründung eher konfliktreich
- mittlere Lebensjahre eher konfliktarm

Vorteile:
- hohe Flexibilität beider Partner
- Wandlungsfähigkeit der Beziehung
- relative Selbständigkeit der Partner und Kinder
- Verteilung der Elternfunktionen

Nachteile:
- Rollenüberlastung beider Partner, vor allem der Frau
- niedriges Erholungspotential in der Familie
- geringe Ressourcen zur Bewältigung zusätzlicher Belastungen
- gesellschaftliche Benachteiligungen

für die Entwicklung einer Familie werden während der Schwangerschaft und in
den ersten Monaten nach der Geburt eines Kindes gestellt. Erfolgt diese Weichen-
stellung in gegenseitigem Einvernehmen zwischen beiden Partnern, dann sind die
Voraussetzungen zur Bewältigung der Schwierigkeiten günstig, mit denen sich jede
Familie im Verlauf ihrer Entwicklung konfrontiert sieht. Fühlen sich jedoch Mann
und Frau durch innere oder äußere Zwänge widerwillig in eine bestimmte Bezie-
hungskonstellation gedrängt, dann ist die Wahrscheinlichkeit groß, daß das freu-
dige Ereignis der Geburt eines Kindes zum Ausgangspunkt für einen späteren
Ehe- und Familienkonflikt wird.

Veränderungen in der Sexualität

Die Veränderungen in der Beziehung zwischen Mann und Frau während der Schwangerschaft und in den ersten Monaten nach einer Geburt zeigen sich auch recht deutlich im Bereich der Sexualität. Elliott und Watson [4] konnten in einer prospektiven Untersuchung von 128 Ehepaaren, die sie mehrfach während der Schwangerschaft und in den ersten 12 Monaten nach der Geburt befragten, deutliche Veränderungen sowohl im sexuellen Verhalten wie in der sexuellen Reaktions- und Erlebnisfähigkeit der Frauen und Männer nachweisen. Im Verlauf der Schwangerschaft nahm die sexuelle Appetenz und die Koitushäufigkeit bei der Mehrzahl der Paare kontinuierlich ab. Postpartal nahm die Koitusfrequenz in den ersten drei Monaten wieder deutlich zu und erreichte bis zum 12. Monat nach der Geburt im Durchschnitt wieder den selben Wert wie vor der Schwangerschaft. Im Gegensatz zur Häufigkeit des Geschlechtsverkehrs ergaben sich jedoch für die *sexuelle Reaktions- und Erlebnisfähigkeit* beider Partner Veränderungen, welche während der Schwangerschaft auftraten und nach der Geburt weiterbestanden. So gaben die Hälfte der Frauen und ein Fünftel der Männer ein Jahr nach der Geburt eine Verminderung ihrer sexuellen Reaktionsfähigkeit an. Knapp ein Drittel der Frauen war 12 Monate nach der Geburt mit dem ehelichen Sexualleben deutlich unzufriedener als vor der Schwangerschaft. Für die Veränderungen der Sexualität fanden sich nur in einzelnen Fällen somatische Ursachen. Die Autoren schließen daraus, daß ganz überwiegend psychische Faktoren für die Abnahme der sexuellen Reaktions- und Erlebnisfähigkeit verantwortlich sind. Insgesamt zeigte sich bei den einzelnen Paaren eine recht unterschiedliche Entwicklung der Sexualität während der Schwangerschaft und nach der Geburt. Nach unseren Erfahrungen führen die Veränderungen der Sexualität in der Phase der Familiengründung nicht selten zu einer emotionalen Distanzierung zwischen den Partnern, zu einer Vernachläßigung von Zärtlichkeiten und zu einer Genitalisierung der Sexualität [3].

Familienorientierte Schwangerenbetreuung

Welche Konsequenzen ergeben sich aus einer ganzheitlichen Betrachtungsweise der Schwangerschaft für die Tätigkeit des Gynäkologen und Hausarztes? Sieht man in einer Gravidität nicht nur einen biologischen Vorgang, sondern eine familiäre Reifungskrise, in welcher die Beziehung zwischen Mann und Frau grundlegende Veränderungen erfährt, dann sollte der werdende Vater möglichst unmittelbar in die Betreuung und Behandlung seiner Frau einbezogen werden. Von psychosomatisch orientierten Gynäkologen wurde in den letzten Jahren wiederholt auf die Bedeutung des werdenden Vaters hingewiesen [7, 9]. Bisher beschränkt sich die Einbeziehung des Mannes allerdings mehr oder weniger auf seine Anwesenheit bei der Geburt.

Es wäre sicherlich sinnvoll, die vielerorts üblichen Geburtsvorbereitungskurse nicht nur für Schwangere, sondern für Ehepaare anzubieten und durchzuführen. Erste Erfahrungen mit solchen Kursen für Ehepaare sind durchwegs positiv und finden bei den Schwangeren und ihren Partnern ein großes Interesse [7]. Wie die jährlich steigenden Teilnehmerzahlen an den Fortbildungstagungen der Deutschen Gesellschaft für psychosomatische Gynäkologie und Geburtshilfe zeigen, nimmt vor allem bei den in der Praxis tätigen Gynäkologen das Interesse an einer ganzheitlichen Betrachtungsweise von Schwangerschaft und Geburt ständig zu. Es wäre zu wünschen, daß auch die klinisch tätigen Gynäkologen in den kommenden Jahren in stärkerem Maße die Partner ihrer Patientinnen in die Beratung und Behandlung miteinbeziehen würden.

Literatur

1. Bibring GL (1961) A study of the psychological process in pregnancy and of the earliest mother-child relationship. In: The psychoanalytic study of the child. International Universities Press, New York, Vol XVI: 9
2. Buddeberg C (1987) Familiäre Reifungskrisen. Prax Psychother Psychosom 32: 57
3. Buddeberg C (1987) Sexualberatung – Eine Einführung für Ärzte, Psychotherapeuten und Familienberater, 2. Aufl. Enke, Stuttgart
4. Elliott SA, Watson JP (1985) Sex during pregnancy and the first postnatal year. J Psychosom Res 29: 541
5. Hoffmann-Nowotny HJ, Höpflinger F, Kühne F, Ryffel C, Erni D (1984) Planspiel Familie – Familie, Kinderwunsch und Familienplanung in der Schweiz. Rüegger, Diessenhofen
6. Molinski H (1972) Die unbewußte Angst vor dem Kind. Kindler, München
7. Richter D (1983) Geburtsvorbereitung – präventiv-psychohygienische Aufgabe familienorientierter Geburtshilfe. In: Hillemanns HG, Steiner H, Richter D (Hrsg) Die humane, familienorientierte und sichere Geburt. Thieme, Stuttgart New York
8. Ryffel-Gericke C (1983) Männer in Familie und Beruf. Rüegger, Diessenhofen
9. Stauber M (1983) Psychohygienische Forderungen an die heutige Geburtshilfe. In: Hillemanns HG, Steiner H, Richter D (Hrsg) Die humane, familienorientierte und sichere Geburt. Thieme, Stuttgart New York
10. Trethowan WH (1969) Le syndrome de la couvade: Nouvelles observations. Rev Med Psychosom Psychol Med 11: 67
11. Willi J (1975) Die Zweierbeziehung. Rowohlt, Reinbek

Tierhaltung – wie gefährlich?

G. Enders, M. Biber und L. Lindemann

Institut für medizinische Virologie und Infektionsepidemiologie e.V., Stuttgart

In den Haushalten der BRD werden ca. 7,5 Millionen Vögel, mehr als 6 Millionen Katzen, 3,2 Millionen Hunde, 2,5 Millionen Kleinsäuger (Meerschweinchen, Hamster etc.), 40 Millionen Zierfische, über eine Million Amphibien und Reptilien gehalten. Diese Lebensgemeinschaft kann gesundheitliche Probleme mit sich bringen, da von Heimtieren gelegentlich Krankheitserreger auf den Menschen übertragen werden können. Gerade im Hinblick auf eine Schwangerschaft, verbunden mit eventuellen Schädigungen des Feten, müssen Gefahren und Infektionsquellen aufgezeigt werden, um eine Prophylaxe bzw. Therapie zu ermöglichen. In diesem Zusammenhang sollten auch diejenigen Nutztiere berücksichtigt werden, die in unserer Landwirtschaft in engem Kontakt mit dem Menschen stehen und somit für Schwangere eine Infektionsquelle darstellen können.

Zoo-Anthroponosen in der Gravidität mit Schädigung des Feten oder Neugeborenen

In Tabelle 1 sind diejenigen Infektionskrankheiten aufgeführt, die von Haus- bzw. Nutztieren auf den Menschen übertragen werden und bei Infektion oder Erkrankung der schwangeren Frau nachweislich zu Schädigungen des Feten oder Erkrankung des Neugeborenen führen können.

Toxoplasmose

Erreger, Infektion, Epidemiologie. Das Protozoon Toxoplasma gondii zeichnet sich durch einen spezifischen Wirtswechsel aus. Haupt- und Endwirt ist die Katze, als Zwischenwirte kommen hauptsächlich Nagetiere, aber auch Hund, Rind und Geflügel in Frage. Infektionsquelle für den Menschen ist die Aufnahme von Oozysten aus Katzenkot, jedoch in erster Linie der Genuß von rohem (Tatar) oder ungenügend gekochtem Fleisch. Kontakte mit Zwischenwirten spielen bei der Übertragung keine Rolle. Die Toxoplasmose-Infektion bei der Katze kann oft nicht erkannt werden, da sie selten klinisch manifest wird.

Beim Menschen verläuft die Toxoplasmose-Erstinfektion in ca. 50% der Fälle mit uncharakteristischen grippalen Symptomen. Es kann aber auch zu zervikalen und generalisierten Lymphknotenschwellungen kommen. Reaktivierung spielt nur bei starker Immunsuppression, z. B. bei AIDS, eine Rolle. Die Durchseuchung des Menschen steigt mit dem Lebensalter und hängt von den Umweltbedingungen ab. Sie liegt bei Frauen im gebärfähigen Alter zwischen 30 und 40%.

Infektion in der Schwangerschaft, konnatale Toxoplasmose. Für die Schwangerschaft zählt die Erstinfektion einer Toxoplasmose zu den gefährlichsten Zoo-An-

Tabelle 1. Zoo-Anthroponosen in Gravidität mit erwiesenen Schädigungen des Feten

Übertragung auf Mensch durch	Erreger	Infektion durch	Symptome bei der Graviden	mögliche kindliche Schäden	Labor-diagnostik	Therapie	Prophylaxe
Haustiere Katze	Toxoplasmen (Toxoplasma gondii)	oozystenhaltiger Katzenkot (selten) Häufigere Infektionsquelle: Genuß von rohem (Tatar) bzw. unzulänglich gegartem Fleisch oral	grippaler Infekt, Lymphadenitis bzw. symptomlos	Enzephalitis, Hydrozephalus, Mikrophthalmie, Chorioretinitis, Hepatosplenomegalie, spätere Retardierung, Verkalkungen im Gehirn	Antikörpernachweis[a], Erregernachweis[b]	Antibiotika	Kontakt mit Katzenkot meiden, Reinigung des „Katzenklos" alle 7 Tage und Verzicht auf rohen Fleischgenuß Antikörperbestimmung bei d. Graviden im 1. Trimenon
Hamster (Maus)	Lymphochoriomeningitis-Virus (Arenavirusgruppe) (LCM)	Biß, intensiver Kontakt (sehr selten)	grippaler Infekt (Meningitis, Meningoenzephalitis) bzw. symptomlos	Hydrozephalus, Chorioretinitis	Antikörpernachweis[a], Erregernachweis[b]	keine	Kontakt meiden Hygiene Nicht unter 3 Monate alte Hamster kaufen
Nutztiere Rind, Schaf, Schwein	Listerien (Listeria monocytogenes)	erregerhaltige Milch und Kot Schmierinfektion oral	grippaler Infekt, Konjunktivitis, Meningitis, Sepsis, Hepatitis, Fieber, Schüttelfrost, Fehlgeburt	Sepsis, Meningitis, Hepatosplenomegalie	Erregernachweis[a], Antikörpernachweis[b]	Antibiotika	Hygiene, kein Genuß roher Milch und Frischkäse, bei Gartenarbeit Handschuhe

[a] vorrangig; [b] möglich

throponosen. Ohne mütterliche Behandlung führen Primärinfektionen im ersten Trimenon in ca. 15%, im 2. Trimenon in ca. 45% und im 3. Trimenon in ca. 68% zu einer Infektion der Frucht. Eine pränatale Toxoplasmose verursacht stets eine Fetalerkrankung und nie eine Embryopathie. Das Risiko eines Aborts oder kindlicher Schädigungen ist bei Infektionen vor der 20. Woche sehr viel größer als gegen Ende des 2. und 3. Trimenons. Mit habituellen Aborten hat die Toxoplasmose nichts zu tun.

Die Angaben über Häufigkeit der konnatalen Toxoplasmose in Mitteleuropa schwanken erheblich. Sie liegen bei 3–6 Fällen pro 1000 Lebendgeborenen. In Österreich und Frankreich mit einem obligatorischen Toxoplasmosevorsorgeprogramm und Einsatz der Therapie wird nur noch ein Fall pro 10000 Lebendgeborene registriert. In der BRD rechnet man mit einem Fall pro 1000–2000 Neugeborene (also 600 pro Jahr), die von einer konnatalen Toxoplasmose betroffen sind. Klinisch kann die Toxoplasmose beim Neugeborenen als generalisierte Infektion (selten), Myokarditis, eventuell Pneumonie und als wichtigste Manifestation als Enzephalitis auftreten. Es besteht bei der pränatalen Toxoplasmose eine starke Tendenz zur Spontanheilung, jedoch werden nicht regenerationsfähige Organe,

Tabelle 2. Toxoplasmose

Erreger:	Toxoplasma gondii
Infektions-quelle:	Katzenkot mit infektionstüchtigen Stadien (Oozysten), roh genossenes Fleisch (die weit überwiegende Mehrzahl der Toxoplasmosen geht aber nicht von der Katze, sondern vom Rohfleischverzehr aus)
Durchseuchung bei Schwangeren:	16–20 Jahre: ~27% 21–30 Jahre: ~33% 31–40 Jahre: ~45% >40 Jahre: >50%
Symptome:	Erwachsene – meist asymptomatisch oder uncharakteristisch „Grippe" – selten: Lymphadenitis, leichte anikterische Hepatitis, Myokarditis Neugeborenes – neurologisch: floride Enzephalitis, Hydrozephalus, Verkalkungen im Gehirn – Chorioretinitis, Mikrophthalmie – subklinisch: mit postenzephalitischen Spätfolgen
Prophylaxe:	rohes Fleisch und Kontakt mit Katzenkot meiden, Antikörperbestimmung bei der Graviden im 1. Trimenon. Bei fehlenden Antikörpern Kontrollen im 2. und 3. Trimenon
Therapie:	Spiramycin, auch vor der 16. Schwangerschaftswoche Langzeit-Sulfonamide (Durenat) plus Pyrimethamin für 4 Wochen nicht vor 16. Schwangerschaftswoche!

Tabelle 3. Toxoplasmose-Serologie in der Schwangerschaft

Titerbefunde		Interpretation	Titerkontrolle	Therapie

Negativ
  KBR 1: < 8
  IFT 1: <32
		Noch
		empfänglich
			Im 2.–3.
			Trimenon
				Keine

Mittlerer Titer
  KBR 1: 8– 32
  IFT 1:64–512
	IgM negativ	Immun	Keine	Keine

Erhöhter Titer
  KBR 1: > 64
  IFT 1: >1024
	IgM Ø/±
	IHAT hoch pos.
		Kürzl.–länger
		zurückliegende
		Infektion
			Bei Partus,
			im NSB[a]
				Keine

	IgM hoch pos. IHAT (+)	Akute Infektion	Sofort bei Partus, im NSB[a]	Ja pränatale Diagnostik?

[a] Nabelschnurblut

wie Gehirn und Retina, irreversibel geschädigt. Weitaus häufiger werden unauffällige, subklinisch infizierte Kinder geboren, die erst später durch postenzephalitische Symptome, z. B. Verkalkungen im Gehirn, Intelligenzdefekte und epileptiforme Anfälle auffallen (Tabelle 2).

Diagnose. Der Erregernachweis wird zur Zeit im Tierversuch durchgeführt, eine Isolierung mit Hilfe der Gewebekultur sowie der direkte Antigennachweis sind zur Zeit in Erprobung. Vorrangig ist jedoch der Antikörpernachweis. Durch die Kombination verschiedener Methoden zur Bestimmung von IgG- und IgM-Antikörpern ist es möglich, eine frische von einer länger zurückliegenden Infektion zu unterscheiden.

Bei einer Toxoplasmose in den ersten 20 Schwangerschaftswochen besteht die diagnostische Möglichkeit, unter Ultraschall eine Nabelvenenpunktion für die IgM-Antikörperbestimmung im kindlichen Blut sowie Gewinnung von Amnionflüssigkeit zum Erreger- und Antigennachweis vorzunehmen. Nur bei Kombination beider Nachweismethoden ist die pränatale Diagnostik zu empfehlen. Ein positiver IgM-Befund und ein positiver Erregernachweis sind für eine fetale Infektion beweisend, ein negatives IgM-Ergebnis schließt sie nur mit 50%iger Wahrscheinlichkeit sicher aus. Bei serologisch diagnostizierter mütterlicher Toxoplasmose sollten eine ausreichende Therapie und sorgfältige Ultraschallkontrollen durchgeführt werden. Bei erkennbaren Schäden steht eine Interruption zur Diskussion.

Prophylaxe. Den besten Schutz vor einer Toxoplasmen-Erstinfektion bietet ein positiver Antikörperbefund vor der Schwangerschaft. Liegt kein Antikörperschutz vor, kann das Infektionsrisiko durch Vermeidung von Katzenkontakt und vor allem Genuß von rohem Fleisch verringert werden. Bei fehlenden Antikörpern sollten unbedingt Kontrollen im 2. und 3. Trimenon zum Ausschluß einer klinisch latent ablaufenden Toxoplasmose durchgeführt werden (Tabelle 3).

Therapie. Aufgrund guter empirischer Erfahrungen mit Spiramycin, Langzeit-Sulfonamiden und Pyrimethamin (nicht vor der 16. Woche) wird heute eine Therapie durchgeführt. Diese Antibiotika passieren die Plazenta; ein bereits infizierter Fetus wird mitbehandelt. Bei korrekter Diagnose und rechtzeitiger Therapie kann die Infektionsrate des Feten um mehr als 60% bis 100% reduziert werden [1].

Lymphozytäre Choriomeningitis

Erreger, Infektion, Epidemiologie. Das Lymphochoriomeningitis (LCM)-Virus gehört zur Gruppe der Arenaviren. Das natürliche Reservoir sind Hausmäuse, die weltweit bis zu 100% durch intrauterine Infektion latent infiziert sind. In Deutschland und in den USA sind vor allem Goldhamster, die als Haus- und Spieltiere gehalten werden, die Überträger der LCM. Die Infektion wird durch Biß oder Schmierinfektion übertragen. Die Mehrzahl der Infektionen verläuft uncharakteristisch mit grippalen Symptomen. Im Anschluß an ein symptomfreies Intervall kann eine Meningitis oder Meningoenzephalitis auftreten. Die Durchseuchung der Bevölkerung in der BRD beträgt 1,2 bis 9,1%.

LCM in der Schwangerschaft. Das Virus kann während der gesamten Schwangerschaft auf den Feten übertragen werden. Eine Infektion kann im 1. Trimenon zu Aborten, im 2. und 3. Trimenon zu Hydrozephalus, Chorioretinitis, kongenitale Myopie, körperlicher und geistiger Retardierung führen. Bei einer Infektion kurz vor der Entbindung kann eine schwere neonatale Meningoenzephalitis auftreten.

Diagnose. Für den Nachweis einer LCM-Infektion stehen heute der Erregernachweis durch Verimpfen von Sekreten, Blut und Gewebe auf Mäuse sowie die Antikörperbestimmung mit Hilfe der Komplementbindungsreaktion und der indirekten Immunfluoreszenz zur Verfügung.

Prophylaxe und Therapie. Eine Schwangere sollte den engen Kontakt mit Goldhamstern und Mäusen und deren Exkrementen meiden. Es sollten nur Hamster erworben werden, die mindestens 3 Monate alt sind bzw. von einem Kauf während der Gravidität abgesehen werden. Eine spezifische Therapie ist nicht bekannt [1].

Listeriose

Erreger, Infektion, Epidemiologie. Listeria monocytogenes ist ein grampositives, begeißeltes Stäbchen, das gegenüber niederen Temperatureinflüssen relativ stabil ist. Listerien sind in der Natur sowie bei Wild- und Haustieren weit verbreitet. Man kann sie in mit tierischen Ausscheidungen verunreinigtem Wasser und Boden, Rohmilch, kontaminiertem Gemüse sowie Fleisch von Lämmern und Kälbern nachweisen. Die Infektion des Menschen erfolgt über Tierkontakt durch Schmutz- und Schmierinfektion. Die Mehrzahl der Infektionen verläuft subklinisch oder unter grippeähnlichen Symptomen. Seltener werden Konjunktivitis, Meningitis, Endometritis, Endokarditis und sepsisähnliche Erkrankungen beobachtet. Die Häufigkeit der Listeriose beträgt ca. 0,3%.

Listeriose in der Schwangerschaft. Die Infektion kann zu jeder Zeit in der Schwangerschaft stattfinden. Klinische grippeähnliche Manifestationen (Fieber, Schüttelfrost) treten häufiger gegen Ende des 2. und 3. Trimenons auf. Es wurden Aborte, Früh- und Totgeburten beobachtet. Bei infizierten Neugeborenen können Trinkschwäche, Erbrechen, Krämpfe, Sepsis und Hepatosplenomegalie auftreten. Die Spätform der Neugeborenen-Listeriose ist durch eine purulente Meningitis oder Meningoenzephalitis charakterisiert. Die Letalität der Neugeborenen ist ohne sofortige und ausreichende antibiotische Behandlung sehr hoch.

Diagnose. Hier steht der Erregernachweis aus Blut, Rachen-, Vaginalabstrichen, Urin und Abortmaterial im Vordergrund. Zum Nachweis einer Neugeborenen-Listeriose sind Nabel- und Ohrabstriche sowie Liquor und Mekonium geeignet. Der Antikörpernachweis wird hauptsächlich mit dem Gruber-Widal-Test durchgeführt, er ist aber wegen geringer Antikörperentwicklung bzw. Kreuzreaktionen mit anderen Bakterien in seiner Aussage stark eingeschränkt.

Prophylaxe. Hygiene steht an erster Stelle. Nur sorgfältig gewaschenes Obst und Salate sowie erhitzte Milch sollten zum Verzehr kommen. (Enger Kontakt z. B. mit

Schaflämmern und Kälbern sollte gemieden werden.) Wegen des ubiquitären Vorkommens der Listerien sollten bei der Gartenarbeit Handschuhe getragen werden.

Therapie. Eine Therapie sollte bei ersten verdächtigen Symptomen sofort durchgeführt werden, da die Laboruntersuchungen zu spät kommen. In der Schwangerschaft können in erster Linie Ampicillin und Penicillin verabreicht werden. Neugeborene sollten mit Ampicillin, Gentamycin oder Erythromycin behandelt werden [1].

Zoo-Anthroponosen in der Gravidität ohne bisher bekannte Schädigungen des Feten

Neben diesen für die Gravidität und das werdende Kind so bedeutsamen Infektionen werden im folgenden weitere Erreger aufgezeigt, die durch Tierkontakt zu einer Erkrankung der Graviden führen können, von denen jedoch bis heute keine Schädigung des Feten bekannt geworden ist. Diese Erreger bzw. deren Kontaktmöglichkeiten sind in Tabelle 4 und 5 zusammengestellt.

Naturgemäß sind die Probleme bei den so unterschiedlichen Heim- und Nutztieren, die in unseren Breiten in engem Kontakt mit dem Menschen leben, hinsichtlich der Erregerübertragung äußerst vielseitig. Daher können hier jeweils nur die wichtigsten bzw. häufiger vorkommende Zoo-Anthroponosen-Erreger berücksichtigt werden [2, 3]. Weil dieselben Erreger bei verschiedenen Tierarten vorkommen, soll zur besseren Übersicht eine kurze Abhandlung in alphabetischer Reihenfolge ohne Bezug auf die Häufigkeit des Infektionsgeschehens erfolgen:

Brucellen

Das Auftreten der Brucellose beim Menschen ist eng mit dem Verseuchungsgrad der landwirtschaftlichen Nutztiere, Rinder, Schafe, Ziegen und Schweine verknüpft. Dank erfolgreicher Sanierungsmaßnahmen bei Rinder- und Schafbeständen in der BRD kommen hier nur noch selten Infektionen beim Menschen vor. Die Ansteckung erfolgt über Sekrete infizierter Rinder, Schafe, Ziegen und Schweine sowie alimentär durch Genuß infizierter Rohmilch oder deren Produkte (Schafs- und Ziegenkäse), besonders von den Mittelmeerländern (Malta-Fieber).

Symptome. Uncharakteristisch: Grippe, Nachtschweiß, undulierendes Fieber, trockener Husten, Leber- und Milzschwellung.

Diagnose. Erreger- und Antikörpernachweis.

Therapie. Antibiotika.

Campylobakter jejuni

Infektionen werden weltweit zunehmend beim Menschen nachgewiesen, die besonders in warmen Sommermonaten gehäuft auftreten und zu Durchfällen, häufig mit Blutbeimengungen, führen. Träger und Ausscheider sind neben dem Schwein

Tabelle 4. Zoo-Anthroponosen in Gravidität ohne bisher bekannte Schädigungen des Feten

Übertragung auf Mensch durch	Erreger	Infektion durch	Symptome	Labordiagnostik	Therapie	Prophylaxe
Haustiere Katze	Katzenkratzkrankheitserreger, Chlamydia? Rothia?[b]	Kratzverletzung (extrem selten)	Lymphadenitis im Bereich der Wunde	Erregernachweis? Antikörpernachweis?	Antibiotika	Kratzverletzung meiden
	Pasteurellen	nach Biß (selten)	Wundinfektion	Erregernachweis[a]	Antibiotika	Bißverletzung meiden
	Larva migrans visceralis, Toxocara canis[b]	Kot bzw. kothaltiger Spielkistensand oral	meist symptomlos, Augenbefall möglich, Eosinophilie, IgE erhöht	Antikörpernachweis[a]	Chemotherapie	Hygiene
Hund	Leptospiren	über Hautverletzungen, durch Urin (extrem selten) verseuchtes Bade- u. Abwasser	Fieber, Meningitis, Ikterus, Hepatitis	Erreger-, Antikörpernachweis[a]	Antibiotika	Hygiene
	Salmonellen	Kontakt (Kot), infizierte Lebensmittel, oral	Erbrechen, Gastroenteritis	Erregernachweis[a], Antikörpernachweis[b]	keine, in schweren Fällen Antibiotika	Hygiene, vor allem auf d. Lebensmittelsektor
	Echinokokken	Kontakt mit Kot, oral	mögliche Zysten, z. B. in Lunge, Leber	Antikörpernachweis[a]	operativ, Chemotherapie	Hygiene
	Toxocara canis	(siehe Katze)				
	Pasteurellen	(siehe Katze)				
Ziervögel Haustauben Schafe	Chlamydia psittaci, Psittakose-Ornithose-Erreger[b]	aerogen und Kontakt mit Vögeln	grippaler Infekt, Pneumonie	Antikörpernachweis[a]	Antibiotika	Quarantäne für zugekaufte Vögel bzw. Neukauf in Gravidität meiden
Meerschweinchen	Hautpilze	enger Hautkontakt	Entzündungen „Flechte"	Erregernachweis	Antibiotika	Hygiene
Schildkröten	Salmonellen	(siehe Hund)				

[a] vorrangig; [b] möglich

Tabelle 5. Zoo-Anthroponosen in Gravidität ohne bisher bekannte Schädigungen des Feten

Übertragung auf Mensch durch	Erreger	Infektion durch	Symptome	Labor-diagnostik	Therapie	Prophylaxe
Nutztiere Schaf, Rind	Coxiella burnetii, (Q-Fieber-Erreger)	Milch (alimentär), Kot, Urin, kothaltiger Staub aerogen	atypische Pneumonie, Hepatitis, Myocarditis grippaler Infekt	Antikörpernachweis[a]	Antibiotika	Genuß roher Milch sowie Kontakt mit infektiösem Kot (Staub) meiden
Schaf, Rind, Schwein	Brucellen	Kontakt und Genuß infizierter Milch und Frischkäse Kontakt mit infizierten Tiersekreten	undulierendes Fieber, Lymphadenopathie, Pneumonie, Endokarditis	Erregernachweis[a] Antikörpernachweis[a]	Antibiotika	Genuß von roher Milch und Frischkäsen sowie Kontakt mit infizierten Tieren meiden
Schwein	Leptospiren	(siehe Hund) extrem selten				
Kälber, Schweine (Hund, Katze)	Yersinia enterocolitica	nach Kontakt oder Schmierinfektion, oral	wäßriger Durchfall, im Anschluß Arthritis möglich (selten)	Erregernachweis[a] im Stuhl, Antikörpernachweis[b]	meist nicht erforderlich, bei schwerer Infektion Antibiotika	Hygiene
Schwein, Rind, Kälber, Schafe (Hund, Katze)	Campylobacter jejuni	Kontakt mit infizierten Tieren, kontaminierten Lebensmitteln, oral	heftige Durchfälle, häufig mit Blutbeimengungen	Erregernachweis[a] im Stuhl, Antikörpernachweis[b]	meist nicht erforderlich, in schweren Fällen Antibiotika	Hygiene
Kälber weitere Infektionsquelle?	Kryptosporidien	orale Aufnahme der Oozysten aus infiziertem Stuhl	meist leichte Durchfälle	Mikroskop. Erregernachweis[a] im Stuhl	nicht erforderlich	Hygiene
Wild (Kaninchen, Hase)	Francisella tularensis, (Tularämieerreger)	bei Wildzubereitung (extrem selten)	Wundinfektion, Lymphknotenschwellung, selten Konjunktivitis, Pneumonie, Enteritis	Erregernachweis[a], Antikörpernachweis[b]	Antibiotika	Hygiene (Gummihandschuhe bei Wildbretzubereitung)

[a] vorrangig; [b] möglich

Rinder, insbesondere Kälber und Schafe, gelegentlich Hund und Katze. Die Infektion der Menschen erfolgt durch infizierte Ausscheidungen dieser Tiere bzw. kontaminierte Lebensmittel.

Diagnose. Erregernachweis im Stuhl.

Therapie. Meist selbstlimitierende Infektion, in schweren Fällen Antibiotika.

Chlamydia psittaci

Erreger der Ornithose/Psittakose weltweit verbreitet. Infektion meist durch Ziervögel, Haustauben und Geflügel, durch Einatmen infizierten Staubes oder direkten Kontakt mit infizierten Ausscheidungen dieser Tiere, besonders auch bei der Betreuung von Schafen und deren Lämmern.

Symptome. Grippaler Infekt, atypische Pneumonie, hohes Fieber.

Diagnose. Antikörpernachweis

Therapie. Antibiotika

Coxiella burnetii

Erreger des Q-(Query)Fiebers, kommt weltweit mit breitem Wirtsspektrum vor. Infizierte Rinder können den Erreger kontinuierlich mit der Milch ausscheiden. Die Infektion des Menschen erfolgt durch infizierten Kot, Urin, Milch von symptomlos infizierten Schafen, Rindern und Ziegen. Der Erreger ist äußerst widerstandsfähig und bleibt monatelang infektiös, so daß eine aerogene Infektion durch erregerhaltigen Staub vorrangig beim Menschen beobachtet wird.

Symptome. Grippaler Infekt, atypische Pneumonie, Myokarditis.

Diagnose. Antikörpernachweis.

Therapie. Antibiotika.

Echinokokkose

Die Übertragung erfolgt durch erregerhaltigen Kot von Hund, Katze und Füchse (kontaminierte Waldfrüchte!). Chronische Infektion mit Zystenbildung hauptsächlich im Gehirn, in der Leber und Lunge.

Diagnose. Röntgenologisch, sonographisch, (Antikörpernachweis).

Therapie. Eine Chemotherapie ist möglich. Zysten können nicht in jedem Fall operativ entfernt werden.

Francisella tularensis

Erreger der Tularämie (Nagerpest), wildlebende Tiere (Hasen, Wildkaninchen, Eichhörnchen, Ratten, Mäuse) als Erregerreservoir. Die (seltene) Ansteckung in unserem Raum kann bei der Zubereitung von Hasen und Wildkaninchen durch infektiöses Blut oder Organe erfolgen. (Durch Kochen oder Braten werden die Erreger abgetötet.)

Bei der äußeren Form der Tularämie erfolgt Läsion an der Eintrittsstelle, z. B. Finger (ulzeröse Einschmelzung), oder über die Konjunktiven als Konjunktivitis. Die sehr seltene *innere Form* geht u. a. mit Pneumonie, Milzschwellung, Durchfall einher.

Diagnose. Erregernachweis, Antikörpernachweis.

Therapie. Antibiotika.

Katzenkratzkrankheit

Erreger bisher nicht sicher identifiziert (Chlamydien oder Rothia-Bakterien). Bei Biß- und Kratzwunden durch Katzen erfolgt (selten) die Infektion.

Symptome. Hauptsächlich subakute, gutartige Lymphadenitis.

Diagnose. Intracutantest mit Lymphknoteneiter.

Therapie. Symptomatisch, eventuell Antibiotika.

Kryptosporidien

Insbesondere bei jungen Kälbern nachgewiesene latente oder mit Durchfällen einhergehende Kokzidieninfektion des Darms. Von hier aus durch Schmierinfektion Übertragung auf den Menschen möglich. Schwer erkranken mit blutigen Durchfällen meist nur in der Immunabwehr geschwächte Personen. Meist läuft eine Infektion ohne Therapie als leichte Enteritis ab.

Diagnose. Mikroskop. Erregernachweis im Stuhl.

Therapie. Nicht erforderlich.

Leptospiren

Wichtigstes Erregerreservoir unter den Haustieren sind Hund, Schwein und Rind. Infizierte Tiere scheiden Leptospiren oft in großer Menge mit dem Urin aus. Die Übertragung auf den Menschen erfolgt durch Kontamination der verletzten Haut und Schleimhaut, mit erregerhaltigem Urin oder verseuchtem Kanal- oder Badewasser, so auch durch Rattenbiß.

Symptome. Fieber, Hämaturie, Meningismus, Muskelschmerzen (Waden).

Diagnose. Antikörpernachweis (Erregernachweis, langwierig).

Therapie. Antibiotika.

Pasteurella multocida

Erreger kommen weltweit bei Wild- und Haustieren vor. Eine Infektion des Menschen erfolgt hauptsächlich nach Katzenbißwunden.

Diagnose. Erregernachweis.

Therapie. Antibiotische Wundversorgung.

Salmonellen

Erreger akuter Gastroenteritis, kommen weltweit bei Schlachttieren (Kälber, Schweine, Geflügel), Möven und Tauben, Hund, Katze und Schildkröten vor. Die Infektion der Menschen erfolgt hauptsächlich oral durch kontaminierte Lebensmittel oder durch Schmutz- und Schmierinfektion. (Bei Verarbeitung von Tiefgefriergeflügel sollten Gummihandschuhe getragen werden.) Die Infektion beim Menschen beginnt mit Brechdurchfall und zahlreichen wäßrigen Stuhlentleerungen.

Diagnose. Erregernachweis im Stuhl.

Therapie. Meist selbstlimitierende Erkrankung, in schwierigen Fällen Antibiotika.

Toxocariasis (Larva migrans visceralis)

Übertragung durch Schmierinfektion mit kontaminiertem Kot von Hunden. Betroffen sind hauptsächlich Kinder durch verunreinigte Sandkästen. Die Infektion verläuft oft subklinisch. Als Symptome können Fieber, Husten, Eosinophilie auftreten. Die Diagnose wird serologisch gestellt. Eine Chemotherapie ist möglich.

Diagnose. Antikörpernachweis.

Therapie. Eventuell Chemotherapie.

Yersinia enterocolitica

Enteritis-Erreger, kommt bei gesunden Kälbern und Schweinen sowie bei Hunden und Katzen im Darm vor. Infektion erfolgt durch Kontakt oder Schmierinfektionen. Sie verläuft besonders mit wäßrigen, selten blutigen Stühlen, in schweren Fällen mit Gelenkbeteiligung.

Diagnose. Erregernachweis im Stuhl.

Therapie. Meist nicht erforderlich. Bei hartnäckiger Enteritis Antibiotika.

Hautpilze

Hautpilze können bei vielen Haustieren – meist ungepflegte, häufig mangelernährte Heimtiere – gefunden werden. Rinder, Kälber, Kaninchen, Meerschweinchen bilden durch engen Hautkontakt mit dem Menschen Infektionsherde. Jukkende Hautentzündungen (Flechten) in der behaarten und unbehaarten Haut sind typische Veränderungen.

Diagnose. Erregernachweis im Hautgeschabsel.

Therapie. Antibiotisch.

Im Rahmen dieses Beitrages sollten für die Gravide mögliche Gefahren, die durch Zusammenleben mit Heim- und Nutztieren entstehen können, aufgezeigt sowie eine Prophylaxe oder Therapiemöglichkeiten angegeben werden. Berücksichtigt wurden hier Heim- und Haustiere, die überwiegend in unserem Lebensraum gehalten werden. Äußerst seltene Haustiere, insbesondere Exoten wie z. B. Affen oder Schlangen, können aus Platzgründen nicht erwähnt werden.

Unter Kenntnis der Gefahren ist das Ansteckungsrisiko für die Schwangere als äußerst gering anzusehen. Eine Heimtierphobie ist nicht gerechtfertigt. Hygienische Maßnahmen (Händewaschen nach Tierkontakt, kein Rohfleisch- und Rohmilchverzehr) sowie sorgfältiges Waschen von Obst und Salaten dürften ausreichen.

Die Freude an einer Beziehung zu Heim- und Nutztieren sollte auch von einer Graviden ungetrübt genossen werden, besonders in unserer heutigen, immer mehr der Natur entfremdeten Gesellschaft.

Literatur

1. Enders G (1987) Infektionen und Schutzimpfungen in der Schwangerschaft. Urban & Schwarzenberg, München
2. Frank W (1986) Hygienische Probleme bei der Haustierhaltung in der Bundesrepublik Deutschland. Zbl Bakteriol Hyg 183: 274
3. Krauss H, Weber A (1986) Zoonosen – von Tier zu Mensch übertragbare Infektionskrankheiten. Deutscher Ärzteverlag, Köln

Alkohol – wieviel ist schädlich?

F. Majewski

Institut für Humangenetik und Anthropologie, Universität Düsseldorf

Zusammenfassung. Die Alkoholembryopathie (AE) ist in zahlreichen Ländern eine der häufigsten erkennbaren Ursachen geistiger Behinderung und intrauterinen Minderwuchses. In Frankreich beträgt die Häufigkeit 1:212 Neugeborene, in der BRD gibt es dazu keine Untersuchungen. Es werden die Untersuchungsergebnisse an mehr als 160 Kindern mit AE wiedergegeben. Hauptsymptome der AE sind ausgeprägter primordialer Minderwuchs, Mikrozephalie, geistige Retardierung, Hyperaktivität, typische kraniofaziale Dysmorphie und zahlreiche innere Fehlbildungen. Die Manifestation dieser Embryopathie ist variabel von schwerster bis zu leichtester Störung. Etwa 90% unserer Patienten waren geistig retardiert, variabel von Bildungsunfähigkeit bis zur Sonderschulfähigkeit. Fast ausnahmslos waren die Mütter erkennbar geschädigter Kinder alkoholkrank. Es wird gezeigt, daß dem Stadium der mütterlichen Alkoholkrankheit eine entscheidende Bedeutung sowohl im Hinblick auf den Schweregrad, als auch auf die Häufigkeit der AE unter den Nachkommen zukommt. In der chronischen Phase der Alkoholkrankheit weisen ca. 50% der Nachkommen eine AE auf. In diesem Falle erscheint ein Schwangerschaftsabbruch aus kindlicher Indikation gerechtfertigt. Darüberhinaus sind präventive Maßnahmen, insbesondere Aufklärung von Schwangeren in jeder Geburtsklinik und jeder Praxis notwendig. Amerikanische Studien ergaben, daß mäßiger Alkoholkonsum zwar nicht zum Krankheitsbild der AE führt, jedoch funktionelle Entwicklungsverzögerungen hervorrufen kann. Aus diesem Grunde sollte den Frauen empfohlen werden, während der Schwangerschaft so wenig wie möglich zu trinken.

Schon in der Bibel wird vor Alkohol in der Schwangerschaft gewarnt (Buch der Richter 13,4): „So hüte Dich nun, Wein oder starkes Getränk zu trinken und Unreines zu essen; denn Du wirst schwanger werden und einen Sohn gebären, dem kein Schermesser auf's Haupt kommen soll". Die Griechen hatten ein Gesetz, das einem jung verheirateten Paar verbot, Wein zu trinken, damit sie keine geschädigten Nachkommen hätten. Es ist also schon sehr lange vermutet worden, daß Alkohol dem ungeborenen Kind schaden kann. Dennoch wurde die AE als spezifische teratogene Schädigung erst 1968 in Frankreich [12] und unabhängig davon 1973/74 in den USA [7, 8] beschrieben. Seit diesen beiden Pionierarbeiten wurde die Alkoholembryopathie (AE, im englischen Sprachgebrauch „fetal alcohol syndrome": FAS) in fast allen Ländern der Welt in übereinstimmender Form beobachtet. Mehr als 500 Fälle sind bisher publiziert worden [Übersicht: 18]. Es ist heute unbestritten, daß Alkohol mittelbar oder unmittelbar teratogen ist.

Häufigkeit der AE

In den USA variieren die Häufigkeitsangaben zwischen 1:300 [24] und 1:2500 [25]. Bei kanadischen Indianern wurde die AE bei 1 von 100 Neugeborenen beobachtet [1]. In Göteborg/Schweden ergab sich eine Häufigkeit von 1:600 [20]. Dehaene et al. fanden 1981 eine Häufigkeit der AE von 1:212 in der nordfranzösischen Stadt Roubaix. In dieser Angabe sind alle Schweregrade der AE enthalten. Wenn nur die stark geschädigten Kinder mit AE III berücksichtigt wurden, ergab sich noch immer eine Häufigkeit von 1:700. In Deutschland wurde bisher noch keine Studie zur Häufigkeit der AE durchgeführt. Unter der Annahme, daß hier die AE ähnlich häufig ist wie in Frankreich oder Schweden, ist in der Bundesrepublik jährlich bei ca. 1800 Neugeborenen mit einer AE aller Schweregrade zu rechnen . Diese Zahlen verdeutlichen, daß die AE heute mit Abstand die häufigste erkennbare kindliche Schädigung durch eine teratogene Noxe ist. In Frankreich ist sie mehr als doppelt so häufig wie der Morbus Down. Dieser hat eine Häufigkeit von ca. 1:650, wenn alle mütterlichen Altersklassen zusammengefaßt werden.

Symptomatik der AE

Bei Kindern mit stärkerer Schädigung werden folgende Hauptsymptome beobachtet: Intrauteriner und postnataler Minderwuchs, Untergewicht, Mikrozephalie, geistige Retardierung, Muskelhypotonie und Hyperexzitabilität, charakteristische Veränderungen der Fazies, zahlreiche Fehlbildungen und Anomalien. Für alle Embryopathien (Thalidomidembryopathie, Rötelnembryopathie ect.) ist charakteristisch, daß sie außerordentlich variabel sind. Dies trifft auch für die AE zu. Groborientierend haben wir [16] eine Einteilung in starke (AE III), mittlere (AE II) und leichte Schädigung (AE I) vorgeschlagen. Sicher gibt es fließende Übergänge zum Gesunden.

AE III

Kinder mit der stark ausgeprägten AE weisen eine erhebliche intrauterine Wachstumsverzögerung, eine Mikrozephalie, eine charakteristische und diagnostische Fazies auf. Sie sind muskelhypoton, hyperexzitabel und in der Regel geistig behindert. Darüber hinaus können zahlreiche weitere Anomalien und innere Fehlbildungen vorkommen, insbesondere Herzfehler, Fehlbildungen der Nieren und ableitenden Harnwege sowie der äußeren Genitalien. Der Aspekt von Kindern mit stark ausgeprägter AE ist so charakteristisch, daß ein geübter Untersucher die Diagnose schon beim Neugeborenen stellen kann, auch ohne Kenntnis der mütterlichen Alkoholanamnese (Abb. 1–3).

AE II

Das ist bei Kindern mit mittelgradig ausgebildeter AE nicht mehr ohne weiteres möglich. Die Facies dieser Kinder ist zwar auffällig (Abb. 4), zur Diagnosestellung ist eine positive mütterliche Alkoholanamnese jedoch meist erforderlich. Auch

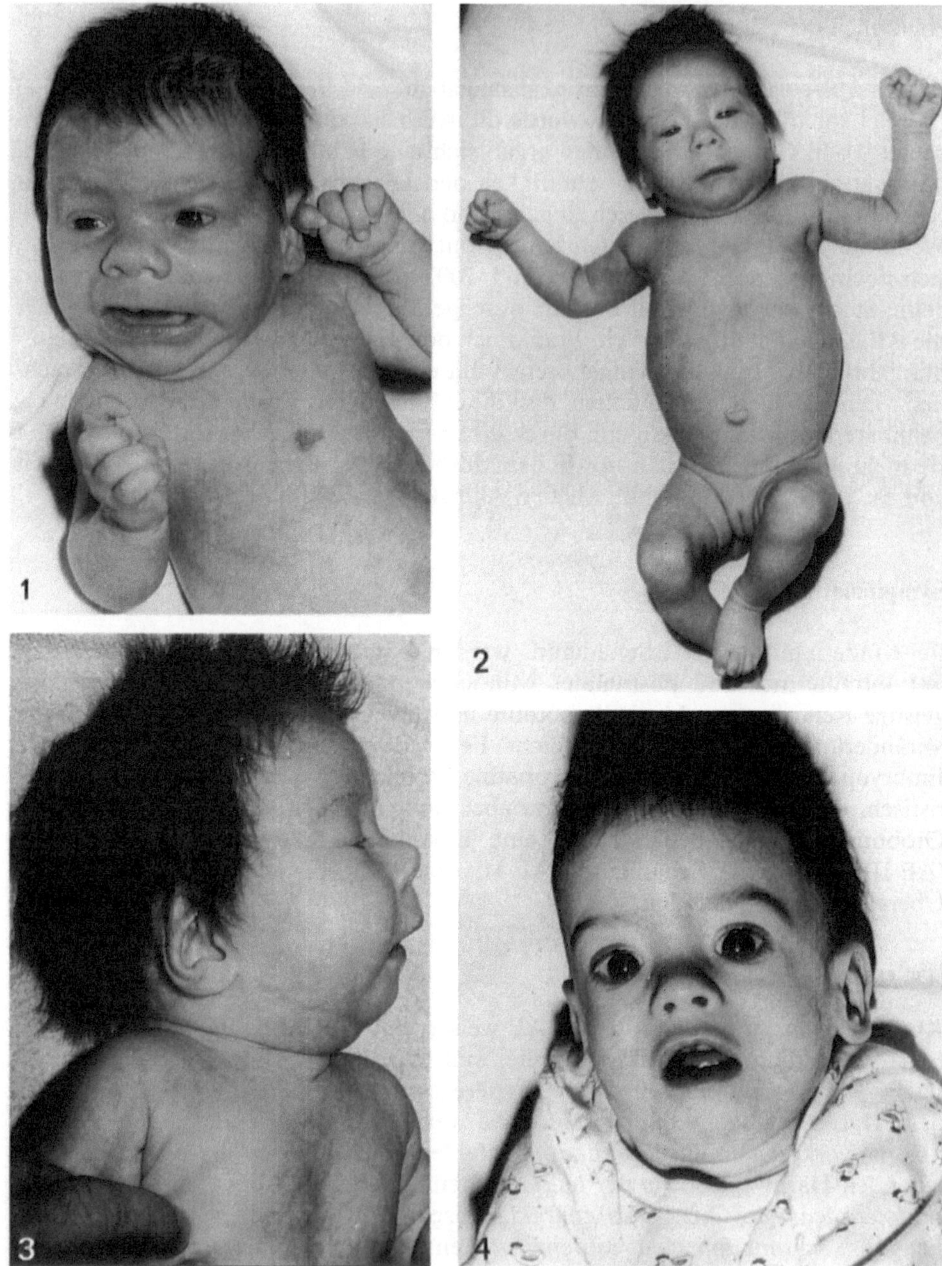

Abb. 1. Aspekt eines Neugeborenen mit AE III: Enge Lidspalten, Stupsnase, schmales Lippenrot, Retrogenie, auffällige Fingerhaltung

Abb. 2. Säugling mit AE III: Mikrozephale, enge Lidspalten, Stupsnase, schmales Lippenrot, mangelndes subkutanes Fettpolster, Hyperexzitabilität

Abb. 3. Profil eines Kindes mit AE III: Niedrige Stirn, Stupsnase, schmales Lippenrot, Retrogenie, dysplastische Ohren

Abb. 4. Aspekt eines Kindes mit AE II: Epicanthus inversus, Stupsnase, Mikrozephalie

diese Kinder weisen einen primordialen Minderwuchs auf, sind untergewichtig und mirkozephal, die neurologischen Auffälligkeiten sind nur mäßig, die geistige Retardierung ist nicht so deutlich wie bei Kindern mit AE III, innere Fehlbildungen sind seltener.

AE I

Die Diagnose dieser Kinder kann nur gestellt werden, wenn bekannt ist, daß die Mutter alkoholkrank ist und während der Schwangerschaft weiter getrunken hat. Kinder mit AE I sind primordial minderwüchsig, untergewichtig und mikrozephal, die Fazies ist meist unspezifisch oder überhaupt nicht verändert. Hyperexzitabilität und Muskelhypotonie können als einzige neurologische Auffälligkeit vorhanden sein. Die geistige Entwicklung ist normal oder nur mäßig subnormal. Es gibt sicher fließende Übergänge zum Gesunden.

Etwa 50% der Kinder von alkoholkranken Frauen sind nicht morphologisch erkennbar geschädigt. Im folgenden sollen einige der wichtigsten Symptome bei Kindern mit AE näher besprochen werden.

Körperliche Entwicklung

Das mittlere Geburtsgewicht von 49 zum Termin geborenen Kindern mit AE betrug 2263 g, die mittlere Länge betrug 46 cm, der mittlere Kopfumfang 31,9 cm. Alle 3 Parameter sind bei Geburt gleichförmig retardiert, sie entsprechen den mittleren Maßen der 34. Schwangerschaftswoche. Bei Geburt besteht noch keine relative Mikrozephalie. Je älter die Kinder jedoch werden, umso deutlicher bleibt das Wachstum des Hirnschädels gegenüber Körpergröße und Gewicht zurück (Abb. 5).

Meine älteste Patientin mit AE III hat im Alter von 14½ Jahren eine Körpergröße von 140 cm, ihre zu erwartende Endgröße beträgt 144 cm. Die Pubertätsentwicklung dieser Patientin war normal (Abb. 6). Aus dieser Abbildung ist zu erkennen, daß sie mit dem Gewichtswachstum aufholte, jetzt besteht eher Übergewicht.

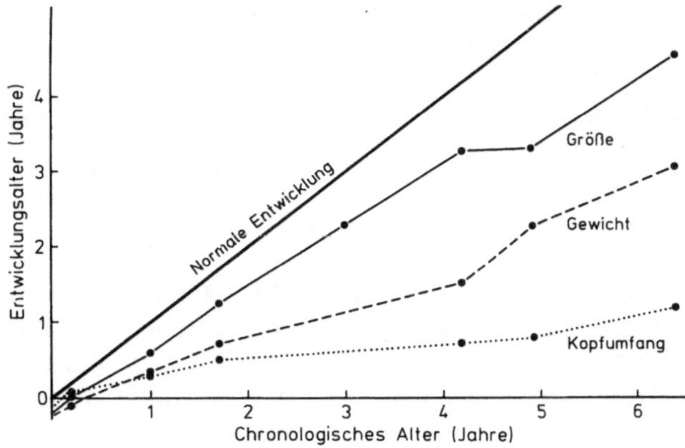

Abb. 5. Entwicklung von Größe, Gewicht und Kopfumfang eines Kindes mit AE

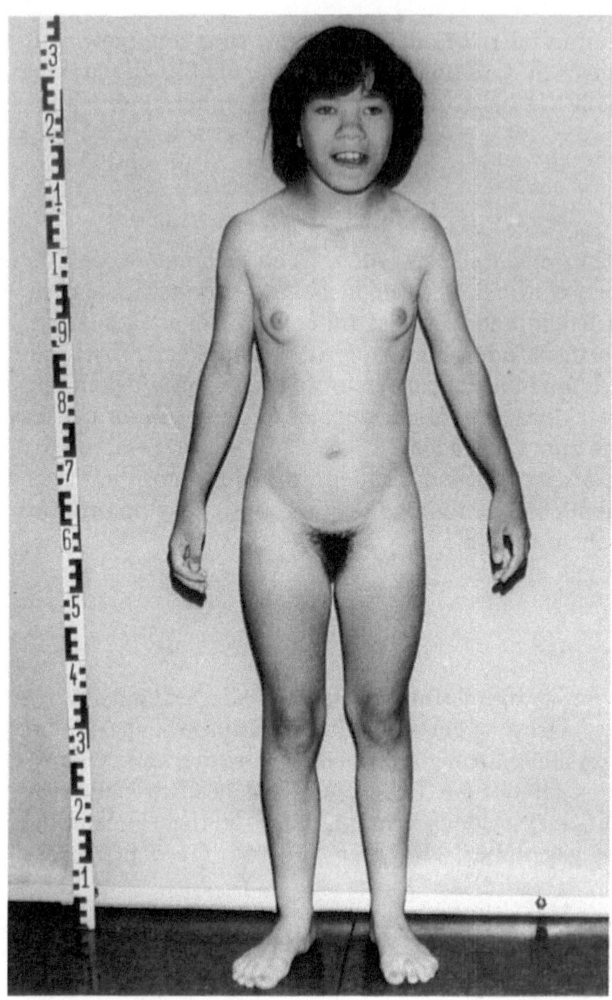

Abb. 6. Patientin mit AE III im Alter von 14½ Jahren: Minderwuchs, Mirkozephalus, enge Lidspalten, schmales Lippenrot, normale Pubertätsentwicklung

Von zwei Geschwistern mit AE III konnten wir ebenfalls die Endgröße berechnen, beim Jungen beträgt sie 164 cm, bei der Schwester 146 cm. Ähnliche Beobachtungen machten auch Streissguth et al. [30] bei acht über 10 Jahre lang verfolgten Patienten mit AE. Auch sie beobachteten, daß der Minderwuchs bestehen bleibt, daß jedoch alle Patienten im Gewicht aufholten.

Statomotorische und geistige Entwicklung

Das gravierende Symptom der AE ist die mehr oder minder stark ausgeprägte Entwicklungsverzögerung. Seit 1973 habe ich über 160 Kinder mit AE untersucht, ca. 90% dieser Patienten waren minderbegabt. Bei 18 Kindern wurde eine psychologische Testung nach Kramer durchgeführt. Wir beobachteten eine Korrelation zwischen IQ und Schweregrad der AE. Der mittlere IQ bei Kindern mit AE III

betrug 66 Punkte, bei Kindern mit AE II 79 und bei Kindern mit der Schwach-
form 91 Punkte. Die Variabilität des IQ war bei Kindern mit der AE I sehr groß,
reichend von 61 bis zu 130 Punkten. Eine ähnliche Korrelation zwischen Ausprägung der AE und IQ beobachteten auch Streissguth et al. [28]. In ihrer Verlaufsstu-
die an acht Kindern fanden Streissguth et al. [30] bei der Eingangsdiagnostik einen
mittleren IQ von 56 Punkten, bei der Nachuntersuchung 10 Jahre später einen solchen von 61 Punkten. In einer anderen Studie [27] führten sie psychologische
Nachuntersuchungen bei 17 Patienten durch. Sie fanden, daß der IQ ziemlich
konstant war, unabhängig davon, ob die Kinder in Heimen aufwuchsen, bei den
alkoholkranken Eltern oder ob sie adoptiert worden waren. Auch Löser et al. [15]
beobachteten, daß die Mehrzahl ihrer Patienten keine Besserungstendenz aufwiesen, obwohl sie in Pflege- oder Adoptivfamilien aufgewachsen waren. Spohr und
Steinhausen [26] konnten eine Besserung der statomotorischen und geistigen Leistungsfähigkeit bei einem Teil ihrer 16 über 3–4 Jahre verfolgten und getesteten
Kinder nachweisen, eine Normalisierung trat jedoch in keinem Falle auf. Nur
sechs der schulpflichtigen Kinder besuchten eine Normalschule, alle anderen Son-
derschulen. Fünf ihrer Patienten waren bildungsunfähig. Bei etwa 70% unserer Patienten beobachteten wir eine auffällige Hyperaktivität, die sich ab dem 3. Lebensjahr spontan besserte. Die Irritabilität des Neugeborenen und die Hyperaktivität
des Kleinkinds sind nicht spezifisch für die AE, bei mikrozephalen, untergewichtigen und minderwüchsigen Kindern erleichtert dieses Symptom jedoch häufig die
Diagnosestellung.

Auffälligkeit der Fazies

Bei Kindern mit AE III ist die Stirn niedrig und gerundet, die Lidspalten sind eng,
die Lidachsen verlaufen häufig antimongoloid. Häufig sind auch Ptosis und Epi-
kanthus. Die Nase ist charakteristisch verkürzt mit nach vorne weisenden Nari-
nen, das Philtrum ist flach. Das Oberlippenrot ist sehr schmal. In Zusammenhang
mit den verstärkten Nasolabialfalten wirken Neugeborene mit AE III häufig grei-
senhaft. Häufig besteht eine Retrogenie. Je älter die Kinder werden, umso weniger
auffällig wird die Fazies. Die Retrogenie bessert sich, die Nase verlängert sich, die
Oberlippe wird voller, lediglich die Mikrozephalie bleibt bestehen und wird immer
krasser. Während bei Neugeborenen mit AE III meist eine Blickdiagnose möglich
ist, ist dieses bei Kindern im Alter von z.B. 10 Jahren nicht mehr möglich, hier
sollte man sich Säuglingsfotos zeigen lassen.

Fehlbildungen

Bei einem Drittel unserer Patienten beobachteten wir einen Herzfehler. Unter Kindern mit AE III betrug die Häufigkeit der Herzfehler sogar 60%. Am häufigsten
beobachteten wir Scheidewanddefekte (Vorhofseptumdefekte häufiger als Ventri-
kelseptumdefekte). Darüberhinaus kommen jedoch auch kompliziertere Herzfehler wie Fallot'sche Tretralogie, AV-Kanal etc. vor [3, 14]. Anomalien der äußeren
Genitalien hatten etwa die Hälfte unserer Patienten. Diese reichten von Klitoris-

hypotrophie bis hin zum Pseudohermaphroditismus femininus bei Mädchen und Kryptorchismus bis zu schweren Graden der Hypospadie bei Jungen. Bei ca. 10% unserer Kinder beobachteten wir verschiedene Fehlbildungen der Nieren und ableitenden Harnwege. Darüber hinaus kamen noch zahlreiche weitere Symptome vor, wie Hüftgelenksluxationen, Leistenhernien, Hämangiome, Streckhemmung der Ellenbogengelenke, Kamptodaktylie, Steißbeingrübchen etc. Hirnsektionen sind bisher erst in 15 Fällen durchgeführt worden [23, 33]. Es gibt offenbar kein spezifisches Muster von Hirnfehlbildungen. Die Anomalien des ZNS variieren von Mikrodysplasien bis hin zu Porenzephalie, Agenesie des Corpus callosum, Kleinhirnhypoplasie und Syringomyelie.

„Alkohol-Effekte"

Streissguth und Mitarbeiter führten vorwiegend psychologische Studien durch, sie postulieren neben den geschilderten morphologischen Auffälligkeiten bei äußerlich unauffälligen Kindern Konzentrationsschwäche, Intelligenzminderungen, Verhaltensauffälligkeiten oder nur in psychologischen Testverfahren erkennbare Entwicklungsverzögerungen. Alle diese Auffälligkeiten und Störungen kommen zwar bei den von Streissguth et al. [29] untersuchten Kindern trinkender Mütter häufiger vor als bei Kontrollen. Es ist jedoch sehr schwer nachweisbar, daß diese Befunde spezfisch durch Alkohol induziert wurden. Aus diesem Grunde beschäftige ich mich in dem folgenden Abschnitt der Ätiologie vorwiegend mit der Ätiologie der AE.

Ätiologie und Pathogenese der AE

Es ist inzwischen unbestritten, daß es die AE beim Menschen gibt und daß sie durch Alkohol ausgelöst wird. Alkohol passiert die Placenta ungehindert, der Fetus kann diesen nur minimal abbauen. Obwohl die Teratogenität von Alkohol in einer Vielzahl von Tierexperimenten bestätigt wurde, ist die Pathogenese der AE beim Menschen noch unklar. Es ist sehr mühselig und zeitaufwendig, eine detaillierte Alkoholanamnese der Mutter zu erheben. Im folgenden sind nur die Daten der Mütter verwandt, von denen wir glaubhafte Angaben bezüglich der Trinkmenge und der Phase der Alkoholkrankheit erhalten konnten. In Abb. 7 sind die mittleren Trinkmengen der Mütter in Gramm reinen Alkohols täglich während des ersten Triminons mit dem Schweregrad der AE unter den Nachkommen korreliert. Alle Mütter tranken während der gesamten Schwangerschaft exzessiv, ein statistisch signifikanter Unterschied der Trinkmengen zwischen Müttern und Kindern mit AE I, II oder III bestand nicht. Die mittlere Trinkmenge aller Schwangeren betrug 172 g reinen Alkohols täglich (entsprechend z. B. 8–9 Flaschen Bier!). Die mittlere Zeit der Alkoholkrankheit, welche mit dem Kontrollverlust beginnt, war ebenfalls nicht signifikant unterschiedlich. Überraschend war, daß Mütter von Kindern mit AE III etwas kürzer abhängig waren (4,3 Jahre), als Mütter von Kindern mit AE I (5,9 Jahre). Nach diesen Untersuchungen ist der Schweregrad der AE nicht abhängig von der täglichen Trinkmenge, auch nicht von der Länge der Alkoholkrankheit vor der Schwangerschaft. Es müssen offenbar andere Faktoren

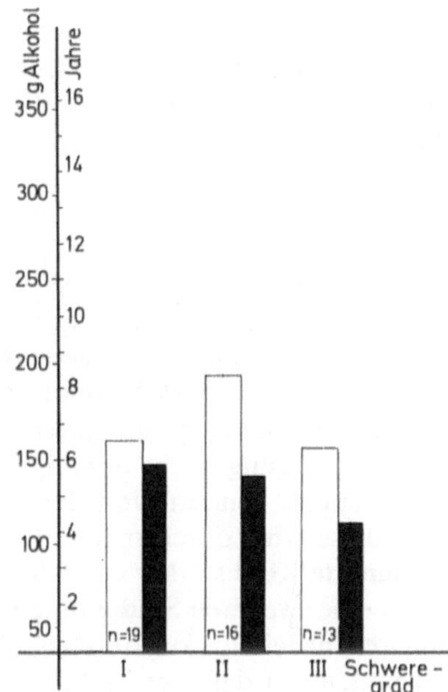

Abb. 7. Einfluß der maternalen Alkoholmengen auf den Schädigungsgrad der Kinder (weiße Säulen). Schwarze Säulen: Dauer der Alkoholkrankheit in Jahren.

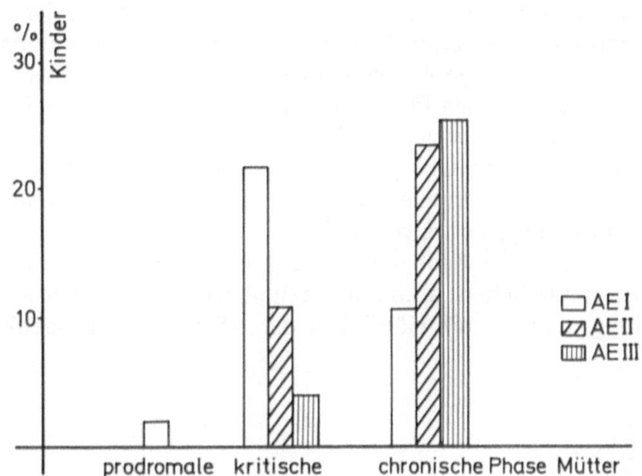

Abb. 8. Einfluß der mütterlichen Alkoholkrankheit auf den Schädigungsgrad der Kinder

hinzukommen. Wir überprüften, welche Alkoholsorten Mütter bevorzugten. Es ergaben sich keine Unterschiede des Gebrauchs von Bier, Wein oder Schnaps zwischen den Müttern mit AE III und Müttern von Kindern mit AE I.

In Abb. 8 sind die Phasen der mütterlichen Alkoholkrankheit mit dem Schädigungsgrad der Kinder korreliert. Jellinek [6] teilte die Alkoholkrankheit anhand von 43 Symptomen in 3 Phasen ein (prodromal, kritisch und chronisch). In der prodromalen Phase wird zwar schon exzessiv getrunken, jedoch heimlich, ein Kontrollverlust besteht noch nicht. Mit dem Kontrollverlust beginnt die kritische Phase, welche bald zu psychischer und später auch physischer Abhängigkeit führt.

Das ständige Trinken, beginnend schon am Morgen, leitet über zur chronischen Phase. Diese führt zu Organschäden und psychischem und physischem Abbau. Aus Abb. 8 wird deutlich, daß die meisten Kinder mit AE III von Müttern in der chronischen Phase der Alkoholkrankheit geboren wurden. Kinder mit AE I wurden signifikant häufiger von Müttern in der kritischen Phase geboren, als von Müttern in der chronischen Phase. In der prodromalen Phase beobachteten wir nur ein Kind mit einer sehr milden Form der AE. Auch Streissguth sah bisher kein Kind mit erkennbarer AE, dessen Mutter nicht alkoholkrank war. Aus der Literatur ist mir kein Fall einer morphologisch erkennbaren AE bekannt, dessen Mutter nicht exzessiv während der gesamten Schwangerschaft getrunken hat.

Die Frage: Wieviel Alkohol ist schädlich, ist nicht richtig gestellt und nicht in Gramm Alkohol zu beantworten. Sehr wahrscheinlich ist das Ausmaß der kindlichen Schädigung nicht abhängig von den (in der Regel exzessiven) täglichen Trinkmengen, sondern von der Phase der mütterlichen Alkoholkrankheit. Diese Hypothese wird durch meine 24 Geschwisterbeobachtungen gestützt: Meist war das jüngste Kind stärker geschädigt, als die älteren Geschwister.

In einer weiteren Studie untersuchten wir 47 Kinder von Müttern, die eine stationäre Entziehungskur durchgeführt hatten (Abb. 9). Nichts war über die Kinder bekannt, außer daß ihre Mütter alkoholkrank waren und während der Schwangerschaft getrunken hatten. In dieser Studie wird deutlich, daß die Häufigkeit der AE unter den Nachkommen ebenfalls abhängig ist von der Phase der mütterlichen Alkoholkrankheit. Zehn Kinder waren in der Prodromalphase geboren worden, nur eines wies geringe Anzeichen der AE auf. In der kritischen Phase waren 27% und in der chronischen Phase 54% Kinder im Sinne der AE geschädigt. Weder in unserer Studie noch in der Studie von Jones et al. [7] sind die Fallzahlen groß genug für eine statistische Überprüfung. Da Jones jedoch 43% geschädigte Nachkommen von chronisch kranken Müttern fand, kann angenommen werden, daß die Größenordnung in etwa richtig ist.

Aus diesen Beobachtungen läßt sich die Vermutung ableiten, daß die Phase der mütterlichen Alkoholkrankheit sowohl das Ausmaß der kindlichen Schädigung, als auch die Häufigkeit der AE unter den Nachkommen beeinflußt. Nach

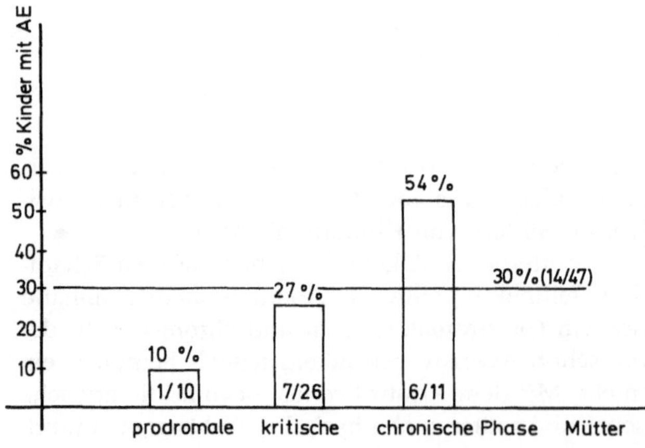

Abb. 9. Häufigkeit der AE in Relation zur Phase der mütterlichen Alkoholkrankheit

meinen Untersuchungen ist eine fortgeschrittene mütterliche Alkoholkrankheit und exzessiver täglicher Alkoholkonsum während der Schwangerschaft die Voraussetzung für eine erkennbare AE bei den Nachkommen. Wahrscheinlich kommen jedoch noch andere teratogene Faktoren hinzu. Gedacht werden muß an den Einfluß von Hypoglykämie [31], Mangel an Zink [4, 31] und Folsäure. Möglicherweise sind auch erhöhte Acedaldehydspiegel, wie sie bei chronisch Alkoholkranken gefunden wurden, teratogenetisch bedeutsam [9, 32].

Auswirkung mäßigen Alkoholkonsums auf die Nachkommen

Hanson et al. [5] und einige andere Autoren nehmen an, daß auch mäßiger Alkoholkonsum in der Schwangerschaft und sogar gelegentliches Trinken („social drinking") zu erkennbaren kindlichen Schäden führen könne. Die beiden einzigen Mütter dieser Studie, die Kinder mit einer AE geboren hatten, waren jedoch alkoholkrank und tranken exzessiv während der Schwangerschaft. In der Studie „Schwangerschaftsverlauf und Kindesentwicklung" konnte kein Einfluß mäßigen Alkoholkonsums auf die Nachkommen beobachtet werden [19]. Plant [21] führte eine detaillierte prospektive Studie an 1008 Schwangeren durch, die 1012 Kinder gebaren. 8% der Mütter lebten abstinent, die übrigen tranken meist mäßig Alkohol. Trotz der sehr aufwendigen Befragung der Schwangeren, Untersuchung der Neugeborenen und statischen Auswertung der zahlreichen Daten, konnte Plant kein Kind mit AE identifizieren. Sie konnte auch keinen deutlichen negativen Einfluß des Alkohols auf die Nachkommen nachweisen. Das widerspricht keineswegs unserer Erfahrung: Kinder haben nur dann ein deutliches Risiko für eine AE, wenn die Mutter während der Schwangerschaft exzessiv trinkt und alkoholkrank ist. Wir untersuchten 20 Kinder von Frauen nach, die während der Schwangerschaft mit Alkoholproblemen zu uns zur genetischen Beratung kamen. In der Regel fragten die Frauen nach einem Schwangerschaftsabbruch, den wir in keinem Falle befürworteten. Alle Frauen reduzierten nach der Beratung im 1. Trimenon ihren Alkoholkonsum deutlich oder tranken überhaupt nichts mehr. Alle 17 Kinder der nicht abhängigen Frauen waren somatisch und neurologisch unauffällig, ebenso eines einer Mutter in der kritischen Phase der Alkoholkrankheit. Die beiden anderen Mütter in der kritischen Phase gebaren je ein Kind mit einer AE I, bzw. AE II. Das Kind mit der AE II war jedoch nicht minderwüchsig und mirkozephal. Das erklärt sich vermutlich dadurch, daß die Mutter im 2. und 3. Trimenon fast nichts mehr getrunken hatte, womit dem Kind eine Möglichkeit zum Aufholen des Wachstumsdefizits gegeben wurde. Larsson [11] führte eine prospektive und kontrollierte Studie an 40 Kindern durch, die vorgeburtlich verschiedenen Mengen von Alkohol ausgesetzt gewesen waren. Die Kinder von alkoholkranken Frauen zeigten eine signifikante intrauterine Wachstumsverzögerung. Drei von 6 Kindern, die während der gesamten Schwangerschaft großen Mengen von Alkohol ausgesetzt waren, hatten Zeichen einer AE. Die Kinder von Müttern, die aufgehört hatten zu trinken, hatten weder Zeichen der AE, noch Wachstumsverzögerung. Psychologische Störungen fanden sich jedoch bei fast allen Kindern alkoholkranker Mütter, selbst wenn diese ihren Alkoholkonsum während der Schwangerschaft reduziert oder gestoppt hatten.

Streissguth et al. [29] führten eine kontrollierte und prospektive Studie an 1529 Schwangeren durch. Im 5. Schwangerschaftsmonat wurde eine ausführliche Anamnese erhoben, insbesondere wurde auf Alkoholkonsum geachtet. 500 Kinder wurden für Nachfolgeuntersuchungen ausgewählt (250 Kinder von mäßigen bis starken Trinkerinnen und 250 Kinder von Frauen die wenig oder selten tranken). Der Alkoholkonsum wurde quanitifiziert und die Mütter nach einem AA-Score in 4 Gruppen eingeteilt: 0,1 ounce (1 ounce = 29,6 g absoluter Alkohol) täglich oder weniger, 0,1–0,9 ounce, 1–1,9 ounce und 2 oder mehr ounces täglich. Die Kinder wurden im 1. und 2. Lebenstag, im 8. Lebensmonat und im 4. Lebensjahr nachuntersucht. Es fanden sich signifikante und dosisabhängige Verhaltensstörungen bei den Kindern von trinkenden Müttern. Allerdings waren diese Verhaltensauffälligkeiten nur in komplizierten psychologischen Tests nachzuweisen. Im 8. Lebensmonat fanden Streissguth et al. eine sich mit ansteigender Alkoholexposition verschlechternde psychomotorische Entwicklung. Den deutlichsten Effekt einer vorgeburtlichen Alkoholexposition fanden sie bei Testverfahren, die etwas über die zerebrale Informationsverarbeitung aussagen. Ein erhöhtes Risiko für klinisch auffällige Kinder fanden sie jedoch nur, wenn die Mütter mehr als 59 g absoluten Alkohols täglich während der Schwangerschaft getrunken hatten.

Schlußfolgerungen

Alkohol ist direkt oder indirekt teratogen. Er kann zu dem schweren Krankheitsbild der AE bei den Nachkommen alkoholkranker Frauen führen. Da die AE heutzutage die häufigste erkennbare Schädigung von Kindern durch eine teratogene Noxe ist, erscheint Prävention dringend erforderlich. In den USA wurde vornehmlich in der Region Seattle viel für öffentliche Aufklärungsarbeit geleistet. Ein zweijähriges Projekt zur Prävention der AE wurde mit öffentlichen Mitteln (1,5 Mio. US-Dollar) gefördert [13]. Einzigartige Anstrengungen unternimmt bisher Schweden: In Stockholm existiert seit 1980 ein institutionalisiertes Team zur Prävention der AE. In den vier geburtshilflichen Kliniken des Ortsteils Huddinge arbeiten 8 Sozialarbeiter und Hebammen zusammen mit einem Psychiater, einem Frauenarzt und einem Pädiater. Ihre Aufgabe ist es, im Rahmen der Schwangerenbetreuung den Alkoholgebrauch der Schwangeren zu ermitteln und Frauen mit vermehrtem Alkoholkonsum, insbesondere alkoholkranken Frauen, zu helfen abstinent zu werden. Diese Anstrengungen zeigten Erfolg. 1983 wurde in diesen vier Kliniken kein Kind mehr mit einer AE geboren! [10].

Meines Wissens geschieht in der BRD offiziell nichts zur Prävention der auch bei uns häufigen AE, ausgenommen von kleineren Lokalmaßnahmen. Zum Beispiel wurden in der Bernhard-Salzmann Klinik (in der Nähe von Gütersloh) bei bisher 12 alkoholkranken Schwangeren oder Müttern mit Kleinkindern mehrmonatige stationäre Entziehungsbehandlungen durchgeführt. Fünf dieser Frauen konnten mit einer guten Prognose entlassen werden, zusammen mit ihren gesunden Neugeborenen! [22]. Darüberhinaus gibt es noch einige weitere psychosomatische Kliniken, die alkoholkranke Frauen und Schwangere zusammen mit ihren Kindern aufnehmen. Dies sind jedoch nur Tropfen auf den heißen Stein. Da nicht ausgeschlossen werden kann, daß auch mäßiger Alkoholkonsum während der

Schwangerschaft zu einer geringfügigen Intelligenzminderung des Kindes führen kann, sollte schwangeren Frauen geraten werden, während der gesamten Schwangerschaft möglichst wenig oder überhaupt nichts zu trinken. Ähnlich dem Aufdruck auf Zigarettenpackungen: „Der Bundesminister: Rauchen gefährdet Ihre Gesundheit" sollte auf den Aufklebern der Alkoholflaschen stehen: „Alkohol während der Schwangerschaft gefährdet die körperliche und geistige Gesundheit Ihres werdenden Kindes". Der Rat, nichts mehr zu trinken, kommt bei alkoholkranken Frauen oft zu spät. Die Menses sind oft unregelmäßig, häufig wird die Schwangerschaft erst im 3. oder 4. Schwangerschaftsmonat bemerkt. In dieser Zeit können Fehlbildungen und insbesondere zerebrale Schäden bereits induziert worden sein. In diesen Fällen kann ein Schwangerschaftsabbruch als präventive Maßnahme erwogen werden. Eine Schwangerschaftsunterbrechung aus kindlicher Indikation ist jedoch nur indiziert bei Müttern in der chronischen Phase der Alkoholkrankheit, welche ihren Alkoholkonsum nicht reduzieren können. Bei Müttern in der kritischen Phase sollte ein Schwangerschaftsabbruch nur unter Berücksichtigung der psychosozialen Lage der Eltern erwogen werden, da in dieser Krankheitsphase die zu erwartenden kindlichen Schäden seltener und weniger gravierend sind, als in der chronischen Phase. In der prodromalen Phase ist ein Schwangerschaftsabbruch aus kindlicher Indikation nicht gerechtfertigt, da nicht mit gravierenden und erkennbaren Schäden des Kindes gerechnet werden muß [17].

Literatur

1. Aase J (1980) FAS in American Indians. A high risk group. Paper presented to FAS-Workshop. Seattle, May 2.–4.
2. Dehaene P, Crepin G, Delahousse G, Querleu D, Walbaum R, Titran M, Samaille-Vilette C (1981) Aspects épidemiologiques du syndrome d' alcoolisme foetal. Nouv Presse Med 10: 2639; 2643
3. Dupuis C, Dehaene P, Deroubaiy-Tella P, Blanc-Garin AP, Rey C, Carpentier-Courault C (1978) Les cardiopathies des enfants nés des meres alcooliques. Arch Malad Coeur Vaisseaux (Paris) 71: 565
4. Flynn A, Martier SS, Sokol RJ, Miller SI, Golden NL, del Villano BC (1981) Zinc status of pregnant alcoholic women: a determinant of fetal outcome. Lancet I: 572
5. Hanson JW, Streissguth AP, Smith DW (1978) The effects of moderate alcohol consumption during pregnancy on fetal growth and morphogenesis. J Pediatr 92: 457
6. Jellinek EM (1946) Phases in the drinking history of alcoholics: analysis of a survey conducted by the official organ of A.A. Q J Stud Alcohol 7: 1
7. Jones KL, Smith DW, Ulleland C, Streissgut AP (1973) Pattern of malformation in offspring of chronic alcoholic mothers. Lancet I: 1267
8. Jones KL, Smith DW, Streissguth AP, Myrianthopoulos NC (1974) Outcome in offspring of chronic alcoholic women. Lancet I: 1076
9. Korsten MA, Matzuzaki S, Feinmann L, Lieber CS (1975) High blood acetaldehyde levels after ethanol administration. N Engl J Med 292: 389
10. Larsson G (1983) Prevention of fetal alcohol effects. Acta Obstet Gynecol Scand 62: 171
11. Larsson G, Bohlin AB, Tunell R (1985) Prospective study of children exposed to variable amounts of alcohol in utero. Arch Dis Child 60: 316
12. Lemoine P, Harousseau H, Boteyru JP, Menuet JC (1968) Les enfants de parents alcooliques; anomalies abservées. Apropos de 127 cas. Quest Med 25: 477
13. Little RE, Young A, Streissguth AP, Uhl CN (1984) Preventing fetal alcohol effects: effectiveness of a demonstration project. In: Mechanisms of alcohol damage in utero. Pitman, London, p 254

14. Löser H, Majewski F (1977) Type and frequency of cardiac defects in embryofetal alcohol syndrome (report on 16 cases). Br Heart J 39: 1374
15. Löser H, Schöller M, Kurlemann G, Pfefferkorn J (1985) Kinder mit Alkoholembryopathie. Sozialpädiat Prax Klin 7: 340
16. Majewski F, Bierich JR, Löser H, Michaelis R, Leiber B, Bettecken F (1976) Zur Klinik und Pathogenese der Alkoholembryopathie (Bericht über 68 Patienten). MMW 118: 1635
17. Majewski F, Fischbach H, Pfeiffer J, Bierich JR (1978) Zur Frage der Interruptio bei alkoholkranken Frauen. Dtsch Med Wochensch 103: 895
18. Majewski F (1987) Teratogene Schäden durch Alkohol. In: Kisker et al. (Hrsg) Psychiatrie der Gegenwart, Bd 3. Springer, Berlin Heidelberg New York, S 243
19. Mau G (1980) Moderate alcohol consumption during pregnancy and child development. Eur J Pediatr 133: 233
20. Olegard R, Sabel KG, Aronson M, Sandin B, Johansson PR, Carlsson C, Kyllermann M, Iversen K, Hrbek A (1979) Effects on the child of alcohol abuse during pregnancy. Acta Paediatr Scand [Suppl] 275: 112
21. Plant M (1985) Women, drinking and pregnancy. Tavistock, London
22. Porr ThW (1985) Therapie von suchtkranken Müttern mit Kleinkindern sowie Schwangeren. Suchtgefahren 31: 278
23. Peiffer J, Majewski F, Fischbach H, Bierich JR, Volk B (1979) Alcohol embryopathy. Neuropathology of 3 children and 3 fetuses. J Neurol Sci 41: 125
24. Quelette EM, Rosett HL, Rosman NP, Weiner L (1977) Adverse effects on offspring of maternal alcohol abuse during pregnancy. N Engl J Med 297: 528
25. Sokol RJ, Miller SI, Debanne S, Golden N, Collins G, Kaplan J, Martier S (1981) The Cleveland NIAAA prospective study: the first year. Neurobehav Toxicol Teratol 3: 203
26. Spohr HL, Steinhausen H-Ch (1984) Der Verlauf der Alkoholembryopathie. Monatsschr Kinderheilkd 132: 844
27. Streissguth AP, Herman CS, Smith DW (1978) Stability of intelligence in the fetal alcohol syndrome. Alcoholism Clin Exp Res 2: 165
28. Streissguth AP, Herman CS, Smith DW (1978) Intelligence, behavior and dysmorphogenesis in the fetal alcohol syndrome: A report on 20 patients. J Pediatr 92: 363
29. Streissguth AP, Barr HM, Martin DC (1984) Alcohol exposure in utero and functional deficits in children during the first four years of life. In: Mechanisms of alcohol damage in utero. Ciba Foundation Symposium 105, Pittmann, London, p 170
30. Streissguth AP, Clarren SK, Jones KL (1985) Natural history of the fetal alcohol syndrome: a 10-years follow-up of eleven patients. Lancet II: 85
31. Tanaka H, Nakazawa K, Suzuki N, Arima M (1982) Preventing possibility for brain dysfunction in rat with the fetal alcohol syndrome – low zinc status and hypoglycemia. Brain Dev 4: 429
32. Veghelyi PV, Osztovics M, Kardos G, Leisztner L, Szaszovensky E, Igali S, Imrei J (1978) The fetal alcohol syndrome: Symptoms and pathogenesis. Acta Paediatr Acad Sci Hung 19: 171
33. Wisniewski K, Dambska M, Sher JH, Qazi Q (1983) A clinical neuropathological study of the fetal alcohol syndrome. Neuropediatrics 14: 197

Der Einfluß des Rauchens auf die Gravidität

Albert Huch und Renate Huch

Klinik und Poliklinik für Geburtshilfe, Department für Frauenheilkunde, Universität Zürich

Zusammenfassung. Mütterliches und väterliches Rauchen bei Kinderwunsch und in der Schwangerschaft hat negative Auswirkungen auf die Konzeption und Fertilität, führt zu zahlreichen Störungen in der Frühschwangerschaft, reduziert dosisabhängig Wachstum und Geburtsgewicht des Feten, erhöht die perinatale Mortalität und beeinflußt viele Jahre in der Kindheit Wachstum, neurologische Funktionen und Verhalten. Das kindliche Risiko zu erkranken, ist deutlich erhöht bei mütterlichem Rauchen in der Schwangerschaft. Da Frauen, besonders Frauen im gebärfähigen Alter, im deutschsprachigem Raum zu rund 40% Raucherinnen sind, wird die Gewohnheit auch oft in der Schwangerschaft angetroffen. Es ist erwiesen, daß Beratung zum Verzicht oder Reduktion der täglichen Zigarettenmenge die bestmögliche Therapie darstellt. Über die klinischen Probleme, die pharmakologischen Schädigungsmechanismen und die ärztlichen Aufgaben wird berichtet.

Erdrückend sind die Beweise für den körperlichen Schaden, den sich der Raucher selbst zufügt und zunehmend mehren sich auch die Indizien für die Gefährdung derer, die ungewollt die Rauchbestandteile durch sog. Passivrauchen aufnehmen. Inzwischen unumstritten sind die großen gesundheitlichen Nachteile für den „Passivraucher par excellence", das ungeborene Kind, den schutzbedürftigsten aller Passivraucher. Die verfügbaren Informationen sind eindeutig, daß Probleme für die Schwangerschaft und für die Entwicklung des Kindes durch mütterliche Abstinenz vom Rauchen vermeidbar sind und daß die Prävention in Form von Beratung zum Verzicht oder Reduktion der täglichen Zigarettenmenge bei Kinderwunsch und Schwangerschaft die bestmöglichste Therapie darstellt. Die generell erkannten Zusammenhänge zwischen Konsum und gesundheitlicher Gefährdung haben ihren Niederschlag in gesetzlichen Vorschriften gefunden, die die Zigarettenproduzenten zwingen, sichtbar auf den Zigarettenschachteln und bei jeglicher Werbung vor dem Konsum zu warnen. In den USA sind auf Veranlassung der amerikanischen Gesellschaft für Gynäkologie und Geburtshilfe die Schwangerschaftskomplikationen mit in diese Warnung eingeschlossen (Abb. 1).

Abb. 1.

" Warning: cigarette smoking causes cancer, emphysema and heart disease; may complicate pregnancy and is addictive."

Die folgende Übersicht informiert über das Ausmaß des Problems, die Schädigungsmechanismen, die epidemiologischen und klinischen Erfahrungen und die ärztlichen Aufgaben im Zusammenhang mit mütterlichem Rauchen.

Erste Hinweise

Es bedurfte erst größerer Zahlen rauchender Frauen in der Schwangerschaft, um die klinische Problematik zu erkennen. So war Simpson [68] der erste, der signifikant niedrigere Geburtsgewichte bei Kindern rauchender Mütter im Vergleich zu Kindern aus Nichtraucher-Schwangerschaften feststellte. Diese Beobachtung wurde in den folgenden 20 Jahren bei tausenden von Schwangerschaften bestätigt und durch weitere Zusammenhänge zwischen Problemen in der Schwangerschaft und Rauchgewohnheiten ergänzt [Übersichten bei 35, 36, 56]. Aber bereits aus dem vorigen Jahrhundert stammen Hinweise auf die Schädlichkeit des Tabaks in diesem Lebensabschnitt. Ballantyne [zitiert in 35] faßt schon 1902 die Beobachtungen zusammen, die in Form von Berichten über gehäufte Aborte bei Arbeiterinnen in der Tabakindustrie vorliegen. 1935 beschreiben Sontag und Wallace [69] bereits die meßbare Wirkung einer gerauchten Zigarette auf das ungeborene Kind in Form eines Anstiegs – gelegentlich eines Abfalls – der fetalen Herzfrequenz.

Trends in den Rauchgewohnheiten von Frauen

Außerhalb der Schwangerschaft

Bis ungefähr zum Jahr 1930 galt Rauchen als sozial unakzeptabel für Frauen, und die wenigen Frauen, die rauchten, waren oder fühlten sich als Avantgarde. Während damals in der westlichen Welt rund 30% der Männer rauchten, wird der Anteil der damaligen Raucherinnen auf 2% geschätzt. Die Kampagne der Lucky Strike *Reach for a lucky instead of a sweet* war der Beginn der Umwerbung der Zielgruppe Frau mit dem angestrebten Erfolg, der seinen offenbar erfolgreichsten Höhepunkt in der Virginia Slims Aktion *You've come a long way baby* fand [43].

Seither nimmt das Zigarettenrauchen bei Frauen stetig zu. Bei jüngeren, im Berufsleben stehenden Frauen finden sich bereits höhere Prozentsätze als bei Männern gleichen Alters [11]. Dieser Trend zeigt sich bereits früh in der Jugend, wie eine Analyse der WHO [37] alarmierend zeigt. In zahlreichen Ländern rauchen Mädchen ebenso häufig, wenn nicht häufiger als Knaben (Tabelle 1). Bei der Analyse des wöchentlichen Konsums wird eine rasche Zunahme mit dem Alter gesehen [37]. In Kanada rauchen zum Beispiel 16jährige Mädchen – die künftigen schwangeren Patientinnen – im Durchschnitt bereits 35 Zigaretten pro Woche. Frauen gelten daher neben den Jugendlichen generell als besondere Risikogruppe und Zielgruppe für gesundheitliche Beratung und Aufklärung. Entgegen den weltweiten Trends im Rauchverhalten bei Männern, insbesondere bei der mittleren Altersgruppe mit mittlerem bis hohem Sozial- und Ausbildungsstatus, wo diese gesundheitlichen Aufklärungen und Anti-Rauchkampagnen zu einer deutlichen Abnahme des Rauchens geführt haben [6], rauchen Frauen nach wie vor häufiger

Tabelle 1. Länder, in denen nach einer WHO Erhebung (1982) Mädchen ebenso viel wie oder mehr als Knaben rauchen [aus 37]

Land	% Rauchen	
	Mädchen	Knaben
Italien	55	51
Griechenland	54	46
Uruguay	46	46
Schweiz	46	36
Belgien	45	44
Frankreich	43	43
Neuseeland	43	29
Dänemark	42	34
Kanada	41	35
BRD	40	40
Schweden	33	21
Holland	30	27
Norwegen	28	22
USA	19	16

und mehr Zigaretten. Trotz einer deutlichen Abnahme des pro Kopf Konsums seit 1973 [26] ist bei Frauen allenfalls eine Nivellierung des Anstieges zu erkennen [6, 75].

Im deutschsprachigen Bereich liegen für die Rauchgewohnheiten von Frauen folgende neuere Zahlen vor: Nach den Angaben von Endler et al. [21] rauchen in Österreich 1981 31% der Frauen im Alter von 16 bis 29 Jahren, im Jahr 1984 41% der Frauen der gleichen Altersklasse. In der Schweiz rauchen nach den Untersuchungen von Abelin und Müller [1, 2] 1981 28% aller Frauen, allerdings 44,3% der Frauen in der Altersklasse 15–34 Jahre. In der Bundesrepublik Deutschland liegen die Anteile für das Jahr 1984 bei 29% [13] im Mittel für alle Altersklassen.

In der Schwangerschaft

Erfreulicherweise deutet der Vergleich kürzlicher Erhebungen mit den Zahlen aus den 60iger Jahren (Tabelle 2) an, daß offenbar zunehmende Kenntnisse bei Ärzten und Patientinnen über die große Schädlichkeit des Rauchens in der Schwangerschaft zu einer Abnahme des Prozentsatzes rauchender Frauen in der Schwangerschaft geführt haben. Während in zahlreichen entsprechenden Erhebungen in den 60er Jahren, aus denen in Tabelle 2 nur eine kleine Auswahl der häufig zitierten Studien zu finden ist, häufig jede 3.–2. Schwangere rauchte, ist es in den 80er Jahren nur jede 5.–4. Frau. Es ist zu hoffen, daß diese niedrigeren Prozentsätze nicht Folge eines häufigeren Verschweigens des Konsums sind, wie es die zunehmende Tabuisierung des mütterlichen Rauchens in der Öffentlichkeit [50] zur Folge haben könnte. Eigene Daten mit einem Anteil rauchender Frauen von 22% stammen allerdings aus einem objektiven HbCO Screening im Venenblut mit einer sehr guten Übereinstimmung zu den subjektiven Angaben zum Rauchverhalten [7].

Dokumentiert ist in neueren Studien auch die Tendenz, daß starke Raucherinnen ihren täglichen Konsum reduzieren bzw. daß sich im Gesamtkollektiv rau-

Tabelle 2. Prozentsatz rauchender Frauen in der Schwangerschaft in zwei Zeiträumen

Quelle	Untersuchungszeitraum	Anzahl (n)	rauchende Frauen in der SS (%)
Niswander und Gordon [61]	1959–65	18 673	54%
van den Berg [10]	1960–67	9 780	38%
Yerushalmy [76]	1960–67	9 793	38%
Kullander und Källen [47]	1963–64	6 263	44%
Buncher [12]	1963–65	42 917	50%
Prager et al. [63]	1980	7 021	26%
Streissguth et al. [72]	1980–81	1 099	22%
Fricker et al. [28]	1981	996	18%
Stewart und Dunkley [70]	1983	3 436	26%
eigene Untersuchungen [7]	1985	800	22%

chender Schwangerer ein deutlich geringerer Prozentsatz starker Raucherinnen findet [5, 29, 72]. Eindrücklich wird diese Tendenz in der vergleichenden Untersuchung von Sandahl [66] betont, in der drei Erhebungen in Schweden in unterschiedlichen Zeiträumen verglichen werden. Während sich der Prozentsatz der Raucherinnen hier generell kaum verändert, soll der Prozentsatz von Raucherinnen mit täglich mehr als 10 Zigaretten drastisch abnehmen (1963–64 8,9%; 1973–74 12,1%; 1979–80 1,5%). Es fragt sich, ob bei diesen Angaben die gleichen obigen Einwände berechtigt sind. In gewisser Weise stehen sie im Widerspruch zu der täglichen klinischen Erfahrung, daß gerade die starken Raucherinnen trotz besseren Wissens und Wollens nicht zum Konsumverzicht zu beraten sind [Editorieller Kommentar zur Arbeit 65] und zu den Befunden von Hacket [33], der bei ¾ der untersuchten Frauen mit einem Zigarettenkonsum von weniger als 15 Zigaretten eine Konsumbeendigung in der Schwangerschaft findet, jedoch bei keiner der Frauen, die mehr als 25 Zigaretten rauchten.

Vorhandene Widersprüche werden sich aus unterschiedlich untersuchten Populationen (Hautfarbe, Nationalität, Bildungsniveau, unterschiedlichen lokalen Aufklärungsmaßnahmen und Art der Erhebung) erklären, im Fall der soeben zitierten Sandahl Arbeit evtl. auch durch eine anders mögliche Interpretation der der Aussage zugrundeliegenden Zahlen. Eingedenk aller dieser Limitierungen ist die Annahme von 20–30% rauchender Frauen in der Schwangerschaft sicher realistisch und vorsorglich sollte davon ausgegangen werden, daß sich eher die abhängigen Raucherinnen in diesem Kollektiv finden. Nach den Untersuchungen von Stewart und Dunkley [70] finden sich in diesem geburtshilflichen Risikokollektiv Rauchender überdies mehr als 50% Teenager, alleinstehende Frauen und solche aus niedrigen sozialen Schichten, d.h. zusätzliche Risiken zum Faktum Rauchen an sich.

Tabelle 3. Toxikologisch bedeutsame Stoffe im Zigarettenrauch
(Werte in Klammern = Konz. pro Zigarette)

Gasphase (60%)	Teilchenphase (40%)
Kohlenmonoxyd (2–20 mg)	Nikotin (0.1–2 mg)
Stickoxyde (NO, NO_2)	Kohlenwasserstoffe
Blausäure	(Teer-Produkte 3–40 mg)
Ammoniak	Phenole
Schwefelwasserstoff	organ. Säuren
Ester, Alkohole	Fettsäureester
Aldehyde	Alkohole

Pharmakologie – Schädigungsmechanismen

Zigarettenrauch ist eine heterogene, komplexe Mischung von Gasen, unkondensiertem Dampf und einer Partikelphase, die bei der teilweise unvollständigen Verbrennung von Tabak entsteht. Diese Substanzen kann man über den sog. Hauptstromrauch aktiv und/oder passiv aus dem sog. Nebenstromrauch aufnehmen, der durch Glimmen an der Brennstelle und aus dem Mundstück entweicht. Tabelle 3 listet die pharmakologisch bedeutsamsten Stoffe im Zigarettenrauch auf, von denen es mehrere Tausende gibt und deren Komposition im Zigarettenrauch im wesentlichen von der Temperatur an der Brennstelle, Länge der gerauchten Zigarette, Art und Benutzung eines Filters, Art, Menge und Inhalt des Tabaks abhängt. Unter ihnen sind Nikotin und Kohlenmonoxyd bezüglich ihrer schädigenden Wirkungen auf die schwangere Frau und deren Feten besonders intensiv klinisch oder tierexperimentell untersucht worden. Weitere schädigende Stoffe im Zusammenhang mit den klinischen oder morphologischen abnormen Befunden bei der Plazenta, dem Feten oder dem Neugeborenen sind identifiziert worden, wie die Teere, die eindeutig die Plazenta passieren und den Feten erreichen [35], Cadmium oder Zyanide.

In der komplexen Wirkung der Summe der Substanzen, die direkt oder indirekt u.a. das mütterliche und fetale Enzym- und Aminosäuremuster, die DNA-Synthese, Vitamin B- und C-Spiegel [35], die Prostacyclin-Produktion in den Gefäßwänden [18] und vieles mehr beeinflussen und/oder kompensatorisch auf hämodynamische Störungen zu funktionellen oder morphologischen Veränderungen führen, sind die Eindeutigkeit und Dominanz der schädigenden Mechanismen von Nikotin und Kohlenmonoxyd, auf unterschiedliche Weise in einer Reduktion des Nahrungs- und Sauerstofftransportes zum Feten resultierend, herausragend. Nahezu alle klinischen Probleme – beginnend mit den frühen Einnistungsproblemen der Blastozyste und endend mit einer allgemeinen Wachstumsretardierung des Kindes – sind mit den durch Nikotin und Kohlenmonoxyd bewirkten Störungen in Einklang zu bringen.

Das Alkaloid Nikotin ist mit seiner pharmakologischen Wirkung auf Gehirn und vegetatives Nervensystem besonders für die anregende und stimulierende Wirkung der Zigarette verantwortlich. Es ist in seiner biologischen Wirkung auf die sympathischen und parasympathischen Ganglien, Skelettmuskulatur und Zentralnervensystem dem Acetylcholin ähnlich. Nikotin wirkt zunächst erregend, später hemmend. Bei gleichzeitiger Katecholaminfreisetzung durch Nikotin kommt es zum Blutdruckanstieg, Herzfrequenzzunahme und zu einem erhöhten Vasotonus. Eine deutliche Folge des letzteren ist die Abnahme der Hautdurchblutung [27, 31, 48]. Nikotin wird schnell vom aktiven Raucher aufgenommen, es erreicht binnen 7–8 s das Hirn. Nach jedem Zug an einer Zigarette wird das Zentralnervensystem fast wie nach einer Bolus-Injektion [62] überflutet. Die Konzentrationen im Organismus steigen dosisabhängig, also parallel zur Zahl der gerauchten Zigaretten an.

Nikotin passiert rasch die Plazenta und erreicht binnen 20 Minuten im Feten die mütterlichen Konzentrationen, die im folgenden überstiegen werden [74]. Aus Tierexperimenten ist bekannt [45, 73, 74], daß eine pharmakologische Dosis Nikotin zur Abnahme der uterinen Durchblutung, zur Widerstandszunahme im uteroplazentaren Gefäßgebiet, zu einer Verdopplung der Plasmakatecholamine, zum Blutdruckanstieg und beim Feten zur Bradykardie, Azidose, Hyperkapnie und Hypoxie führt. Zumindest im Sinne einer Beeinflussung innerhalb weniger Minuten nach dem Rauchen einer Zigarette konnten beim menschlichen Feten eine Abnahme der breath-to-breath Intervalle und eine Tendenz zur Tachypnoe, eine Abnahme der fetalen Körperbewegungen und Veränderungen der fetalen Blutzirkulation [30, 49] und intervillösen Blood flow [64] gemessen werden.

Die große Schädlichkeit des Kohlenmonoxyds (CO) resultiert aus der Konkurrenz mit dem Sauerstoff am Hämoglobinmolekül. Bei 200fach größerer Affinität besetzt CO das Hämoglobin und reduziert seine Kapazität für den Sauerstofftransport. Das geschieht im mütterlichen und fetalen Blut. Zum anderen kommt es bei einer erhöhten CO Konzentration im Blut zu einer Linksverschiebung der Hämoglobinbindungskurve und zu einer erschwerten Freisetzung von Sauerstoff in der Plazenta und im fetalen Gewebe. Für CO mit einer relativ langen Halbwertszeit ist einfach zu zeigen, daß die CO Konzentration parallel zur Zahl der täglich gerauchten Zigaretten steigt. Nichtraucher haben 1–2 Vol% CO im Blut, 1 Pak-

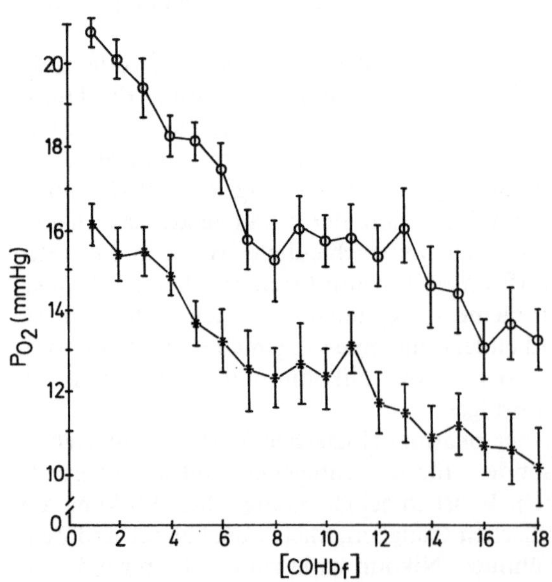

Abb. 2. Fetale P_{O_2} Werte beim Schlafen als Funktion des fetalen COHb. O–O–O fetale Aorta; x–x–x fetale Vena cava [aus 51]

kung Zigaretten täglich führt im Mittel zu 5 Vol %, schwere Raucher können 15 Vol % im Blut erreichen [35].

Auch Kohlenmonoxyd diffundiert durch die Plazenta. Longo [51] hat auf der Basis tierexperimenteller Befunde gezeigt, daß die fetale COHb Bindung verzögert erfolgt, die mütterliche Konzentration dann für Stunden übersteigt und die Eliminierung verlangsamt ist. Der Sauerstoffpartialdruck beim Feten ist nach den Untersuchungen von Longo eine direkte Funktion des mütterlichen bzw. fetalen COHb Wertes (Abb. 2).

Alle Rauchbestandteile können auch durch das sog. Passivrauchen aufgenommen werden, das ist das unbeabsichtigte Einatmen von Tabakrauch aus dem Nebenstromrauch. Beispielsweise ist dort Nikotin in höherer Konzentration als im Hauptstromrauch vorhanden [27, 31]. Für CO konnten wir in einer kleinen experimentellen Studie zeigen [42], daß in einem rauchgefüllten Raum der CO-Anstieg beim Nichtraucher innerhalb einer halben Stunde dem aktiven Rauchen einer Zigarette entspricht.

Epidemiologie, klinische Problematik

Konzeption, Fertilität

Die Beratung zum Rauchverzicht bei ungewollter Kinderlosigkeit eines Paares gehört bereits zum klinisch bewährten Arsenal der ersten therapeutischen Versuche. Damit dokumentiert sich der Negativeinfluß des Rauchens bereits vor Eintritt der Schwangerschaft.

In der großen prospektiven Untersuchung von Howe et al. [41] zeigt sich nach Berücksichtigung anderer Faktoren wie Alter und Parität ein signifikanter Zusammenhang zwischen der Anzahl der täglichen Zigaretten und abnehmender Fertilität der untersuchten 17 000 Frauen. Baird und Wilcox [8] finden beim Vergleich von Freiwilligen, Nichtraucherinnen und Raucherinnen, eine verminderte Konzeptionsrate pro Zyklus bei den Raucherinnen. Auch dieser Effekt erwies sich als dosisabhängig. Als Ursache werden diskutiert der erhöhte Rhodangehalt des Zervixschleimes mit Motilitätsbeeinflussung der Spermien [67] und der antiöstrogene Effekt des Nikotins [20, 44, 53]. Diese Befunde ergänzen entsprechende Zusammenhänge zwischen männlichen Rauchgewohnheiten und abnormer Spermienmorphologie [23] sowie verminderter Densität und Motilität [17].

Störungen der Schwangerschaft

In zahlreichen Untersuchungen ist der Prozentsatz spontaner Aborte deutlich gehäuft und deutlich in Abhängigkeit von der Zahl der täglich gerauchten Zigaretten gefunden worden [35, 36]. Dabei werden die Aborte später als bei chromosomalen Anomalien gefunden [4, 47]. Rauchen in der Schwangerschaft ist damit ein gesicherter Risikofaktor für den frühen Verlust der Schwangerschaft.

Erhöht wird auch der Prozentsatz von Blutungen, Placenta praevia, vorzeitiger Lösung und vorzeitigem Blasensprung gefunden (Tabelle 4) [35, 36, 56] und ihrerseits sind diese Komplikationen mit einer erhöhten perinatalen Mortalität als Fol-

Tabelle 4. Häufigkeit von Schwangerschaftsstörungen in Abhängigkeit von mütterlichen Rauchgewohnheiten (nach Daten von Meyer [56])

	Häufigkeit/1000 Geburten Zig. Pack/Tag		
	0	< 1	≥ 1
Blutungen in der SS	116	142	180
Placenta praevia	6	8	12
vorzeitige Lösung	16	20	28
Blasensprung > 48 Std.	16	24	36

ge mütterlichen Rauchens assoziiert [32, 56]. Als gemeinsamer Mechanismus wird eine gestörte Mucosa uteri Durchblutung und ein Substratmangel zum Gewebewachstum und Kollagenformation diskutiert.

Kindliche Mißbildungen

Über den Zusammenhang zwischen kindlichen Mißbildungen und Rauchgewohnheiten liegen widersprüchliche Befunde vor. Nach den Untersuchungen von Mau et al. [55] bei 5200 rauchenden und nichtrauchenden Schwangeren findet sich mütterlicher Konsum nicht mit einer Erhöhung von Mißbildungen vergesellschaftet. Hingegen finden sie faziale Spalten dosisabhängig bei väterlichem Konsum. Ericson et al. [22] sichern einen Zusammenhang mütterlichen Rauchens mit Lippen-Kiefer-Gaumen-Spalten, was Evans et al. [24] in der großen Cardiff Studie nur in der Tendenz sehen. Gar kein Zusammenhang wird in der kürzlichen finnischen Untersuchung [38] gesehen.

Frühgeburtlichkeit

Ebenso umstritten ist der generelle Einfluß mütterlichen Rauchens auf die Frühgeburtlichkeit. Alle referierten Untersuchungen [35, 36] zeigen einen allenfalls geringfügigen Unterschied zu verglichenen Nichtraucherpopulationen. Buncher [12] z.B. findet die Schwangerschaftsdauer bei Raucherinnen nur um 1–2 Tage gegenüber den Nichtraucherinnen verkürzt.

Wachstum des Feten, Geburtsgewicht

Dieses Faktum liegt nahe, daß die Geburtsgewichtsreduktion, auf die nunmehr konzentriert werden soll, ihre Erklärung in einer Mangelentwicklung hat und nicht in einer Gestationsalterverkürzung. Kullander und Kaellen [47] fanden in ihrer prospektiven Untersuchung das fetale Wachstum in allen Dimensionen reduziert. Butler und Alberman [14] konnten über einen Zeitraum von 8 Gestationswochen das Geburtsgewicht bei rauchenden Müttern gegenüber den zeitlich vergleichbaren Nichtraucher-Schwangerschaften reduziert finden. Dieser intrauterine Wachstumsrückstand bei mütterlichem Rauchen wurde in einer späteren biometrischen Untersuchung eindeutig bestätigt. Abbildung 3 zeigt nach den Daten

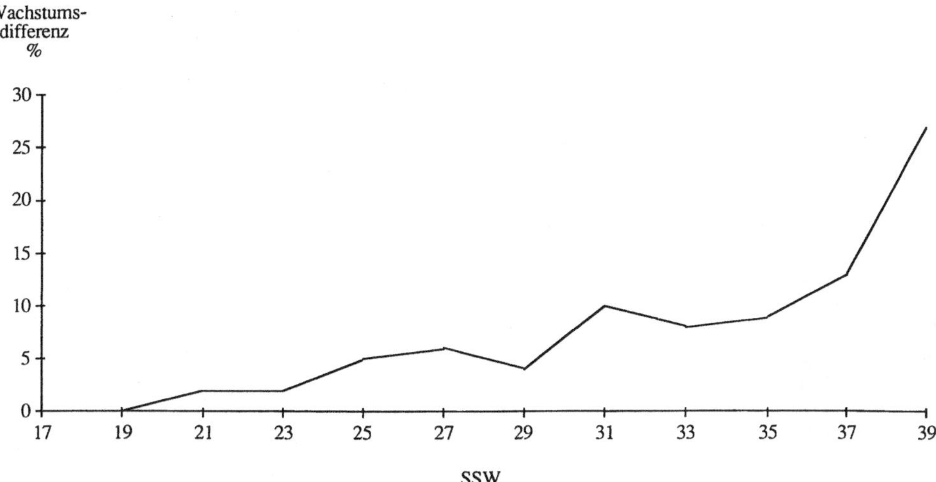

Abb. 3. Wachstumsrückstand mittlerer biparietaler Durchmesser bei Feten rauchender Mütter (mehr als 10 Zig./Tag) gegenüber Kontrollkollektiv

einer prospektiven, kontrollierten Studie von Murphy et al. [58] die Unterschiede der mittleren wöchentlichen Wachstumsrate des biparietalen Durchmessers bei Feten rauchender und nichtrauchender Mütter.

Es gibt kaum eine der unzähligen Untersuchungen [referiert in 35, 36, 56], die das Faktum des verringerten Geburtsgewichtes bei mütterlichem Rauchen in der Schwangerschaft nicht bestätigt. Übereinstimmend ist das Geburtsgewicht im Mittel um 200–250 g bei Geburt am Termin niedriger, wenn die Schwangere raucht. Und Übereinstimmung besteht auch in folgenden Tatsachen [35]:

1. Die Gewichtsreduktion wird einheitlich in allen Studien – ob prospektiv oder retrospektiv – in verschiedenen Ländern, Rassen und Kulturen gefunden.

2. Der Zusammenhang zwischen mütterlichem Rauchen und reduziertem Geburtsgewicht ist unabhängig von Faktoren, die ebenfalls das Geburtsgewicht beeinflussen, Parität, Größe der Mutter, sozio-ökonomische Situation, Geschlecht des Kindes usw.

3. Je mehr die Frau in der Schwangerschaft raucht, umsomehr erniedrigt sich das Geburtsgewicht, die deutliche Dosisabhängigkeit dokumentierend. Die Daten der Erhebung der Deutschen Forschungsgemeinschaft zeigen, daß dieser Effekt bereits ab 5 Zigaretten pro Tag zu dokumentieren ist (Tabelle 5) [19].

4. Wenn eine Frau im Laufe der Schwangerschaft das Rauchen aufgibt, sind ihre Chancen, ein normalgewichtiges Kind zu bekommen, ähnlich wie bei einer Nichtraucherin.

Diese Fakten gelten sowohl für die berichteten mittleren Gewichtsdifferenzen in Gramm zwischen Raucher- und Nichtraucherpopulationen wie auch für die Unterschiede der Inzidenz der Geburtsgewichte unter 2500 g in Prozent.

Tabelle 5. Anteil der Mangelgeburten in Abhängigkeit von der Anzahl der täglich gerauchten Zigaretten [aus 19]

	Rauchen der Schwangeren					zus.
	nicht	gelegentlich	regelmäßig			
			bis 5 Zigaretten	6–10 Zigaretten	10 und mehr	
erfaßte Geburtenzahl	4235	789	420	347	245	6036
Anteil der Mangelgeburten	8.5%	7.9%	10.9%	14.1%	16.7%	9.2%

Tabelle 6. Paarvergleich bei Geschwistern, deren Mutter nur in einer der beiden Schwangerschaften rauchte

	bei Geburt	im Alter von 7 Jahren	Anzahl Geschwisterpaare
Körpergewicht			
nicht geraucht	3341 ± 440 g	$24,3 \pm 4,6$ kg	140
geraucht	$2898^c \pm 384$ g	$22,9^c \pm 3,1$ kg	
Körperlänge			
nicht geraucht	$50,9 \pm 2,2$ cm	$121,2 \pm 5,0$ cm	
geraucht	$50,3^a \pm 2,4$ cm	$119,5^c \pm 4,6$ cm	
Körperumfang			
nicht geraucht	$34,4 \pm 1,2$ cm	$51,6 \pm 1,3$ cm	
geraucht	$33,8^c \pm 1,3$ cm	$51,4 \pm 1,4$ cm	
Plazentagewicht			
nicht geraucht	458 ± 88 g		
geraucht	$431^b \pm 84$ g		

Alle Werte: Mittelwert $\pm$ SD; [a] $p < 0,02$; [b] $p < 0,01$; [c] $p < 0,001$ im Vergleich zum Wert ohne Rauchen [aus 59]

Dem häufig diskutierten Einwand, daß diese Effekte durch die Raucherin, nicht das Rauchen, bewirkt seien, sind Naye und Tafari [59] auf elegante Weise begegnet. Tabelle 6 zeigt die Analyse von 280 Schwangerschaften bei 140 Frauen, die je einmal in einer Schwangerschaft geraucht und einmal nicht geraucht hatten. Auf diese Weise ist der Einfluß der mütterlichen Persönlichkeitsstruktur relativ gut eliminiert. Eindrücklich sind auch hier die signifikanten Unterschiede bei Gewicht und Körpermassen und noch eindrücklicher, daß dieser Wachstumsrückstand nicht in der Kindheit aufgeholt wird, worauf noch zurückzukommen ist.

Perinatale Mortalität

Da, wie bereits erwähnt, viele der Probleme in der Schwangerschaft mit einer erhöhten perinatalen Mortalität assoziiert sind, muß zwangsläufig die perinatale Mortalität als Folge mütterlichen Rauchens erhöht gefunden werden [14, 35, 36, 47, 56, 57]. Weitere Ursachen dürften in den reduzierten Reserven des Kindes mit Mangelentwicklung und relativer chronischer Hypoxämie liegen, die wehenbedingten Einschränkungen der uteroplazentaren Durchblutung während der Geburt zu tolerieren. Nach kürzlichen Untersuchungen [40] werden deutlich häufiger fetale Bradykardien bei rauchenden Schwangeren gesehen [6, 9 versus 2.4%].

Auswirkungen des mütterlichen Rauchens auf das Kind und die kindliche Entwicklung

Erschreckend sind die zunehmend gesicherten Erkenntnisse, daß die Nachteile des Rauchens in der Schwangerschaft nicht nur auf den Zeitraum der Schwangerschaft begrenzt bleiben, sondern daß sie viele Jahre in der körperlichen und geistigen Entwicklung des Kindes reflektiert bleiben. Hinzu kommen mögliche Einflüsse von den Rauchsubstanzen, die via Brustmilch und/oder durch passive Aufnahme aus der Nähe der rauchenden Mutter das Neugeborene erreichen [52].

Generell wird ein erhöhtes Morbiditäts- und Mortalitätsrisiko, einschließlich eines erhöhten Risikos für den plötzlichen Kindstod, mit mütterlichem Rauchen in Zusammenhang gebracht [56]. Bei der normalen Entwicklung, im Wachstum, der neurologischen Funktionen, im Verhalten, sind die Kinder rauchender Frauen in der Schwangerschaft meßbar verzögert. Die berühmte British Perinatal Mortality Studie konnte noch im Alter von 11 Jahren mütterliches Rauchen als Einflußfaktor für Wachstums- und Entwicklungsrückstände diskriminieren [15]. Deutliche Störungen beim Lesen und Sprechen werden beobachtet, eine Hyperkinetik fällt in vielen Untersuchungen auf. Da Verhaltensauffälligkeiten mit erhöhten neonatalen Hämoglobinwerten eng assoziiert gefunden wurden [60] und diese erhöhten Werte als kompensatorische Reaktion auf chronische Hypoxämie verstanden werden, kann vermutet werden, daß fetale Hypoxämie ursächlich ist.

Das Rauchen in der Schwangerschaft und während der Betreuung des Kleinkindes wird in zahlreichen Untersuchungen für gehäufte kindliche Atemwegserkrankungen, Bronchitiden und Pneumonien, für meßbare Einschränkungen der Lungenfunktion und generell für gehäufte Krankenhausaufenthalte verantwortlich gemacht [34, 37]. Während die Auswirkungen des Passivrauchens beim Erwachsenen immer noch kontrovers diskutiert werden, sind die Ansichten der Kinderärzte eindeutig [37]. Die im Alter von 3, 6, 12, 18 und 36 Monaten bestimmten IgE Level bei Kindern rauchender Eltern zeigen einen deutlicheren Anstieg und Sensibilisierung gegenüber Kindern nichtrauchender Eltern [46].

Gänzlich betroffen machen die Daten der kürzlichen Studie aus Stockholm [71], die frühere Hinweise bestätigen [25]. Rauchen in der Schwangerschaft erhöht signifikant das kindliche Erkrankungsrisiko für Lymphome, Leukämien und Wilms Tumore. Eine größere Negativhypothek für das Kind durch mütterliches Rauchen ist kaum vorstellbar!

Ärztliche Aufgaben

Für die Einschätzung und Wahrnehmung der Aufgaben, die der beratende Arzt in diesem Problemkreis hat, ist seine Überzeugung, daß Rauchen der Frau in der Schwangerschaft zu eindeutigen Störungen der Schwangerschaft, Wohlbefinden des Feten und Gesundheit des Kindes führt, entscheidende Voraussetzung. Häufig wird auch noch ärztlicherseits das Problem bagatellisiert oder gar die Ansicht vertreten, Rauchen habe auch positive Auswirkungen. In der Tat soll die Inzidenz der Übelkeit am Morgen und der Präeklampsie, letztere wohl als Folge der blutdrucksenkenden Zyanide in der Zigarette, beim Rauchen in der Schwangerschaft vermindert gesehen werden [47].

Um die schwangere Frau gezielt über die Folgen des Rauchens aufklären zu können und zum Konsumverzicht oder -reduktion zu beraten, ist es notwendig, Sorgfalt auf die Eruierung des Faktums Rauchens zu verwenden. Nachhaltige Befragung, Bestimmung objektiver Parameter (z.B. COHb) oder das Aufdecken klinischer Hinweise können zur Diagnose führen. Viele Anti-Rauch-Kampagnen haben gezeigt, daß besonders die Schwangerschaft motiviert, den Beratungen zugänglich zu sein [39]. Umgekehrt muß sich der Arzt seiner besonderen Aufgaben im Rahmen der Schwangerenbetreuung bewußt sein, wenn es zwar gelingt, die intellektuelle Einsicht bei der Frau, nicht aber das faktische Umsetzen zur Abstinenz zu bewirken. Die Abhängigkeit von der Zigarette, oft kombiniert mit exzessivem Kaffee- oder Alkoholkonsum, erfüllt alle Kriterien der klassischen Suchtdefinition und zu den physischen Problemen für Schwangerschaft und Fet gesellen sich bei mangelnder Kenntnis und Einfühlvermögen von Arzt und Pflegepersonal die schweren Belastungen durch Selbstvorwürfe und Schuldgefühle. Eine Schwangerschaft, in der regelmäßig geraucht wird, muß im Sinne einer Risikoschwangerschaft mit engmaschigen Kontrollen betreut werden. Von vielen Aktivitäten, beispielsweise Höhenaufenthalt, Sport und anderen körperlichen Belastungen, die in der normalen Schwangerschaft in gemäßigter Form problemlos toleriert werden [9], ist wegen der limitierten Sauerstofftransportkapazität der rauchenden Frau und des Feten unbedingt abzuraten. Zusatzrisiken, wie z.B. Anämien, werden bei rauchenden Schwangeren größere Folgen zeigen.

Zumindest der Krankenhaus- und Praxisbereich muß bezüglich des eigenen Rauchverzichts vorbildlich sein und in dieser Weise als gutes Beispiel zum Nichtrauchen motivieren. Insofern ist die ärztliche Beratung nicht nur auf die Schwangere selbst limitiert, sondern auch auf den Ehepartner und indirekt über die

Schwangere auf die Arbeitskollegen auszudehnen. Es muß zur Selbstverständlichkeit werden, in Gegenwart einer schwangeren Frau nicht zu rauchen, so selbstverständlich es ja ist, einer schwangeren Frau seinen Platz im öffentlichen Verkehrsmittel anzubieten.

Die Kehrseite der Medaille einer solchen öffentlichen Sensibilisierung für die Probleme des Rauchens in der Schwangerschaft ist die zunehmende Tabuisierung und abnehmende Akzeptanz der Gesellschaft des Rauchens in der Schwangerschaft [50]. „Pregnant women who smoke could face prosecution in UK" war die Schlagzeile einer englischen Tageszeitung in diesem Jahr und Vergleiche zwischen dem Tatbestand der Kindesmißhandlung, die eindeutig strafbar ist, und mütterlicher Rauchgewohnheiten in der Schwangerschaft sind oft [16], sogar im Rahmen parlamentarischer Anfragen gezogen worden. In der Tat wäre es nicht schwer, im Diskussionsentwurf des sog. Embryonenschutzgesetzes (EschG) den Paragraphen 1 „Wer durch Einwirkung auf einen Embryo oder Fötus eine Gesundheitsschädigung des aus ihm hervorgegangenen Menschen herbeiführt ..." auch auf mütterliches Rauchverhalten anwendbar zu finden. Eine Agression der Umgebung gegen die rauchende Schwangere wäre dem Problem jedoch in keiner Weise dienlich, erst recht nicht vereinbar mit den ärztlichen Aufgaben, die anderes Fehlverhalten wie Bewegungsmangel oder Übergewichtigkeit ebenfalls nur beratend korrigieren dürfen.

Das hindert jedoch niemanden, ganz persönlich der Überzeugung zu sein, daß „... es die persönliche Entscheidung jeder einzelnen Frau (bleibt), die eigene Gesundheit durch das Rauchen aufs Spiel zu setzen", „diese Freiheit jedoch dort ihre Grenzen haben (muß), wo Leben und Gesundheit eines weiteren Menschen beeinträchtigt werden können - nämlich in der Schwangerschaft" [3].

Literatur

1. Abelin Th (1984) Rauchen und Gesundheit. Schweiz. Vereinigung gegen Tuberkulose und Lungenkrankheiten, Paul Haupt AG, Bern
2. Abelin Th, Müller R (1983) Trend der Rauchgewohnheiten in der Schweiz 1975–1981. Soz Prävent Med 28: 185
3. Aktion Sorgenkind (1985) Mit jeder Zigarette wird das Baby mickriger. Leben und Gesundheit 3: 9
4. Alberman E, Creasy M, Elliott M et al (1976) Maternal factors associated with fetal chromosomal anomalies in spontaneous abortions. J Obstet Gynecol 83: 621
5. Allen CD, Ries CP (1985) Smoking, alcohol, and dietary practices during pregnancy: Comparison before and after prenatal education. Brief Communications of The American Dietetic Association 85: 605
6. Anonymous (1986) Cancer Society poll: Fewer smokers, but they're doing it more. The Cedar Rapids Gazette, Oct 21
7. Balas G (1987) Rauchen in der Schwangerschaft. Dissertation, Med Fakultät Zürich
8. Baird DD, Wilcox AJ (1985) Cigarette Smoking Associated with Delayed Conception. JAMA 253: 176
9. Baumann H, Bung P, Fallenstein F, Huch A, Huch R (1985) Reaktion von Mutter und Fet auf die körperliche Belastung in der Höhe. Geburtshilfe Frauenheilkd 45: 869
10. van den Berg BJ (1977) Epidemiologic observations of prematurity: Effects of tobacco, coffee and alcohol. In: Reed DM, Stanley FJ (eds) The epidemiology of prematurity. Urban and Schwarzenberg, Baltimore München

11. Biener K (1981) Schweiz Ärztez 62: 2861
12. Buncher CR (1969) Cigarette smoking and duration of pregnancy. Am J Obstet Gynecol 103: 942
13. Bundeszentrale für gesundheitliche Aufklärung, Köln (1984); Ergebnisse einer Repräsentativerhebung, Teilband: Rauchen
14. Butler NR, Alberman ED (1969) Perinatal Problems. The Second Report of the 1958 British Perinatal Mortality Survey. Livingstone Ltd, London
15. Butler NR, Goldstein H (1973) Smoking in pregnancy and subsequent child development. Br Med J 4: 573
16. Cahan WG (1986) Bei Kindesmißhandlung sind alle empört... aber Schwangere dürfen rauchen. Med Tribune 13: 14
17. Campbell JM, Harrison KL (1979) Smoking and infertility. Med J Aust 1: 342
18. Dadak Ch, Leithner Ch, Sinzinger H, Silberbauer K (1981) Diminished prostacyclin formation in umbilical arteries of babies born to women who smoke. Lancet I: 94
19. Deutsche Forschungsgemeinschaft (1977) Schwangerschaftsverlauf und Kindesentwicklung. Harald Boldt Verlag, Boppard
20. Editorial (1986) Anti-oestrogenic effect of cigarette smoking. Lancet II: 1433
21. Endler M, Gring H, Gruber W (1986) Rauchen in der Schwangerschaft. Geburtshilfe Frauenheilkd 46: 721
22. Ericson A, Kaellen B, Westerholm P (1979) Cigarette smoking as an etiologic factor in cleft lip and palate. Am J Obstet Gynecol 135: 348
23. Evans HJ, Fletcher J, Torrance M, Hargreave (1981) Sperm abnormalities and cigarette smoking. Lancet I: 627
24. Evans DR, Newcombe RG, Campell H (1979) Maternal smoking habits and congenital malformations. A population study. Br Med J III: 171
25. Everson RB (1980) Individuals transplacentally exposed to maternal smoking may be at increased cancer risk in adult life. Lancet II: 123
26. Fielding JE (1985) Smoking: health effects and control. N Engl J Med 313: 491
27. Forth W, Henschler D, Rummel W (1975) Pharmakologie und Toxikologie. Wissenschaftsverlag, Mannheim
28. Fricker HS, Buergi W, Kaufmann H, Bruppacher T, Kipfer H, Gugler E (1985) Schwangerschaftsverlauf in einem repräsentativen Schweizer Kollektiv (Aarauer Schwangerschafts- und Neugeborenenstudie). Schweiz Med Wochenschr 115: 381
29. Fried PA, Innes KS, Barnes MV (1984) Soft drug use prior to and during pregnancy: A comparison of samples over a four-year period. Drug Alcohol Depend 13: 161
30. Gennser G (1984) Acute effects of maternal smoking on the fetal breathing, locomotoric and circulatory systems. In: Dudenhausen JW, Saling E (eds) Perinatale Medizin. Thieme, Stuttgart New York, S 21
31. Goodman LS, Gilman A (1980) The pharmacological basis of therapeutics. MacMillan Publishing, New York
32. Goujard J, Rumeau C, Schwartz D (1975) Smoking during pregnancy, stillbirth and abruptio placentae. Biomedicine 23: 20
33. Hackett DR (1979) Smoking Habits During Pregnancy. J Irish Med Assoc 72: 483
34. Harlap S, Davies MA (1974) Infant admissions to hospital and maternal smoking. Lancet I: 529
35. Hasselmeyer ED, Meyer MB, Catz C, Longo LD (1979) Pregnancy and infant health. In: Smoking and Health: A report of the Surgeon General. DHEW Publ No (PHS) 79-50066
36. Hasselmeyer EG, Meyer MB, Longo LD, Mattison DR (1980) Pregnancy and infant health: In: The Health Consequences of Smoking Women: A report of the Surgeon General. DHEW Publ No 79-50069
37. Heavenrich RM, Mauss IH, Stevenson JL (1982) The environmental consequences of tobacco smoking: implications for public policies that affect the health of children. American Academy of Pediatrics, Committee on Genetics and Environmental Hazards. Pediatrics 70: 314
38. Hemminki K, Mutanen P, Saloniemi I (1983) Smoking and the occurrence of congenital malformations and spontaneous abortions: Multivariate analysis. Am J Obstet Gynecol 145: 61
39. Hickner J, Westenberg C, Dittenbir M (1984) Effect of pregnancy on smoking behaviour: A Baseline Study. Family Pract 18: 241

40. Hoff Ch, Wertelecki W, Blackburn WR, Mendenhall H, Wiseman H, Stumpe A (1986) Trend Associations of smoking with maternal fetal, and neonatal morbidity. Obstet Gynecol 68: 317
41. Howe G, Westhoff C, Vessey M, Yeates D (1985) Effects of age, cigarette smoking, and other factors on fertility: findings in a large prospective study. Br Med J 290: 172
42. Huch R, Danko J, Spaetling L, Huch A (1980) Risks the passive smoker runs. Lancet II: 1376
43. Jackson FN, Holle RHO (1985) Smoking: Perspectives 1985. Symposium on Pulmonary Med – Primary Care 12: 197
44. Jensen J, Christiansen C, Rodbro P (1985) Cigarette smoking, serum estrogens, and bone loss during hormone replacement therapy early after menopause. N Engl J Med 313: 973
45. Kirschbaum TH, Dilts PV, Brinkman CR (1970) Some acute effects of smoking in sheep and their fetuses. Obstet Gynecol 35: 527
46. Kjellman NM (1981) Effect of parental smoking on IgE levels in children. Lancet I: 993
47. Kullander S, Kaellen B (1971) A prospective study of smoking and pregnancy. Acta Obstet Gynecol Scand 50: 83
48. Kuschinsky G, Luellmann H (1972) Pharmakologie. Thieme, Stuttgart New York
49. Lehtovirta P, Forss M (1980) The acute effect of smoking on uteroplacental blood flow in normotensive and hypertensive pregnancy. Int J Gynecol Obstet 18: 208
50. Leserbriefe (1986) Die Schwangere mit der Zigarette. Neue Zürcher Zeitung 65: 17
51. Longo LD (1977) The biological effects of carbon monoxide on the pregnant woman, fetus, and newborn infant. Am J Obstet Gynecol 129: 69
52. Luck W, Nau H (1985) Nicotine and cotinine concentrations in serum and urine of infants exposed via passive smoking or milk from smoking mothers. J Pediatr 107: 816
53. MacMahon B, Trichopoulos D, Cole Ph, Brown J (1982) Cigarette, smoking and urinary estrogens. N Engl J Med 307: 1062
54. Masironi R, Roy L (1982) Cigarette smoking in young age groups: geographic prevalence. Heartbeat, Soc Fed Cardiol 3: 3
55. Mau G, Netter P (1974) Die Auswirkungen des väterlichen Zigarettenkonsums auf die perinatale Sterblichkeit und die Mißbildungshäufigkeit. Dtsch Med Wochenschr 99: 1113
56. Meyer MB (1982) Smoking and pregnancy. In: Niebyl JR (ed) Drug use in pregnancy. Lea & Febiger, Philadelphia, p 133
57. Meyer MB, Jonas BS, Tonascia JA (1976) Perinatal events associated with maternal smoking during pregnancy. Am J Epidemiol 103: 464
58. Murphy JF, Drumm JE, Mulcahy, Daly L (1980) The effect of maternal cigarette smoking on fetal birth weight and on growth of the fetal biparietal diameter. Br J Obstet Gynecol 87: 462
59. Naeye RL, Tafari N (1983) Fetal Growth. In: Risk factors in pregnancy and diseases of the fetus and newborn. Williams & Wilkins, Baltimore London, p 19
60. Naeye RL, Peters EC (1984) Mental development of children whose mothers smoked during pregnancy. Obstet Gynecol 64: 601
61. Niswander AR, Gordon M (1972) The women and their pregnancies. The Collaborative Perinatal Study of the National Institute of Neurological Diseases and Strokes. WB Saunders Co, Philadelphia
62. Opitz K, Horstmann M (1981) Nicotin. Dtsch Ärztebl 40: 1869
63. Prager K, Malin H, Spiegler D, Van Natta P, Placek PJ (1984) Smoking and drinking behavior before and during pregnancy of married mothers of live-born infants and stillborn infants. Public Health Rep 99: 117
64. Rauramo I, Forss M, Kariniemi V, Lehtovirta P (1983) Antepartum fetal heart rate variability and intervillous placental blood flow in association with smoking. Am J Obstet Gynecol 146: 967
65. Reading AE, Campbell S, Cox DN, Sledmere CM (1982) Health beliefs and health care behaviour in pregnancy. Physiol Med 12: 140
66. Sandahl B (1985) A prospective study of drug use, smoking and contraceptives during early pregnancy. Acta Obstet Gynecol Scand 64: 381
67. Schmidt F (1986) Fruchtbarkeit und Schwangerschaft bei Raucherinnen. Gynäkol Prax 10: 603
68. Simpson WJ (1957) A preliminary report on cigarette smoking and the incidence of prematurity. Am J Obstet Gynecol 73: 808

69. Sontag LW, Wallace RF (1935) The effect of cigarette smoking during pregnancy upon the fetal heart rate. Am J Obstet Gynecol 29: 77
70. Stewart PJ, Dunkley GC (1985) Smoking and health care patterns among pregnant women. Can Med Assoc J 133: 989
71. Stjernfeldt M, Lindsten J, Berglund K, Ludvigsson J (1986) Maternal smoking during pregnancy and risk of childhood cancer. Lancet I: 1350
72. Streissguth AP, Darby BL, Barr HM, Smith JR, Martin DC (1983) Comparison of drinking and smoking patterns during pregnancy over a six-year interval. Am J Obstet Gynecol 145: 716
73. Suzuki K, Horiguchi T, Comas-Urrutia AC, Mueller-Heubach E, Morishima HO, Adamsons K (1971) Pharmacologic effects of nicotine upon the fetus and mother in the rhesus monkey. Am J Obstet Gynecol 11: 1092
74. Suzuki K, Horiguchi T, Comas-Urrutia AC, Mueller-Heubach E, Morishima HO, Adamsons K (1974) Placental transfer and distribution of nicotine in the pregnant rhesus monkey. Am J Obstet Gynecol 119: 253
75. Woodward A (1984) Commentary: current smoking issues: risks to women and the promotion of tobacco. Community Health Stud VIII: 335
76. Yerushalmy J (1971) The relationship of parents' cigarette smoking to outcome of pregnancy – implications as to the problem of inferring causation from observed associations. Am J Epidemiol 93: 443

Coffein und Schwangerschaft

K. T. M. Schneider

Frauenklinik und Poliklinik rechts der Isar (Direktor Prof. Dr. H. Graeff),
Technische Universität München

Zusammenfassung. Coffein ist die am häufigsten in der Schwangerschaft meist in
Form von Kaffee konsumierte Droge. Coffein geht ungehindert auf den Feten
über und ist auch in der Muttermilch in hohen Konzentrationen nachweisbar. Berichte über Teratogenität im Tierversuch führten zu einer Streichung von Coffein
aus der Liste der unbedenklichen Drogen. Epidemiologische Untersuchungen am
Menschen zeigen inkonsistente Zusammenhänge zwischen Coffeinkonsum und
Auswirkung auf die Schwangerschaft. Mehrheitlich wird ein teratogener Einfluß
des Coffeins verneint bzw. nur als schwach angesehen. Übereinstimmung besteht
jedoch darin, daß hohe Coffeindosen das Risiko von Aborten, Früh- und Mangelgeburt erhöhen können. Dabei ist die bei Schwangeren und Neugeborenen um 3-
bzw. 17fach verlängerte Halbwertszeit im Hinblick auf eine mögliche Akkumula-
tion zu berücksichtigen. Der Coffeinkonsum sollte deshalb in der Schwangerschaft auf 2–3 Tassen Kaffee pro Tag beschränkt werden, um Risiken mit weitgehender Sicherheit auszuschließen.

Coffein ist die in der Schwangerschaft am häufigsten konsumierte Droge. Dabei
wird der Hauptanteil der täglichen Coffeinaufnahme in Form von Kaffee inkor-
poriert. Alle anderen coffeinhaltigen Produkte machen zusammen nur 15% des
Coffeinkonsums aus [29]. In der BRD trinken 81%, in der Schweiz 75% und in der
DDR 69% der Frauen Kaffee während der Schwangerschaft [11, 22, 28]. Tee und
sogenannte soft drinks wie Cola sind weitere bekannte Coffeinquellen. Weniger
geläufig ist, daß Coffein auch Bestandteil von Kakao und Schokolade sein kann;
der Einsatz in Pharmaka weist darauf hin, daß diese Substanz pharmakologische
Eigenschaften besitzt. Während die Auswirkung der Drogen Alkohol und Nikotin
auf das Schwangerschaftsprodukt der aufgeklärten Schwangeren bekannt sind,
bzw. sie durch ihre Umwelt auf die damit verbundenen Gefahren aufmerksam gemacht wird, ist die Institution der „Kaffeepause“ in Betrieb oder Familie keineswegs negativ besetzt, also mit dem Bewußtsein einer Drogeneinnahme mit möglichen Nebenwirkungen verbunden. Vereinzelte Studien am Menschen berichteten
von einer Zunahme von Aborten, Tot- und Frühgeburten, untergewichtiger Feten
sowie einer Reduktion des uteroplazentaren Blutflusses [5, 16, 22, 33, 37, 38, 39].
Diese Untersuchungen blieben jedoch nicht unwidersprochen [3, 13, 18, 20, 30,
35]. In tierexperimentellen Arbeiten konnte allerdings übereinstimmend gezeigt
werden, daß Coffein dosisabhängig embryotoxisch und teratogen sein kann [8, 9].
Hauptsächlich diese Untersuchungen führten zu einer Streichung des Coffeins aus

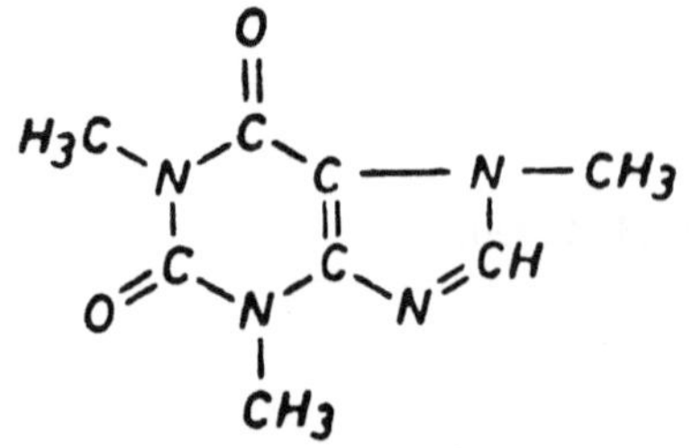

$$H_3C-N-C(=O)-C=C-N-CH_3$$

Abb. 1. Strukturformel von Coffein

der Liste der unbedenklichen Drogen durch die Amerikanische Food and Drug Administration (FDA) im Jahr 1980 und zu einer Aufforderung dieser Behörde an die Schwangeren ihren Coffeinkonsum einzuschränken [23]. Für den beratenden Arzt stellt sich damit die Frage, ob der Coffeingenuß tatsächlich negative Auswirkungen auf die Schwangerschaft hat und ob damit die Notwendigkeit besteht, den Coffeinkonsum der Schwangeren zu reglementieren.

Pharmakologische Effekte von Coffein

Chemische Zusammensetzung

Strukturell handelt es sich beim Coffein um ein Purinderivat (1,3,7-Trimethylxanthin, Abb. 1). Durch seine Ähnlichkeit mit den Nucleinsäuren Guanin und Adenin kann es in Zellkulturen Mutationen auslösen [21].

Biochemische Wirkung

Auf molekularer Ebene bestehen 3 zelluläre Wirkmechanismen: a) ein direkter Antagonismus zum Adenosinrezeptor (strukturelle Ähnlichkeit von Xanthinen und Adenosin). b) eine Translokation von intrazellulärem Calcium. c) eine Hemmung der Phosphodiesterase. Hierdurch wird der Abbau von 3,5-cAMP behindert und die Glykogeno- und Lipolyse gefördert.

Weiterhin kommt es zu einer vermehrten Freisetzung von Adrenalin aus der Nebennierenrinde und von Noradrenalin im Zentralnervensystem (ZNS) [9, 27].

Auswirkung auf den Organismus

Coffein wird in die Gruppe der Psychoanaleptika eingereiht und hat in Dosen bis zu 200 mg eine anregende kortikale Wirkung durch Stimulation der vegetativen Zentren. Die erwünschten psychotropen Auswirkungen finden tatsächlich in einer Verhinderung des Konzentrationsabfalls und Steigerung des Wachheitsgrades ihren Niederschlag. Für diese Wirkung scheint allerdings die körperliche Ausgangslage maßgebend zu sein. So kann ein stimulierender Effekt nur bei Müdigkeit bzw. Erschöpfung, nicht aber in hellwachem Zustand nachgewiesen werden [6, 19]. Die Latenzphase zum Einschlafen findet sich signifikant von durchschnittlich 11 auf 21 Minuten verlängert [19]. Der Grundumsatz wird bei Dosen von 200-600 mg (ca. 2-6 Tassen Kaffee) um 10% gesteigert [12]. Weitere Wirkungen des Coffeins sind in Tabelle 1 wiedergegeben. In Medikamenten wird die anregende, gefäßkonstringierende bzw. diuretische Wirkung des Coffeins direkt genutzt (Beispiel: Sti-

Tabelle 1. Auswirkung des Coffeins auf den Organismus [6, 14, 19, 27]

ZNS:	leichtes Stimulans, kontrahiert zerebrale Gefäße
Kreislauf:	positiv inotrop. Bei Dosen > 200 mg steigen Herzfrequenz und Herzminutenvolumen an. Der arterielle Mitteldruck bleibt wegen gleichzeitiger Vasodilatation weitgehend konstant
Magen:	Steigerung der Magensäureproduktion
Niere:	Förderung der Diurese
Muskulatur:	Skelettmuskeltonus steigt

mulantien, Migränemittel, Diuretika) bzw. unerwünschte sedative Nebenwirkungen anderer Präparate damit kupiert (Beispiel: Schmerz- und Grippemittel). Exzessiver Coffeingenuß (> 1000 mg Coffein/die, entspricht etwa 10 Tassen Kaffee) führt zum Bild des sogenannten „Kaffeinismus" mit unerwünschten Wirkungen wie: Kopfschmerz, Angst, Unruhe, Exzitiertheit, Schlafstörungen, Herzpalpitationen [40]. Bei extremer Coffeinzufuhr, die allerdings nicht über perorale Gabe erreichbar ist (> 10 g Coffein/30 Minuten, entspricht ca. 100 Tassen Kaffee), sind in der Literatur 8 Fälle mit letalem Ausgang bekannt [14]. Sowohl Gewöhnung, wie auch Abhängigkeit und Abstinenzsymptome werden in der Literatur kontrovers diskutiert und wie auch die Schädigung des erwachsenen Organismus bei chronischem Genuß mehrheitlich verneint [15, 27, 40].

Metabolismus

Um die Frage eines möglichen schädigenden Effektes von Coffein auf die Schwangerschaft zu beantworten, darf nicht nur die aufgenommene Coffeinmenge berücksichtigt werden. Ebenso wichtig sind bei dieser Betrachtung Resorption, Verteilung, Halbwertszeit und Ausscheidung.

Coffein wird nach peroraler Zufuhr schnell und nahezu vollständig (99%) aus dem Gastrointestinaltrakt resorbiert. Bereits 5–45 Minuten nach Nahrungsaufnahme werden im Plasma die Spitzenkonzentrationen erreicht. Coffein penetriert alle Körpergewebe proportional zu deren Wassergehalt. Die Plazenta sowie die Bluthirnschranke stellen für das kleine, nichtionisierte Coffeinmolekül keine Barriere dar [6, 14, 25]. So kann es sich z. B. im Fruchtwasser sogar angereichert finden [16]. Es geht nicht nur auf den Feten über, sondern durchquert auch dessen Bluthirnschranke und läßt sich dort nachweisen [23, 24]. 90% des mütterlichen Coffeins gehen auf die Muttermilch über und können beim Säugling nachgewiesen werden [4, 24].

Aus den Nierentubuli wird das Coffein nahezu vollständig wieder in die Blutbahn resorbiert, was bedeutet, daß das Coffein zunächst metabolisiert werden muß, um ausscheidungsfähig zu werden. Dies geschieht vorwiegend in der Leber. Als Abbau- und Endprodukte finden sich Harnsäurederivate (70%), Theophyllin und Theobromin (25%) [6, 27]. Aus diesem Abbauweg resultiert auch eine relative Kontraindikation coffeinhaltiger Getränke bei Nierensteindiathese.

Im letzten Schwangerschaftstrimenon ist aus ungeklärten Gründen der Metabolismus stark verlangsamt (Tabelle 2). So bestätigen mehrere Untersucher einen Anstieg der Halbwertszeit um das 3–4fache (von 3–4 Std in der Frühschwangerschaft auf 18–20 h im letzten Trimenon) sowie eine Abnahme der Clearancerate [1, 6, 16]. Vermutet wird eine Östrogenspiegel bedingte Verminderung von Zytochrom P-450, das für die Metabolisierung des Coffeins wesentlich ist [4]. Dafür spräche

Tabelle 2. Coffeinhalbwertszeit und -Clearance vor, während
und nach der Schwangerschaft

Zustand	Anzahl	$t_{1/2}$(h)	Clearance (ml/kg/h)
Nichtschwanger	15	5,8	75,6 + 9,65
Schwanger (Woche)			
11,0 ± 0,6	8	5,3	69,6 + 9,5
16,7 ± 1,1	7	9,9	43,9 ± 9,5
23,9 ± 0,8	7	12,6	35,2 ± 5,1
32,1 ± 0,4	6	10,0	37,3 ± 6,3
38,1 ± 0,4	6	18,1	23,5 ± 4,5
Postpartum (Woche)			
0,8 ± 0,1	6	5,4	72,8 ± 16,0
5,6 ± 0,7	7	5,5	65,0 ± 16,6
17,5 ± 1,0	4	5,9	79,0 ± 22,5

Modifiziert nach Aldridge et al. 1981 [1]

auch die bei Einnahme oraler Antikonzeptiva gefundene Verlängerung der Halbwertszeit [1, 7].

Beim Neugeborenen ist die Halbwertszeit vom Coffein noch länger als bei der
schwangeren Frau. Sie wird zwischen 30 und 100 Stunden angegeben und ist damit im Vergleich zum nichtschwangeren Erwachsenen um das 17½fache gesteigert
bei gleichzeitiger Abnahme der Clearance um das 11fache [2, 15]. Offenbar ist der
Fetus durch den Mangel an substratspezifischem Zytochrom P-450 noch schlech-
ter in der Lage, das Coffein zu oxidieren und zu demethylieren. Es wird nahezu
unverändert ausgeschieden und läßt sich bei bis zu 99% der Neugeborenen im
Urin nachweisen [10, 24]. Während sich die Metabolisierungsrate bei der Schwangeren bereits in den ersten Tagen bis 4 Wochen nach der Entbindung wieder auf
das nichtschwangere Niveau einpendelt, ist der Säugling erst in einem Lebensalter
von 3–6 Monaten zu einer adäquaten Metabolisierung von Coffein in der Lage [1,
2, 15]. Interessanterweise führt das häufig mit exzessivem Coffeingenuß verknüpft
gefundene Zigarettenrauchen wahrscheinlich durch Aktivierung einer hepatischen
Hydroxylase zu einer Beschleunigung der Metabolisierung und Verkürzung der
Coffeinhalbwertszeit um nahezu 50% [26].

Coffeingehalt von Getränken, Nahrungsmitteln und Medikamenten

Bei der Frage nach dem Coffeingehalt einer Tasse Kaffee oder Tee stößt man auf
sehr unterschiedliche Literaturangaben. So schwanken z.B. die Konzentrationsan-
gaben für eine Tasse Kaffee zwischen 40 und 176 mg [11, 14, 27]. Dies liegt daran,
daß der Coffeingehalt entscheidend von der Pflanzenart, deren Wachstumsbedin-
gungen und nicht zuletzt von der Zubereitungsart wie Röstprozeß, Mahlfeinheit,
Zeitdauer der Einwirkung und schlußendlich der individuellen Dosierung abhängt. Trotzdem haben verschiedene Autoren Standarddosierungen ermitteln können (s.Tabelle 3). Einfacher ist es bei coffeinhaltigen Getränken, Nahrungsmitteln

Tabelle 3. Coffein-Einnahmequellen [11, 14, 27]

Coffein-Quellen		Mengen	Coffeingehalt (mg)
Getränke	Zubereitung		
Kaffee	Kaffeemaschine	150 ml Tasse	112 (56–176)
	Handfilter	150 ml Tasse	83 (64–124)
	Instant	150 ml Tasse	59 (40–108)
	coffeinfrei	150 ml Tasse	3 (2– 5)
Tee	Beutel (1 Min.)	150 ml Tasse	27 (9– 33)
	Beutel (3 Min.)	150 ml Tasse	40 (20– 50)
	Instant	150 ml Tasse	28 (24– 31)
	Eistee	150 ml Tasse	29 (28– 32)
Kakao		150 ml Tasse	6 (2– 20)
Coca Cola		330 ml Dose	42
Pepsi Cola		330 ml Dose	35
Pepsi Light		330 ml Dose	33
Nahrungsmittel			
Milchschokolade		100 g	20
Kochschokolade		100 g	117
Medikamente			
Grippemittel		pro Tablette	(16– 65)
Schmerzmittel		pro Tablette	(0–100)
Diuretika		pro Tablette	(–200)
Appetitzügler		pro Tablette	(140–200)
Stimulantien		pro Tablette	(100–200)

und Medikamenten aus industrieller Fertigung, deren Coffeinanteil fest definiert ist. Der durchschnittliche Coffeingehalt eines nach der „Tröpfchenmethode" gefilterten Kaffees liegt bei 115 mg, bei der „Handfiltermethode" bei 85 mg pro 150 ml Tasse. In der gleichen Menge Tee findet sich durchschnittlich nur halb soviel Coffein. Sogenannte Erfrischungsgetränke und Kakao enthalten sehr viel weniger Coffein [25, 29]. Wells [40] wies darauf hin, daß das tatsächlich in den amerikanischen Haushalten verwendete Tassenvolumen bei 225 ml liegt, so daß Studien, die den Coffeinkonsum nach getrunkenen Normtassen taxieren, die wirklich aufgenommene Coffeinmenge unterschätzen.

Zahlreiche Medikamente, insbesondere Analgetika, enthalten Coffein: nach Angaben der amerikanischen Food and Drug Administration (FDA) existieren über 2000 frei verkäufliche Präparate, die pro Tablette oder Kapsel 15–200 mg Coffein enthalten. Darüber hinaus finden sich bei etwa 100 rezeptpflichtigen Medikamenten 30–100 mg Coffein in jeder Tablette [29].

Coffeinaufnahme in der Schwangerschaft

Aufgrund des unterschiedlichen Coffeingehaltes in Kaffee und Tee läßt sich die tägliche Coffeinaufnahme allein auf der Basis der angegebenen getrunkenen Tassen nur schwer ermitteln. Aufgrund von Spiegelbestimmungen des Coffeins aus Speichel oder Plasma erscheint eine durchschnittliche pro Kopf Aufnahme von etwa 200 mg/die (3 mg/kg Körpergewicht) als repräsentativ [4, 12, 24, 29]. Dies entspricht 2–3 Tassen Kaffee, 5 Tassen Tee oder etwa 2 l Cola. Regelmäßige Kaffeetrinker konsumieren täglich etwa 4 mg/kg. Personen mit hohem Coffeinkonsum (90.–100. Perzentile) etwa 7 mg/kg [29].

In den bei Schwangeren durchgeführten Studien ist durchweg eine Änderung des Konsumverhaltens in der Schwangerschaft im Sinne eines geringeren Konsums festzustellen [11, 18, 38]. Nach der Untersuchung von Fricker et al. an einem repräsentativen Schweizer Kollektiv von 996 Schwangeren tranken 78% der Frauen vor der Schwangerschaft Kaffee, im Durchschnitt 3,2 Tassen. Im ersten Schwangerschaftsdrittel reduzierte sich der Anteil der Kaffeetrinkerinnen auf 69% und stieg dann bis zum letzten Trimenon wieder auf 75% an. Der durchschnittliche Kaffeekonsum in der Schwangerschaft betrug nur noch 2,5 Tassen/Tag. Bei 63% der zur Geburt eintretenden Frauen ließ sich im Urin Coffein nachweisen [11]. Auf ähnliche Ergebnisse kamen auch Watkinson und Fried, die bei 284 Schwangeren sowohl eine Abnahme des Prozentsatzes kaffeetrinkender Frauen von 99% auf 91% im ersten Trimenon feststellen konnten als auch in der Mehrzahl der weiter konsumierenden Schwangeren eine Reduktion des Kaffeeverbrauchs beobachteten: 62% reduzierten ihren Kaffeekonsum während der Schwangerschaft und nur 8% steigerten ihn. Ein Jahr nach der Entbindung stellten sich die alten Konsumgewohnheiten wieder ein. Der durchschnittliche Kaffeekonsum in der Schwangerschaft liegt im deutschsprachigen Raum bei 2–3 Tassen Kaffee/Tag, wobei es international starke Unterschiede im pro Kopf-Konsum zu geben scheint [7, 12, 18, 20, 23].

Auswirkung des Coffeins auf den Feten

Tierstudien

In den meisten der über 40 Untersuchungen der Coffeinwirkungen am Tierfeten wurden Dosen benutzt, wie sie über die Nahrungsaufnahme beim Menschen praktisch nicht erreicht werden können. Vielfach ließen sich erst bei einer Gabe > 200 mg/kg an Ratten Skelettmißbildungen wie Verkürzung der Fingerendglieder und Metatarsalknochen, Gaumenspalten und andere ossäre Fehlbildungen bei gleichzeitig reduzierten fetalen Gewichten nachweisen. Weichteilfehlbildungen fanden sich nicht. Dabei konnte bezüglich der Teratogenität in einer Übersicht der vorhandenen Literatur ein klarer „no effect level" von 40 mg/kg eruiert werden. Signifikante Ossifikationsstörungen konnten jedoch bereits ab einer Dosierung von 6 mg/kg KG nachgewiesen werden [8, 32]. Kausaler Mechanismus scheint dabei die Katecholaminfreisetzung zu sein [21]. Interessanterweise kann Coffein trotz seiner geringen eigenen Embryotoxizität die bekannte Teratogenität von Pharmaka wie z. B. dem Phenytoin erhöhen und wirkt so ab Dosen von 50 mg/kg als Coteratogen [32].

Untersuchungen an Schwangeren

Bezüglich der Teratogenität stößt man in den 14 verfügbaren epidemiologischen Arbeiten (s. Tabelle 4) auf widersprüchliche Ergebnisse. So gibt nur Borlee [5] ei-

Tabelle 4. Einfluß von Coffein auf den Ausgang der Schwangerschaft und fetale Parameter (Literaturübersicht)

Erstautor	Jahr	Anzahl	Art der Studie	Ergebnis
Mau [22]	1974	5200	prospektiv Multicenter	Geburtsgewicht <2500 g: 4,7% (kein Coffein=C)/7,5% (häufig C)
Heinonen [13]	1977	190	Fall-Kontroll	Fehlgebildete Kinder: Keine Korrelation zu C
Van den Berg [37]	1977	15000	retrospektiv	Untergewicht in 27%: C>7 Tassen/die (13%)
Weathersbee [39]	1977	489	retrospektiv	Bei 16 Frauen bei: C>600 mg/die: 15 Aborte Tot- bzw. Frühgeburten
Borlee [5]	1978	202	Fall-Kontroll	Fehlgebildete Kinder: Korrelation>6 Tassen/d
Streissguth [34]	1980	197	retrospektiv	C>6 Tassen/d: keine Erhöhung der Abortrate
Berkowitz [3]	1982	166	Fall-Kontroll	Frühgeburten: durch C kein erhöhtes Risiko
Linn [20]	1982	12400	retrospektiv	Keine Korrelation von C zu Geburtsdefekten
Rosenberg [30]	1982	2030	Fall-Kontroll	Fehlgebildete Kinder: Keine Korrelation zu C
Kirkinen [16]	1983	20	Blutfluß	Abnahme des plazentaren Blutflusses um 23% nach 200 mg C
Kurppa [18]	1983	706	Fall-Kontroll	Fehlgebildete Kinder: C>4 Tassen: leicht erhöhtes Risiko
Tebbut [35]	1984	52	prospektiv	Keine Korrelation von C zum Ausgang der SS
Fricker [11]	1985	996	retrospektiv	C>4 Tassen: Motorik u. Orientierung gestört
Resch [28]	1985		Fetale Herzfrequenz	Am Fetalherz durch C Frequenzanstieg
Watkinson [38]	1985	284	retrospektiv	C>300 mg ($n=12$): Abnahme von Kindgewicht und Kopfumfang
Srisuphan [33]	1986	3135	prospektiv	Relatives Abortrisiko: C>150 mg um 70% erhöht

nen Zusammenhang zwischen Geburtsdefekten bei hohem mütterlichem Coffeinkonsum (> 600 mg) an. Rosenberg [30] und Kurppa [18] kommen in Fall-Kontrollstudien an fehlgebildeten Kindern zum Schluß, daß Coffein kein oder zumindest nur ein sehr schwaches Teratogen sei. Linn et al. [20] fanden bei 12 400 Schwangeren keine Assoziation zwischen Coffeinkonsum und fetaler Fehlbildungen. Ebenso konnte Heinonen in einer Fall-Kontrollstudie keinen derartigen Zusammenhang herstellen [13].

Berichte über Kinder mit niedrigen Geburtsgewichten bei Müttern mit *normalem* Kaffeekonsum müssen vorsichtig beurteilt werden, da Kaffee- häufig mit Nikotingenuß vergesellschaftet ist [20, 21]. Prospektive Untersuchungen bei exzessiven, nichtrauchenden Kaffeetrinkerinnen zeigten jedoch in dieser Gruppe eine signifikante Häufung mangelentwickelter Kinder [22, 37, 38]. Als mögliche Erklärung für die Gewichtsreduktion kommt eine Noradrenalin mediierte Verminderung der Uterusdurchblutung in Frage [24]. Kirkinen et al. [16] fanden bei Schwangeren im letzten Trimenon nach Gabe von 2 Tassen Kaffee (etwa 200 mg Coffein) eine signifikante Reduktion des intervillösen Blutflusses um 23% bei unverändertem Blutfluß in der Nabelvene. Experimente bei Schafen zeigten jedoch erst bei hohen Coffeindosen (24 mg/kg) eine meßbare Durchblutungsverminderung [9].

In einer retrospektiven Studie wurde bei Schwangeren mit einem Coffeinkonsum von > 600 mg Coffein/die ein überproportional hohes Auftreten von Aborten, Früh- und Totgeburten beobachtet [39]. Eine kausale Beziehung konnte jedoch nicht gesichert werden, da andere Einflußgrößen nicht ausgeschlossen werden konnten und die Anzahl der Frauen mit einem so hohen Konsum gering war ($n = 16$). Dennoch fand sich in einer neueren prospektiven Untersuchung [33] nach Multivarianzanalyse zum Ausschluß anderer Risiken das relative Abortrisiko bereits bei einer täglichen Coffeinaufnahme von 150 mg auf 1,7 erhöht. Die Autoren glauben, daß möglicherweise andere Inhaltsstoffe, die neben dem Coffein im Röstkaffee zu finden sind wie z.B. Benzopyrene und Chlorsäure für die Erhöhung der Spontanabortrate verantwortlich sein könnten. Andere Autoren fanden allerdings selbst bei wesentlich höheren Coffeindosen (> 600 mg) keine Zunahme der Abortrate [34, 35]. Ein Einfluß von Coffein auf die Frühgeburtlichkeit wird mehrheitlich verneint [3, 35, 38].

Fricker et al. fanden bei Neugeborenen, deren Mütter mehr als 4 Tassen Kaffee tranken, bei Untersuchungen zwischen dem 3.-5. Lebenstag Orientierung und Motorik der Kinder gestört und führten dies am ehesten auf eine Entzugssymptomatik zurück [11]. Bei Frühgeburten wurde nach Absinken des Coffeinspiegels das vermehrte Auftreten von Apnoen beobachtet [10, 15, 36], wobei fraglich ist, ob das Coffein über einen Anstieg von Adenosinrezeptoren, die bei Hypoxie aktiviert werden, Atemdepressionen auslöst [36] oder ob es als Phosphodiesterase Inhibitor – ähnlich wie das Aminophyllin – ein respiratory distress syndrome kupieren hilft [10].

Die in Tabelle 4 aufgelisteten Studien beschreiben die Auswirkung von Coffein bei 41 067 Schwangeren und zeigen inkonsistente Resultate bezüglich einer negativen Auswirkung auf die Schwangerschaft. Falls überhaupt solche Auswirkungen festzustellen sind, scheint es eine deutliche Dosis-Wirkung-Beziehung zu geben, die mehrheitlich zwischen 400 und 600 mg Coffein/die gesehen wird [11, 12, 18, 37, 39]. Dies entspricht etwa einem Konsum von 4-6 Tassen Kaffee pro

Tag, der von 3 bis 18% der Schwangeren erreicht wird [3, 10, 11, 21, 28, 38]. Möglicherweise sind die gesehenen Effekte aber auch im Zusammenhang mit der so erfolgten Selektion einer sozialen Gruppe zu sehen, so daß hoher Coffeinverbrauch eher Marker für eine risikobehaftetere Schwangerengruppe denn Auslöser gruppenspezifischer Unterschiede wäre [19, 22].

Zusammenfassung und Empfehlung

Die ungestörte Plazentapassage von Coffein und rasche Equilibrierung zwischen mütterlichem und fetalem Plasma bei gleichzeitig stark verlangsamter Metabolisierungsrate setzt den Feten jeweils für mehrere Stunden nach mütterlichem Konsum den pharmakologischen Eigenschaften dieser Droge aus. Bei regelmäßigem Konsum ist zu erwarten, daß der Fetus ständig mit einem gewissen Coffeinspiegel leben muß, wie es auch die Messungen im Urin Neugeborener, in denen man bis zu 40,3 ug/l Coffein nachweisen konnte, belegen [2, 10, 15]. Coffein scheint jedoch nach den bisher vorliegenden Untersuchungen an Schwangeren keine teratogene Substanz zu sein. Dennoch finden sich in einigen Arbeiten Hinweise für eine Erhöhung der Abortrate, der Inzidenz mangelentwickelter Kinder, der fetalen Herzfrequenzerhöhung, einer plazentaren Durchblutungsverminderung sowie passagerer Verhaltensstörungen bei Neugeborenen nach mütterlichem Coffeinkonsum [11, 13, 16, 28, 33, 37, 38, 39]. In der Mehrzahl der Untersuchungen wird ein Coffeineffekt erst ab Dosen von 400 mg/die, in einzelnen Arbeiten bereits aber schon ab 200 mg/die gesehen [16, 33]. Um Risiken weitgehendst auszuschließen sollte deshalb die Empfehlung für die Schwangeren lauten, den Genuß von Kaffee auf 2–3 Tassen pro Tag zu beschränken. Alleiniger mäßiger Konsum von Tee oder Cola hat keine negativen Auswirkungen auf die Schwangerschaft. Dies liegt vor allem an dem relativ niedrigen Coffeingehalt dieser Getränke. Schokolade enthält ebenfalls nur geringe Mengen von Coffein. In Anbetracht zunehmender Halbwertszeit in der Schwangerschaft sollte vor allem im letzten Trimenon bei gleichzeitigem Konsum von Kaffee, Tee, Cola und Schokolade an eine mögliche Kumulation gedacht werden. Dasselbe gilt für die Verabreichung coffeinhaltiger Medikamente.

Vorarbeiten [31] zu dieser Übersichtsarbeit wurden im Departement für Frauenheilkunde Klinik und Poliklinik der Geburtshilfe der Universität Zürich, Direktor Prof. Dr. A. Huch und im Perinatalphysiologischen Labor, Leitung: Prof. Dr. Dr. R. Huch durchgeführt.

Literatur

1. Aldridge A, Bailey J, Neims AH (1981) The disposition of caffeine during and after pregnancy. Semin Perinatal 5: 310
2. Aldridge A, Aranda JV, Neims AH (1979) Caffeine metabolism in the newborn. Clin Pharmacol Ther 25: 447
3. Berkovitz GS, Holford TR, Berkowitz RL (1982) Effects of cigarette smoking, alcohol, coffee and tea consumption on preterm delivery. Early Hum Dev 7: 239
4. Berlin CM, Denson HM, Daniel CH, Ward RM (1984) Disposition of dietary caffeine in milk, saliva, and plasma of lactating women. Pediatrics 73: 59

5. Borlee I, Lechat MF, Bouckaert A, Misson C (1978) Coffee, risk factor during pregnancy? Louvain Med 97: 279
6. Borstel RW von (1983) Caffeine: Metabolism. Food Technology 40
7. Brazier JL, Ritter J, Berland M, Khenfer D, Faucon G (1983) Pharmacokinetics of caffeine during and after pregnancy. Dev Pharmacol Ther 6: 315
8. Collins TFX, Welsh JJ, Black TN, Collins EV (1981) A study of the teratogenic potential of caffeine given by oral intubation to rats. Regul Toxicol Pharmacol 1: 355
9. Conover WB, Key TC, Resnik R (1983) Maternal cardiovascular response to caffeine infusion in the pregnant ewe. Am J Obstet Gynecol 145: 534
10. Dumas M, Gouyon JB, Tenenbaum D, Michiels Y, Escousse A, Alison M (1982) Systematic determination of caffeine plasma concentrations at birth in preterm and full-term infants. Dev Pharmacol Ther 4: 182
11. Fricker HS, Bürgi W, Kaufmann H, Bruppacher R, Kipfer H, Gugler E (1985) Schwangerschaftsverlauf in einem repräsentativen Schweizer Kollektiv: II. Genußmittel in der Schwangerschaft. Schweiz Med Wochenschr 115: 381
12. Hallal JC (1986) Are coffee, cold tablets, and chocolate innocuous or is their caffeine hazardous to your patients' health? Am J Nurs 86: 423
13. Heinonen OP, Slone D, Shapiro S (1977) Caffeine and other xanthine derivatives. In: Birth defects and drugs in pregnancy. Publishing Sciences Goup, Inc, Littleton
14. IFT: Institute of Food Technologists Expert Pannel on Food Savety and Nutrition (1983) Coffeine. A scientific status summary.
15. Khanna NN, Somani SM (1984) Maternal coffee drinking and unusually high concentrations of coffeine in the newborn. Clin Toxicol 22: 473
16. Kirkinen P, Jouppila P, Koivula A, Vouri J, Puukka M (1983) The effect of caffeine on placental and fetal blood flow in human pregnancy. Am J Obstet Gynecol 147: 939
17. Knutti R, Rothweiler H, Schlatter C (1982) The effect of pregnancy on the pharmacokinetics of caffeine. Arch Toxicol [Suppl] 5: 187
18. Kurppa K, Holmberg PC, Kuosma E, Saxen L (1983) Coffee consumption during pregnancy and selected congenital malformations: A nationwide case-control study. Am J Public Health 73: 1397
19. Leviton A (1983) Behavioral effects. Food Technol 44
20. Linn S, Schoenbaum SC, Monson RR, Rosner B, Stubblefield PG, Ryan KJ (1982) No association between coffee consumption and adverse outcomes of pregnancy. N Engl J Med 306: 141
21. Martin JC (1982) An overview: Maternal nicotine and caffeine consumption and offspring outcome. Neurobehav Toxicol Teratol 4: 421
22. Mau G, Netter P (1974) Kaffee- und Alkoholkonsum – Risikofaktoren in der Schwangerschaft? Geburtshilfe Frauenheilkd 34: 1018
23. Miles CI (1983) FDA status. Food Technol 48
24. Morris MB, Weinstein L (1981) Caffeine and the fetus: Is trouble brewing? Am J Obstet Gynecol 140: 607
25. Oser BL, Ford RA (1981) Caffeine: An update. Drug Chem Toxicol 4: 311
26. Parsons WD, Neims AH (1978) Effect of smoking on caffeine clearance. Clin Pharmacol Ther 24: 40
27. Rall TW (1980) Central nervous system stimulans. The xanthines. In: Goodman, Gilman (eds) The pharmacological basis of therapeutics, 6 edn. MacMillan Publ CO, INC, New York, p 592
28. Resch BA, Papp JG, Gyüngyüsi J, Szell SJ (1985) Die Wirkung des Koffeins auf die fetale Herzfrequenz und die Koffeinkonsum-Gewohnheiten der Schwangeren. Zentralbl Gynäkol 107: 1249
29. Roberts HR, Barone JJ (1983) Caffeine: history and use. Food Technol 32
30. Rosenberg L, Mitchell AA, Shapiro S, Slone D (1982) Selected birth defects in relation to caffeine-containing beverages. JAMA 247: 1429
31. Schneider KTM, Schlatter J (1986) Koffein und Schwangerschaft. Gynäkol Prax 10: 21
32. Skalko RG, Poche PD, Kwasigroch TE (1984) The toxicology of chemical interactions during pregnancy in the mouse: caffeine and phenytoin. Toxicology 30: 7
33. Srisuphan W, Bracken MB (1986) Caffeine consumption during pregnancy and association with spontaneous abortion. Am J Obstet Gynecol 154: 14

34. Streissguth AP, Barr HM, Martin DC, Herman CS (1980) Effects of maternal alcohol, nicotine, and caffeine use during pregnancy on infant mental and motor development at eight months. Alcoholism 4: 152
35. Tebbutt IH, Teare AJ, Meek JH, Mallett KA, Hawkins DF (1984) Caffeine, theophylline and theobromine in pregnancy. Biol Res Pregnancy 5: 174
36. Toubas PL, Duke JC, McCaffree MA, Mattice CD, Bendell D, Orr WC (1986) Effects of maternal smoking and caffeine habits on infantile apnea: A retrospective study. Pediatrics 78: 159
37. Van den Berg BJ (1977) Epidemiologic observations of prematurity: effects of tobacco, coffee and alcohol. In: Reed, Stanley (eds) The epidemiology of prematurity, Urban and Schwarzenberg, Baltimore München, p 156
38. Watkinson B, Fried PA (1985) Maternal caffeine use before, during and after pregnancy and effects upon offspring. Neurobehav Toxicol Teratol 7: 9
39. Weathersbee PS, Olsen LK, Lodge JR (1977) Topics in primary care: Caffeine and pregnancy – a retrospective survey. Postgrad Med 62: 64
40. Wells SJ (1984) Caffeine: Implications of recent research for clinical practice. Am J Orthopsychiatry 54: 375

Welche Medikamente sind erlaubt, welche sollte man meiden, welche sind kontraindiziert?

Ralf Stahlmann und Diether Neubert

Institut für Toxikologie und Embryopharmakologie, Freie Universität Berlin

Der Titel dieser Übersicht kann nur als rhetorische Frage verstanden werden. Es ist natürlich klar, daß nicht die gesamte Arzneimittelvielfalt auf einigen Seiten in „gut" und „schlecht" eingeteilt werden kann. Darüber hinaus ist die Tatsache zu berücksichtigen, daß leider auch heutzutage – nachdem unser Bewußtsein für Arzneimittelrisiken während der Schwangerschaft seit mehreren Jahrzehnten geweckt worden ist – für die ganz überwiegende Mehrheit der heute üblichen Arzneimittel die im Titel gestellte Frage aufgrund fehlender Informationen nicht beantwortet werden kann. Im folgenden soll zunächst durch Darstellung der wichtigsten *Prinzipien* der *Pränatal-Toxikologie* klargemacht werden, welche Schwierigkeiten und Probleme bei der Erstellung relevanter Daten in diesem Fachgebiet vorhanden sind. Anschließend werden einige ausgewählte Arzneimittelgruppen, die erfahrungsgemäß im ärztlichen Alltag immer wieder einmal unter dem Aspekt der möglichen Embryotoxizität beurteilt werden müssen, nach einem von uns kürzlich vorgeschlagenen Klassifizierungsschema eingeteilt und diskutiert. Durch die kompakte Darstellung aller verfügbaren Informationen über Arzneimitteltherapie in der Schwangerschaft in dieser Zusammenstellung sollte es den praktisch tätigen Kollegen möglich sein, sich bei Bedarf rasch darüber zu informieren, ob die Verordnung eines bestimmten Medikamentes bei einer Schwangeren „erlaubt, problematisch oder kontraindiziert" ist.

Eine befriedigende Zusammenstellung aller reproduktions-toxikologischen Daten über Arzneimittel existiert bisher nicht. Die entsprechenden Informationen sind in einer größeren Zahl von Büchern und Zeitschriften verstreut. Es gibt allerdings einige Publikationen, die jeweils einen Teil der Daten zusammenfassen [1–8].

Allgemeine Vorbemerkungen

Bestimmte Arzneimittel müssen auch während der Schwangerschaft eingenommen werden, um Erkrankungen der Mutter zu behandeln; gelegentlich ist auch eine Arzneimittelverordnung indiziert, um Gefahren für das Kind abzuwenden. Die zuletzt genannte Indikation macht jedoch nur einen geringen Teil der Arzneimittelexposition während der Schwangerschaft aus. Insgesamt muß festgestellt werden, daß heute, trotz der Erfahrung der Thalidomid-Katastrophe, immer noch *zuviele* Arzneimittel während der Schwangerschaft eingenommen werden.

Glücklicherweise ist nach unserem gegenwärtigen Kenntnisstand die Anzahl der Substanzen, die bei therapeutischer Dosierung in einem hohen Prozentsatz zu kindlichen Fehlbildungen führen, außerordentlich klein. Einschränkend muß allerdings festgestellt werden, daß von den meisten Medikamenten keine verläßlichen Informationen über Nebenwirkungen auf das Ungeborene vorliegen. Das bedeutet, daß für sehr viele Arzneimittel eine relativ geringe Erhöhung der Fehlbildungsrate nicht mit hinreichender Sicherheit ausgeschlossen werden kann.

Inzidenz „spontaner" Fehlbildungen

Beim Menschen, und wahrscheinlich auch bei anderen Primaten, läuft die pränatale Entwicklung häufig nicht fehlerfrei ab. Man muß davon ausgehen, daß im Mittel etwa 50% aller implantierten Keime vor der Geburt sterben, die meisten in der Frühschwangerschaft. Etwa die Hälfte der spontanen, klinisch manifesten Aborte (10 bis 20% der Lebendgeborenen) weist Chromosomen-Abberationen auf (überwiegend non-disjunctions), die mit dem Leben offenbar nicht vereinbar sind.

Die „Spontanrate" der bei der Geburt erkennbaren grobstrukturellen Abnormitäten liegt bei 2–4%, ein etwa gleich großer Anteil manifestiert sich im Laufe des ersten Lebensjahres. Bei diesen Angaben wurden die möglichen funktionellen Defekte noch nicht berücksichtigt.

Die spontan auftretenden Manifestationen pränatal-toxischer Effekte haben anscheinend ganz überwiegend *endogene* Ursachen. Jede, durch Medikamente oder andere exogene Ursachen ausgelöste Schädigung muß daher als zusätzlicher Effekt zu diesen spontanen Fehlbildungsraten imponieren und vor diesem Hintergrund beurteilt werden. Es ist zur Zeit unmöglich, den Anteil *exogen* induzierter pathologischer Zustände an der Gesamtrate abzuschätzen.

Phasenspezifität „teratogener" Wirkungen

Die Auslösung von grobstrukturellen kongenitalen Abnormitäten (Fehl- oder Mißbildungen) ist nur während eines definierten Zeitraumes („Organogenese-Phase") möglich. Diese Periode der pränatalen Entwicklung, die für jede einzelne Abnormität unterschiedlich ist, bezeichnet man als die entsprechende „kritische Phase" zur Auslösung der betreffenden Abnormität. Nach Abschluß der speziellen Organogenese kann eine grobstrukturelle Fehlbildung an dem entsprechenden Organ dann nicht mehr entstehen. So konnten die Mesomelien der Thalidomid-Embryopathie beim Menschen nur in der 4. und 5. Gestationswoche (also nur während einer Periode von 2 Wochen) entstehen. Da sich andererseits z.B. der Gaumen beim Menschen erst in der 9. Woche schließt, ist die Erzeugung einer Gaumenspalte durch entsprechende Teratogene grundsätzlich bis zu diesem Zeitpunkt möglich. *Universelle* Teratogene (z.B. Alkylantien oder ionisierende Strahlen) können – in entsprechender Dosierung – die Ausbildung mehrerer Organanlagen beeinflussen. Deshalb kann sich ihre teratogene Wirkung über einen relativ langen Zeitraum während der Schwangerschaft erstrecken.

Informationsquellen über embryo-/fetotoxische Wirkungen

Informationen über das embryo-/fetotoxische *Potential* (qualitative Aussage) oder eine entsprechende toxische *Potenz* (quantitative Aussage) von Substanzen stammen aus:

- Beobachtungen beim Menschen und (oder)
- experimentellen Studien (tierexperimentell oder eventuell aus in-vitro-Untersuchungen).

Beide Informationsquellen besitzen einige Vorteile aber auch erhebliche Nachteile.

Studien beim Menschen sind zwar von direkter Relevanz, aber sie sind oft in ihrer Aussage fragwürdig oder schwer zu interpretieren (confounding factors). Entsprechende Studien sind sehr oft zu klein angelegt, um eine verläßliche Schlußfolgerung zu gestatten. Darüber hinaus gibt es überhaupt nur für eine geringe Anzahl von Medikamenten entsprechende Untersuchungen. Viele Publikationen über klinische Beobachtungen zu diesem Problemkreis haben eher den Charakter von erweiterten Kasuistiken, als den einer epidemiologischen Studie und sind, aufgrund der erläuterten Schwierigkeiten (Spontanrate!) weitgehend wertlos. Naturgemäß können Studien beim Menschen nur bereits aufgetretene Schädigungen erkennen - eine echte *Prävention* ist nur durch tierexperimentelle Untersuchungen möglich.

Die Relevanz von Ergebnissen experimenteller Studien für den Menschen ist häufig - und besonders in quantitativer Weise - nur schwer abzuschätzen.

Einteilung der Medikamente in teratologische „Risikoklassen"

Wiederholt ist von verschiedenen Seiten der Versucht gemacht worden, die Daten zur pränatalen oder perinatalen Toxizität von Arzneimitteln mit einfachen Mitteln zu beurteilen. Das Resultat dieser Bemühungen sind Tabellen in denen Pharmaka oder andere Chemikalien in zwei oder drei Kategorien eingeteilt werden; etwa nach dem Schema: „teratogen" und „nicht-teratogen".

Diese Versuche waren bisher alle nicht überzeugend. Eine solche für den Arzt bestimmte Information war fast immer mißverständlich und oft sogar falsch. Komplexe Sachverhalte lassen sich eben selten mit wenigen Zeichen ausdrücken. Obgleich ein Schritt in der richtigen Richtung, befriedigt auch die in der „Roten Liste" erstmals 1985 vorgeschlagene Einteilung keinesfalls, da sie in wesentlichen Teilen auf nicht belegten *Vermutungen* beruht. So ist die Aussage „bei umfangreicher Anwendung am Menschen ist kein erhöhtes embryotoxisches/teratogenes Risiko erkannt worden" weitgehend wertlos; wie in den allgemeinen Vorbemerkungen ausgeführt wurde, läßt sich eine derartige Aussage nur auf der Grundlage von außerordentlich umfangreichen prospektiven Studien treffen.

Wir haben versucht alle Monopräparate der „Roten Liste 1986" unter Berücksichtigung der publizierten tierexperimentellen und epidemiologischen Daten in ein 12fach gegliedertes *System von Risikoklassen* einzuordnen [5].

Die von uns zusammengestellte Dokumentation über das pränatal-toxische Risiko eines Arzneistoffes wird auf *drei* verschiedenen *Informationsebenen* wiedergegeben, die als Einheit betrachtet werden müssen und keineswegs isoliert werden dürfen:

1. Eine Zuordnung zu einer von 12 unterschiedlich definierten „Risikoklassen".
2. Bei entsprechender Notwendigkeit die Ergänzung dieser Einordnung durch einen *allgemeinen Kommentar* zu der *Wirkstoffgruppe,* in dem die möglichen em-

Tabelle 1. Verteilung der Medikamente auf Risikoklassen

Klasse	Mensch	Tier	Anteil	Klasse	Mensch	Tier	Anteil
1a	−	−	<1%	4a	(+)	−	0
1b	−	?	<1%	4b	(+)	?	<1%
1c	−	+	1,8%	4c	(+)	+	1,6%
2	?	−	11%	5a	+	−	0
Z	?	?	70%	5b	+	?	<1%
3	?	+	12%	5c	+	+	2,2%

bryo-/fetotoxischen Probleme bei der Behandlung einer Schwangeren mit irgendeinem Medikament dieser Wirkstoffgruppe dargestellt werden. (Beispiel: Probleme bei der Abschätzung der pränatal-toxischen Wirkungen von Antiepileptika, da offenbar auch durch die Erkrankung „Epilepsie" das Risiko kongenitaler Fehlbildungen erhöht wird).

3. Weitere Ergänzung dieser Informationen durch spezielle Hinweise, die nur für eine bestimmte Substanz Bedeutung haben (Beispiel: Empfehlung zur Bestimmung von alpha-1-Fetoprotein, wenn während der Schwangerschaft *Valproinsäure* verabreicht wurde).

Die eigentliche Klassifizierung der Arzneimittel erfolgt nach folgendem Schema:

- — kein Effekt
- (+) Verdacht
- + sicherer Effekt
- ? unzureichende Daten

Ausgehend von den epidemiologischen Daten (denen – wenn vorhanden – Priorität gegeben wird) ergeben sich danach 4 Gruppen, die nochmals unter Berücksichtigung der tierexperimentellen Befunde in jeweils drei Untergruppen (−), (?) und (+) – also insgesamt 12 Klassen – unterteilt werden. In drei der ursprünglich entstandenen Klassen wurde zur weiteren Differenzierung die Nomenklatur a, b und c benutzt. Nur in den Fällen – und das ist die weitaus größte Gruppe von Medikamenten – wo keine ausreichenden Erfahrungen beim Menschen vorliegen (Symbol „?") haben wir die drei Untergruppen mit „2", „3" und „Z" bezeichnet, um ganz deutlich zu machen, daß ein bestimmtes Arzneimittel – über dessen Risiko bei einer Gabe während der Schwangerschaft nichts bekannt ist – unterschiedlich bewertet werden muß, wenn das Tierexperiment ein eindeutiges teratogenes Potential erkennen läßt, oder wenn keine entsprechenden Hinweise vorliegen. Es wurden nur die folgenden Tierspezies berücksichtigt: Maus, Ratte, Kaninchen und Primaten. In die Kategorie 2 wurde eine Substanz nur dann eingeordnet wenn die entsprechende Substanz bei mindestens *zwei* Spezies (Nager und Nichtnager) kein teratogenes Potential erkennen ließ. Eine klare teratogene Wirkung bei *einer* Spezies führte zur Einordnung in die Kategorie 3, auch wenn sich in Untersuchungen mit anderen Spezies keine entsprechende Wirkung erkennen ließ. Reproduktions-toxikologische Untersuchungen beim Hamster, Meerschweinchen, Hühnerembryo oder anderen Tierspezies wurden nicht berücksichtigt, weil die Relevanz entsprechender Befunde für den Menschen zur Zeit zweifelhaft ist.

Zusammenfassend lassen sich die resultierenden Klassen folgendermaßen beschreiben (das entsprechende *Risiko* nimmt mit der *Höhe der Gruppenzahl zu*):

1. Offenbar kein erhöhtes pränatal-toxisches Risiko für den Menschen bei therapeutischer Dosierung

2. Es liegen keine epidemiologischen Studien vor; kein Hinweis auf pränatal-toxische Effekte aus Tierversuchen

3. Es liegen keine epidemiologischen Studien vor; eindeutige pränatal-toxische Effekte im Tierversuch

4. Begründeter Verdacht auf pränatal-toxische Effekte beim Menschen

5. Eindeutiges pränatal-toxisches Risiko für den Menschen

Z. Es liegen weder epidemiologische noch tierexperimentelle Studien vor. Der *Buchstabe „Z"* wurde willkürlich für die Bezeichnung dieser größten Gruppe von Medikamenten ausgewählt. Durch diese Wahl soll deutlich gemacht werden, daß diese Arzneimittel sich nicht in das Klassifizierungsschema – in dem primär *Ziffern* verwendet werden – einordnen lassen. Dieses Symbol wurde auch deshalb gewählt, um Verwechslungen mit dem System der „Roten Liste" zu vermeiden, in dem die Medikamente in Gruppen von A bis F eingeteilt werden.

Mit den Sub-Klassen ergibt sich folgendes Schema (Tabelle 1); in der Spalte „Anteil" wurde der prozentuale Anteil der Medikamente aus der „Roten Liste 1986" (ausschließlich Mono-präparate) angegeben, der von uns in dieser betreffenden „Risikogruppe" eingeordnet wurde. Die Gesamtzahl der im Register der INN – Namen angegebenen Monosubstanzen (geringfügig aktualisiert und erweitert) beträgt etwa 1500.

In der folgenden Darstellung relevanter Wirkstoffgruppen werden ganz überwiegend systemisch wirksame Arzneistoffe aufgeführt, die als Monopräparate in der „Roten Liste" 1986 enthalten sind und über deren teratogenes Risiko – beim Mensch und/oder Tier – eine Aussage möglich ist. Wirkstoffe, die nach unserer Systematik der Kategorie „Z" angehören, werden nicht mit aufgeführt.

Antiepileptika

Allgemeiner Kommentar zur Wirkstoffgruppe

Bei einigen Substanzen aus dieser Gruppe besteht der begründete Verdacht eines erhöhten teratogenen Risikos bei Anwendung während der Schwangerschaft. Allerdings scheint bereits die *Erkrankung Epilepsie* zu einer erhöhten Frequenz von Fehlbildungen zu führen. Es ist außerordentlich schwer, abzuschätzen, inwieweit die veränderte Fehlbildungsrate bei Kindern von behandelten Epileptikerinnen auf der Erkrankung oder auf der Medikation beruht. Im Tierversuch lassen die Antiepileptika meist nur ein geringes teratogenes Potential erkennen.

Unter praktischen Gesichtspunkten lassen sich die folgenden Empfehlungen aussprechen:

a. Wenn möglich sollte vor einer Schwangerschaft ein Auslaßversuch unternommen werden, um eine unnötige Behandlung zu vermeiden.
b. Da das Absetzen des Medikamentes während der Schwangerschaft zu Krampfanfällen mit ernsten Konsequenzen für die Schwangere und das Kind führen kann, ist eine Therapie auch in der Schwangerschaft oft unerläßlich.
c. Nach Möglichkeit sollte eine Monotherapie durchgeführt werden; eine Kombinationstherapie scheint ein besonders hohes teratogenes Risiko zu beinhalten.
d. Da während der Schwangerschaft die Pharmakokinetik der meisten Arzneimittel verändert ist sollte eine durch Blutspiegel-Kontrolle überwachte und optimal dosierte antiepileptische Behandlung durchgeführt werden.

Tabelle 2. Einordnung von Antiepileptika in Risikoklassen

Substanz	Warenzeichen (z. B.)	Risikoklasse
Carbamazepin	Tegretal, Timonil	4 c
Clonazepam	Rivotril	3
Ethosuximid	Petnidan, Pyknolepsinum	3
Phenobarbital	Luminal	1 c
Phenytoin	Phenhydan, Zentropil	5 c
Primidon	Liskantin, Mylepsinum	4 c
Trimethadion	Tridione	4 c
Valproinsäure	Ergenyl, Orfiril	4 c

Für andere Antiepileptika läßt sich aufgrund mangelnder Informationen keine Einordnung vornehmen; sie fallen in die Kategorie „Z"

e. Bei der Anwendung von Antiepileptika während der Schwangerschaft werden gehäuft (bis zu 20%?) „geringgradige Anomalien" registriert (breite Nase, enge Lidspalte, Dysplasie der Nägel oder Endphalangen usw.); abgesehen von diesen Anomalien besteht für eine nach den erwähnten Richtlinien behandelte Epileptikerin eine etwa 90%ige Chance ein gesundes Kind zu bekommen.
f. Die Auswahl des spezifischen Medikamentes scheint unter pränatal-toxikologischen Aspekten eine untergeordnete Rolle zu spielen.

Die Einordnung in Risikoklassen ist in Tabelle 2 aufgeführt.

Spezielle Hinweise

Phenobarbital. In einer prospektiven Studie wurden 1415 Mutter-Kind-Paare erfaßt; in diesem Kollektiv war keine Risikoerhöhung erkennbar.

Phenytoin. In einer prospektiven Studie wurden 132 Mutter-Kind-Paare erfaßt; in diesem Kollektiv war keine Risikoerhöhung erkennbar. Da nach verschiedenen Antiepileptika ähnliche Anomalien beobachtet wurden, erscheint es nicht mehr gerechtfertigt von einem „Phenytoin-Syndrom" (Diphenylhydantoin- oder DPH-Syndrom) zu sprechen.

Trimethadion. Aufgrund gehäufter Kasuistiken von Fehlbildungen wurde beim Menschen ein „Trimethadion-Syndrom" postuliert; die Substanz sollte während der Schwangerschaft nicht gegeben werden.

Valproinsäure. Bei Eintritt einer Schwangerschaft unter Valproinsäure wird eine alpha-1-Fetoproteinbestimmung empfohlen, da die Gefahr einer Spina-bifida-Fehlbildung beim Kind besteht.

Antihistaminika (H1-Antagonisten)

Allgemeiner Kommentar zur Wirkstoffgruppe

Antihistaminika besitzen diverse pharmakologische Eigenschaften. Unter den hier diskutierten Aspekten ist besonders ihre Anwendung als Antiemetika bei Schwan-

Tabelle 3. Einordnung von Antihistaminika in Risikoklassen

Substanz	Warenzeichen (z. B.)	Risikoklasse
Buclizin	Posdel	3
Dimenhydrinat	Dramamine, Vomex A	1a
Diphenhydramin	Sekundal-D Tabletten	1a
Doxylamin	Hoggar N, Mereprine	1a
Hydroxyzin	Atarax, Masmoran	3
Ketotifen	Zaditen	2
Meclozin	Bonamine, Peremesin	1c
Pheniramin	Avil	1b

Für andere Antihistaminika läßt sich aufgrund mangelnder Informationen keine Einordnung vornehmen; sie fallen in die Kategorie „Z"

gerschaftserbrechen von Interesse. Prinzipiell muß berücksichtigt werden, daß auch Antiemetika während der Gravidität keineswegs großzügig verordnet werden sollten, da die Prognose für eine sonst komplikationsfreie Schwangerschaft beim Auftreten von Übelkeit und Erbrechen (ohne massive Elektrolytverluste) besser ist als ohne diese Symptome.

Da einige Substanzen dieser Stoffklasse im Tierexperiment ein teratogenes Potential erkennen lassen, wurde in der Vergangenheit große Aufmerksamkeit auf mögliche Zusammenhänge zwischen einer Medikation mit diesen Arzneimitteln in der Frühschwangerschaft und kindlichen Fehlbildungen gelegt. Einige dieser „epidemiologischen Studien" weise erhebliche Mängel auf und haben unter der Ärzteschaft und auch in der allgemeinen Bevölkerung zu einer erheblichen Unruhe geführt, da angeblich ein Kausalzusammenhang bestehen sollte. Wie bei kaum einer anderen Arzneimittelgruppe läßt sich an diesem Beispiel jedoch demonstrieren, daß aufgrund der enormen Verordnungshäufigkeit dieser Präparate im 1. Trimenon (mehrere zig Millionen) und aufgrund der „spontanen" Fehlbildungsrate von ca. 3%, aus rein statistischen Gründen in zahlreichen Fällen Fehlbildungen mit der Einnahme des Präparates assoziiert sein müssen, ohne daß diese Tatsache auf einen Kausalzusammenhang hinweisen würde. Einige Antihistaminika gehören mit zu den am besten während der Schwangerschaft untersuchten Arzneimitteln und ihre Unbedenklichkeit kann als erwiesen angesehen werden. Leider wurde die früher häufig verordnete Kombination aus Doxylamin und Pyridoxin (Lenotan®) aufgrund von falsch interpretierten Studien vom Markt genommen, so daß heute die am besten untersuchten Präparate nicht mehr verordnet werden können.

Die Einordnung in Risikoklassen ist in Tabelle 3 aufgeführt.

Spezielle Hinweise

Dimenhydrinat (= Diphenhydramin + 8-Chlortheophyllin). In einer prospektiven Studie wurden 319 Mutter-Kind-Paare erfaßt; es war keine Risikoerhöhung nachweisbar.

Diphenhydramin. In prospektiven Studien wurden 595 bzw. 361 und 270 Mutter-Kind-Paare erfaßt; es war keine Risikoerhöhung nachweisbar.

Doxylamin. In einer prospektiven Studie wurden 1169 Mutter-Kind-Paare erfaßt; es war keine Risikoerhöhung nachweisbar. Doxylamin (früher Bestandteil der Lenotan-Kombination) gehört mit zu den wenigen epidemiologisch gut untersuchten Arzneimitteln.

Meclozin. In einer prospektiven Studie wurden 1014 Mutter-Kind-Paare erfaßt; es war keine Risikoerhöhung bei der Gesamt-Fehlbildungsrate erkennbar; bei Auswertung der Augen- und Ohren-Fehlbildungen ergab sich ein relatives Risiko von 2,8!?

Pheniramin. In einer prospektiven Studie wurden 831 Mutter-Kind-Paare erfaßt; es war keine Risikoerhöhung erkennbar.

„Gyrasehemmer" (4-Chinolone)

Allgemeiner Kommentar zur Wirkstoffgruppe

Die rasch expandierende Gruppe der Chinolone, die zur Behandlung diverser bakterieller Infektionen indiziert sind besitzen – soweit bisher bekannt – im routinemäßig durchgeführten Tierexperiment keine teratogenen Eigenschaften. Trotzdem bestehen begründete Bedenken gegenüber einer Anwendung der Präparate in der Schwangerschaft. Von seiten der Hersteller wird die „Verabreichung an Kinder und Jugendliche in der Wachstumsphase, Schwangere und Stillende" als Kontraindikation angegeben. Hintergrund dieser Empfehlungen ist die Erkenntnis, daß alle bisher untersuchten Chinolone bei einer Verabreichung an juvenile Versuchstiere (Hunde, Kaninchen, Ratten) zu Schädigungen des Gelenkknorpels führen können. Dieser spezielle toxische Effekt wurde 1977 erstmals für einige „ältere" Gyrasehemmer (Nalidixinsäure, Pipemidsäure) beschrieben. Heute steht fest, daß die Effekte teilweise irreversibel sind und bei Dosierungen beobachtet werden die nur wenig über den therapeutisch empfohlenen liegen (z. B. führt eine 1-wöchige Behandlung von juvenilen Hunden mit 20 mg *Ofloxacin*/kg KG zu den typischen Veränderungen). Beim Menschen wurden entsprechende Wirkungen bisher nicht beobachtet; doch sollten (bis zur endgültigen Klärung des Problems) vorsichtshalber die Kontraindikationen Schwangerschaft und Wachstumsphase strikt beachtet werden.

Die Einordnung in Risikoklassen ist in Tabelle 4 aufgeführt.

Tabelle 4. Einordnung von Gyrasehemmern in Risikoklassen

Substanz	Warenzeichen (z. B.)	Risikoklasse
Cinoxacin	Cinobactin	2
Ciprofloxacin	Ciprobay	2
Enoxacin	Gyramid	2
Norfloxacin	Barazan	2
Ofloxacin	Tarivid	2

Für andere Chinolone (Gyrasehemmer) läßt sich aufgrund mangelnder Informationen keine Einordnung vornehmen; sie fallen in die Kategorie „Z"

Glukokortikoide

Allgemeiner Kommentar zur Wirkstoffgruppe

Glukokortikoide sind im Tierexperiment teratogen. Die Maus ist besonders empfindlich: grobstrukturelle Fehlbildungen (Gaumenspalten) lassen sich mit *allen* Derivaten auslösen. Bei anderen Spezies (Ratte, Kaninchen) fallen die Ergebnisse teratologischer Studien mit den einzelnen Glukokortikoiden unterschiedlich aus. *Triamcinolon* ist auch beim Affen teratogen.

Beim *Menschen* wurden teratogene Effekte bisher nicht beobachtet. Bei der Auswertung eines Kollektivs von mehreren hundert Schwangeren, die nach einer Nierentransplantation mit *Prednison* und *Azathioprin* behandelt wurden, wurde keine erhöhte Fehlbildungsrate registriert. Gute Studien nach Verabreichung anderer Glukokortikoide und nach hochdosierter Therapie fehlen. Es kann jedoch als erwiesen gelten, daß es unter der Gabe von hohen Dosen zu einer Verminderung des mittleren Geburtsgewichtes kommen kann. Wenig ist über mögliche postnatale *funktionelle* Störungen (z. B. des Immunsystems) nach einer Exposition in utero bekannt; Langzeitstudien beim Menschen fehlen ganz.

Nicht selten ist eine Behandlung mit Glukokortikoiden während der Schwangerschaft unumgänglich (Asthma bronchiale, Erkrankungen des rheumatischen Formenkreises usw.). Bei diesen Indikationen empfiehlt sich der Einsatz von Prednisolon oder *natürlichen* Glukokortikoiden, da diese Substanzen am wenigsten aus den Feten übergehen.

Bei Verdacht auf *Lungenunreife* des Kindes werden Glukokortikoide kurz vor der Geburt appliziert um im Feten pharmakologisch wirksame Konzentrationen zu erreichen. Diese Indikation wird nach wie vor kontrovers diskutiert. In diesem Falle wären *synthetische* Derivate mit hoher Plazentagängigkeit (z. B. Triamcinolon) den natürlichen Nebennierenrindenhormonen vorzuziehen. Mögliche uner

Tabelle 5. Einordnung von Glukokortikoiden in Risikoklassen

Substanz	Warenzeichen (z. B.)	Risikoklasse
Beclometason	Beconase, Sanasthmyl	3
Betamethason	Betnesol, Celestan	3
Cortison	Cortison	3
Dexamethason	Auxiloson, Fortecortin	3
Fludrocortison	Astonin-H, Scherofluron	3
Hydrocortison	Alfason, Ficortril	1 c
Methylprednisolon	Medrate, Urbason	3
Paramethason	Monocortin	3
Prednisolon	Decortin-H, Predni-H	1 c
Prednison	Decortin, Predni Tablinen	1 c
Prednyliden	Decortilen	1 c
Triamcinolon	Delphicort, Volon	3
Triam.-hexacetonid	Lederlon	3

Für andere Glukokortikoide läßt sich aufgrund mangelnder Informationen keine Einordnung vornehmen; sie fallen in die Kategorie „Z"

wünschte Langzeiteffekte beim Neugeborenen nach dieser Behandlungsmaßnahme wurden bisher kaum untersucht.

Die Einordnung in Risikoklassen ist in Tabelle 5 aufgeführt.

Prostaglandine

Allgemeiner Kommentar zur Wirkstoffgruppe

Einige natürliche Prostaglandine und auch halbsynthetische Derivate haben therapeutisch in den letzten Jahren an Bedeutung gewonnen. Neuerdings werden die Wirkstoffe nicht nur aufgrund ihrer „wehenfördernden Wirkung" – bei der die pränatal-toxische Wirkung evident ist – benutzt, sondern es sind neue Indikationen hinzugetreten. Hierzu gehören die „Durchblutungsförderung" und „Schleimhautprotektion bei gastroduodenalen Ulzera". Auch bei diesen (oral applizierten) Präparaten ist in *therapeutischer* Dosierung mit einer „uterotropen" Wirkung zu rechnen (vermehrter Tonus der Uterusmuskulatur, Kontraktionen, Blutungen, eventuell Abort)! Bei einer entsprechenden Therapie muß daher sichergestellt werden, daß keine Schwangerschaft besteht oder eintreten kann. Die Frage einer möglichen embryo-/fetotoxischen Wirkung (grob-strukturelle Defekte oder funktionelle Störungen), wenn der Keim die Behandlung überlebt, ist noch völlig ungeklärt; solche Wirkungen sind jedoch nicht unwahrscheinlich.

Die Einordnung in Risikoklassen ist in Tabelle 6 aufgeführt.

Spezielle Hinweise

Alprostadil. Indikation: Durchblutungsförderung.

Misoprostol. Indikation: Ulkusmittel.

Tabelle 6. Einordnung von Prostaglandinen in Risikoklassen

Substanz	Warenzeichen (z. B.)	Risikoklasse
Alprostadil	Minprog Päd., Prostavasin	4 c
Dinoprost	Minprostin F2alpha	5 c
Dinoproston	Minprostin E2	5 c
Misoprostol	Cytotec	5 c
Sulproston	Nalador	5 c

Tabelle 7. Einordnung von Retinoiden in Risikoklassen

Substanz	Warenzeichen (z. B.)	Risikoklasse
Isotretinoin	Roaccutan	5 c
Etretinat	Tigason	5 c
Tretinoin	Airol, Eudyna	3

Retinoide

Allgemeiner Kommentar zur Wirkstoffgruppe

Ein sehr aktuelles und eindrucksvolles Beispiel teratogener Arzneimittelwirkungen beim Menschen bieten die Retinoide (= Vitamin A Derivate). Tierexperimentell ist das Fehlbildungssyndrom nach exzessiven Dosen von Vitamin A seit Jahrzehnten bekannt.

Da die Effekte nur nach sehr hoher Dosierung auftreten, ist das Risiko entsprechender Schäden nach Einnahme des *natürlichen* Vitamins während der Schwangerschaft offenbar gering, bzw. bei physiologischen Mengen nicht vorhanden. Die allgemein empfohlene Dosis von 1000 bis 10000 I. E. Retinolpalmitat beinhaltet beim Menschen kein embryotoxisches Risiko. Allerdings kann nicht angegeben werden, bei welcher Dosis des Vitamins die teratogene Wirkung beim Menschen auftritt. Aus Vorsichtsgründen sollten während der Gravidität keine Präparate eingenommen werden, die pro Dosiereinheit höhere Vitamin A Konzentrationen als oben angegeben enthalten.

Ganz anders ist die Situation bei den *Retinoiden,* die zur Behandlung von schwerer *Akne* und anderen dermatologischen Erkrankungen (z.B. Psoriasis) angeboten und offenbar viel benutzt werden. Bei einigen schweren dermatologischen Krankheitsbildern bewirken diese Arzneimittel z.T. dramatische Besserungen. In den USA liegt eine größere Erfahrung mit diesen Substanzen vor. Innerhalb weniger Jahre wurde dort das Aknemittel Accutane® einige hunderttausendmal verordnet. Inzwischen sind dort mehr als hundert Fälle von kindlichen Fehlbildungen bekannt geworden, die mit der Einnahme des Präparates im ersten Trimenon in Zusammenhang stehen. Dies ist besonders bemerkenswert, da das Arzneimittel mit besonders deutlichen Warnhinweisen und der Forderung einer absolut sicheren Kontrazeption versehen wurde. Seit kurzem liegen einige ähnliche Fallberichte auch aus der Bundesrepublik Deutschland vor.

Die Retinoide führen bei einer Einnahme in der Frühschwangerschaft in üblichen therapeutischen Dosierungen (1 mg/kg KG pro Tag) zu multiplen Fehlbildungen (Ohr, Zentralnervensystem, cardiovasculäres System etc.). Das hohe teratogene Risiko der Retinoide für den Menschen konnte relativ leicht erkannt werden, weil nach eindeutigen tierexperimentellen Befunden, die entsprechenden Kasuistiken veröffentlicht wurden, so daß heute kein Zweifel mehr an dem Kausalzusammenhang zwischen Retinoid-Therapie in der Frühschwangerschaft und den teratogenen Schäden besteht.

Die Einordnung in Risikoklassen ist in Tabelle 7 aufgeführt.

Spezielle Hinweise

Etretinat. Ein besonderes Problem bei dieser Substanz ist eine lange Verweildauer im Organismus (Eliminationshalbwertzeit: ca. 100 Tage). Während und 2 Jahre nach einer Behandlung (z.B. einer Psoriasis) mit Etretinat muß eine Schwangerschaft mit absoluter Sicherheit ausgeschlossen werden; aufgrund der vorliegenden Erfahrungen sollten Frauen im gebärfähigen Alter nicht mit Etretinat behandelt werden.

Isotretinoin. Prinzipiell gelten die gleichen Bedenken wie bei Etretinat. Wegen der kürzeren Verweildauer im Organismus gilt eine Zeitspanne von 4 Wochen nach Absetzen der Therapie als ausreichende Karenzzeit.

Tretinoin. Vitamin A-Säure (= Tretinoin) besitzt im Tierversuch bei allen untersuchten Spezies eindeutig teratogene Eigenschaften. Es wird ausschließlich lokal angewandt; es gibt bisher keinen Anhalt für ein teratogenes Risiko beim Menschen, da die perkutan resorbierten Wirkstoffmengen offenbar zu gering sind.

Sulfonamide

Allgemeiner Kommentar zur Wirkstoffgruppe

Tierexperimentelle Studien zum pränatal-toxischen Potential mit diversen Sulfonamiden sind z. T. widersprüchlich und lassen eine klare Einordnung dieser Chemotherapeutika nicht immer zu. Sie sind aber generell höchstens schwache Teratogene.

Beim Menschen führt die Einnahme im 1. Trimenon offenbar nicht zu einer Erhöhung des Fehlbildungsrisikos. Bei Berücksichtigung aller Derivate wurden in einer prospektiven Studie 1455 Mutter-Kind-Paare berücksichtigt; in diesem Kollektiv war keine Risikoerhöhung erkennbar.

Im letzten Drittel der Schwangerschaft sind Sulfonamide aufgrund ihres perinatalen Risikos kontraindiziert. Es kann durch diese Medikamente (mindestens theoretisch) zur Verdrängung von Bilirubin aus der Proteinbindung im fetalen Blut kommen. In utero kann Bilirubin über die Placenta eliminiert werden, aber postnatal besteht eine gewisse Gefahr einer Hyperbilirubinämie mit dem Risiko eines Kernikterus.

Kombinationspräparate
mit Trimethoprim oder Tetroxoprim

Sulfonamide werden heute als Monotherapeutika kaum noch benutzt. Vielmehr werden einige (mittellang wirksame) Derivate häufig in *Kombination* mit Diami-

Tabelle 8. Einordnung von Sulfonamiden in Risikoklassen

Substanz	Warenzeichen (z. B.)	Risikoklasse
Sulfadiazin	Sulfadiazin - Heyl	3
Sulfadimethoxin	Madribon	3
Sulfamethoxazol + Trimethoprim	Bactrim, Eusaprim	3
Sulfamethoxazol + Tetroxoprim	Sterinor, Tibirox	3
Sulfadoxin + Pyrimethamin	Fansidar	3

Für andere Sulfonamide läßt sich aufgrund mangelnder Informationen keine Einordnung vornehmen; sie fallen in die Kategorie „Z"

nobenzyl-pyrimidin-Derivaten bei Harnwegsinfektionen und anderen Erkrankungen eingesetzt.

Trimethoprim ist zwar ein Folsäureantagonist und besitzt damit prinzipiell eine pharmakologische Verwandtschaft zu Methotrexat und ähnlichen Substanzen, die als teratogen beim Menschen erkannt wurden. Entscheidend ist jedoch, daß bei den zur antimikrobiellen Therapie benutzten Folsäureantagonisten ein sehr großer Abstand (ca. 50000fach) zwischen den Konzentrationen besteht, die erforderlich sind, um die Dihydrofolsäurereduktase in Bakterien- oder in Säugetierzellen zu hemmen.

Die Einordnung in Risikoklassen ist in Tabelle 8 aufgeführt.

Spezielle Hinweise

Sulfmethoxazol + Trimethoprim (= Cotrimoxazol). Obgleich für diese Arzneimittelmischung noch keine Daten aus größeren prospektiven Studien vorliegen, kann man aus mehreren kleineren epidemiologischen Untersuchungen schließen, daß bei heute üblicher Dosierung kein ausgeprägtes teratogenes Risiko für den Menschen besteht. Für die anderen verwandten Kombinationspräparate gibt es noch weniger Informationen über ein mögliches teratogenes Risiko bei Einnahme während der Schwangerschaft, da sie erst seit kürzerer Zeit im Handel sind bzw. nicht so häufig eingesetzt werden.

Sulfadoxin + Pyrimethamin. Beim Pyrimethamin ist der „Sicherheitsabstand" zwischen den Hemmkonzentrationen für die mikrobielle Dihydrofolsäurereduktase und dem entsprechenden Enzym aus Säugetierzellen deutlich geringer als bei Trimethoprim. Nach den bisher mitgeteilten Fällen von akzidenteller Einnahme von *Fansidar®* zur Malariaprophylaxe in der Frühschwangerschaft (etwa 100) ergibt sich allerdings auch bei diesem Präparat kein Hinweis auf ein erhöhtes pränataltoxisches Risiko beim Menschen. Die recht niedrige prophylaktisch eingesetzte Dosis könnte als Erklärung dafür angesehen werden, daß unter diesem Kombinationspräparat beim Menschen die – aus dem Tierversuch bekannten – teratogenen Wirkungen bisher nicht gesehen wurden. Dies mag bei therapeutischer Dosierung anders sein.

Wir danken Ruth Kreft für ihre geduldige Mithilfe bei der Zusammenstellung des „Risikokatalogs".

Literatur

Aus Platzgründen wird an dieser Stelle nur auf einige Übersichtsartikel hingewiesen.
1. Bass R, Neubert D (1986) Reproduktionstoxikologie. Die Bewertung der Wirkung von Arzneimitteln in der Schwangerschaft. In: Dölle W et al. (Hrsg.) Grundlagen der Arzneimitteltherapie. BI-Wissenschaftsverlag, Mannheim Wien Zürich, S 390
2. Heinonen DP, Slone D, Shapiro S (1977) Birth defects and drugs in pregnancy. Publ Sciences Group Inc, Littleton (Mass)
3. Neubert D (1986) Arzneimittel, Umweltchemikalien, ionisierende Strahlen und Schwangerschaft. In: Künzel W (Hrsg) Die normale Schwangerschaft. Klinik der Frauenheilkunde und Geburtshilfe, Bd 4. Urban & Schwarzenberg, München Wien Baltimore, S 97

4. Neubert D, Stahlmann R (1987) Arzneimittel in der Schwangerschaft und Stillzeit. In: Krück F
   et al. (Hrsg) Therapie-Handbuch, 2. Aufl. Urban & Schwarzenberg, München Wien Baltimore,
   S 13
5. Neubert D, Stahlmann R (1987) Katalog über das Risiko einer Arzneimittelgabe während der
   Schwangerschaft. In: Krück F et al. (Hrsg) Therapie-Handbuch, 2. Aufl. Urban & Schwarzenberg, München Wien Baltimore, S 1433
6. Schardein JL (1985) Chemically induced birth defects. Marcel Dekker Inc, New York Basel
7. Shepard T (1986) Catalog of teratogenic agents. Johns Hopkins Univ Press, Baltimore London
8. Stahlmann R, Neubert D (1985) Welche Medikamente in der Schwangerschaft? In: Künzel W
   (Hrsg) Gießener Gynäkologische Fortbildung. Springer, Berlin Heidelberg New York, S 59

Strahlenbelastung und Schwangerschaft

G. Hinz und A. Kaul

Institut für Strahlenhygiene des Bundesgesundheitsamtes, Neuherberg

Zusammenfassung. Embryo und Fetus können auf eine Strahlenexposition – abhängig vor allem von der Höhe der applizierten Strahlendosis und dem Schwangerschaftsstadium – in vielfältiger Weise reagieren. Erfolgt während einer Schwangerschaft eine röntgendiagnostische oder nuklearmedizinische Maßnahme, so ist eine möglichst exakte Abschätzung der für die Frucht resultierenden Strahlendosis erforderlich. Eine Schwangerschaftsunterbrechung aus strahlenhygienischer Indikation wird jedoch nur in seltenen Ausnahmefällen zu empfehlen sein, da sowohl in der Röntgendiagnostik als auch in der Nuklearmedizin die pro Untersuchung resultierenden Strahlendosen in einem Bereich liegen, bei dem gesundheitsschädigende Auswirkungen auf die Frucht nach dem derzeitigen Erkenntnisstand nicht zu befürchten sind. Die Dosisgrenzwerte, wie sie in der Röntgenverordnung und in der Strahlenschutzverordnung festgelegt sind, gewährleisten für das sich in utero entwickelnde Leben einen hinreichenden Schutz. Die aus dem Kernkraftwerksunfall in Tschernobyl resultierende zusätzliche Strahlenbelastung ist vor dem Hintergrund der natürlichen Strahlenexposition von insgesamt etwa 2 mSv (200 mrem) pro Jahr und deren Schwankungsbreite zu sehen: Die hier diskutierten zusätzlichen Strahlendosen lassen kein Risiko von Strahlenspätwirkungen erwarten, das sich von dem Spontanrisiko für maligne Erkrankungen und Entwicklungsstörungen signifikant abhebt.

Arzt und Patientin stehen immer wieder vor der Frage, ob eine unbeabsichtigte oder auch beabsichtigte Applikation ionisierender Strahlung – in der Regel aus medizinischer Indikation – während der Schwangerschaft zu schädlichen Auswirkungen an der Frucht führen kann, oder ob spätere Schäden zu befürchten sind. Seit dem Reaktorunfall von Tschernobyl wird derartigen Fragestellungen oft noch mehr Aufmerksamkeit geschenkt als in früheren Jahren, da die Diskussion um mögliche strahleninduzierte Fruchtschäden erneut angeregt wurde. Da embryonales und fetales Gewebe bekanntlich strahlensensibler sind als der Erwachsenenorganismus, sind entsprechende Rückfragen und Befürchtungen verständlich.

In den letzten Jahren ist mehrfach von kompetenten Institutionen zur Frage der Strahlenwirkung auf Embryo bzw. Fetus und auf daraus resultierende Empfehlungen Stellung genommen worden. So hat der Ausschuß für Strahlenschutz der Deutschen Röntgengesellschaft im Jahre 1980 einen Richtlinienentwurf für das Verhalten des Arztes nach Strahlenexposition einer Schwangeren veröffentlicht [1]. Weiterhin hat die Strahlenschutzkommission als wissenschaftliches Beratungsgremium des Bundesministers für Umwelt, Naturschutz und Reaktorsicherheit im Juni 1984 die Empfehlung „Strahlenrisiko während der pränatalen Entwicklung des Menschen" publiziert [2]. Im Folgenden wird u. a. auch auf diese Veröffentlichungen eingegangen werden.

Die vorliegende Arbeit soll den Stand der Erkenntnisse über die Wirkung niedriger Strahlendosen auf Embryo und Fetus darstellen und zur Versachlichung der gegenwärtigen diesbezüglichen Diskussionen beitragen.

Natürliche Strahlenexposition von Embryo und Fetus

Während der gesamten Entwicklung in utero ist der Embryo bzw. der Fetus der natürlichen Strahlenexposition ausgesetzt. Durch kosmische und terrestrische Strahlung tritt eine Strahlenexposition von außen auf, die in der Bundesrepublik Deutschland eine Äquivalentdosis von etwa 0,06 mSv (6 mrem) pro Monat verursacht. Mit der Nahrung werden von der Mutter natürlich vorkommende Radionuklide wie Tritium, Kohlenstoff-14, Kalium-40 sowie Nuklide der Uran-238-Zerfallsreihe und der Thorium-232-Zerfallsreihe aufgenommen, die auch in den Embryo bzw. Feten gelangen. Das Ausmaß der Aufnahme und die Dauer des Verbleibens hängen vom Stoffwechsel und damit vom Entwicklungsstadium ab. Die

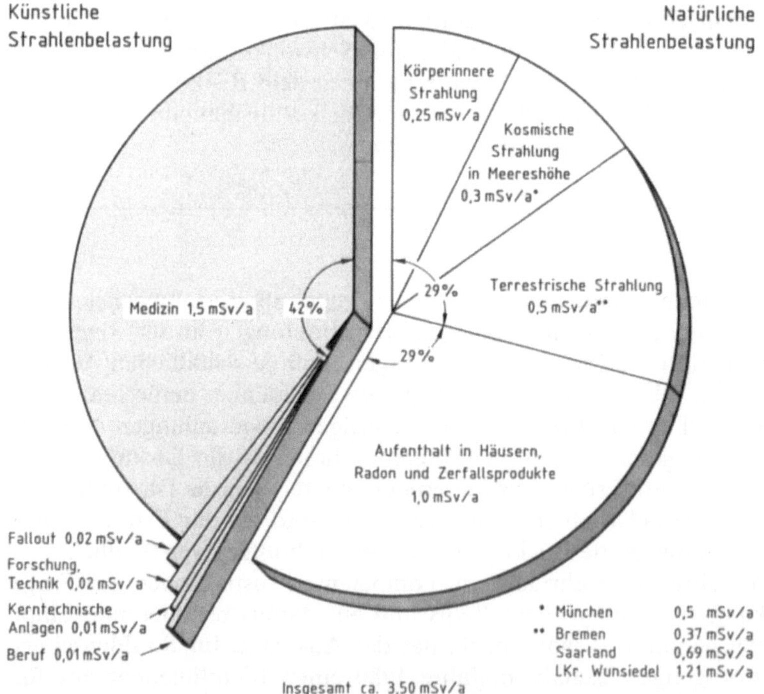

Abb. 1. Strahlenbelastung der deutschen Bevölkerung. Effektive Dosis pro Jahr (Mittelwerte). Aus: „Tschernobyl", StMLU, München, Juli 1986

durch diese Radionuklide hervorgerufene Strahlendosis ist im Mittel halb so groß wie diejenige durch die Strahlenexposition von außen (Abb. 1).

Die Abschätzung der Dosis nach Aufnahme radioaktiver Stoffe durch die Mutter, die dann zum Teil in den Embryo bzw. Feten gelangen, ist im Vergleich zur Bestimmung der von außen auf den Embryo bzw. Feten einwirkenden energiereichen Strahlung deutlich schwieriger. Bei der Aufnahme radioaktiver Stoffe in den Organismus bestimmen der mütterliche Stoffwechsel, die Kinetik des diaplazentaren Übertritts und der vom Entwicklungsstadium abhängige embryonale bzw. der fetale Metabolismus in entscheidendem Maße die resultierende Dosis.

Strahlenbedingte Risiken in Abhängigkeit vom Schwangerschaftsstadium

Aufgrund verschiedenartiger biologischer Prozesse wird die pränatale Entwicklung unterteilt in die Embryonalperiode (sie umfaßt die Präimplantationsperiode und die Organbildungsperiode) und die anschließende Fetalperiode. Embryo und Fetus sind während der gesamten Entwicklungszeit strahlenempfindlicher als der erwachsene Organismus. Durch pränatale Strahlenexposition können folgende Effekte induziert werden:
- Tod des Embryos, Feten oder Neugeborenen
- makroskopisch-anatomische Fehlbildungen
- Wachstumsstörungen
- geistige Retardierung
- funktionelle Störungen
- Fertilitätsstörungen
- maligne Erkrankungen
- vererbbare Defekte.

Das Auftreten dieser Effekte und ihr Verteilungsmuster hängt im wesentlichen von der Dosis und dem Zeitpunkt der Strahlenexposition während der Entwicklung ab. Strahlenqualität, Dosisleistung und andere Bedingungen der Exposition können von wesentlicher Bedeutung sein (Tabelle 1).

Tabelle 1. Teratogenes Risiko in Abhängigkeit von der Kindesentwicklung

Präimplantationsphase (bis 10. Tag)	Organbildungsphase (bis 2. Monat)	Fetalphase
ab ca. 50 bis 100 mGy (5–10 rd): Abtötung des Embryos mit Frühgeburt möglich	Mißbildungen möglich, insbesondere des Gehirns; > 1 Gy (100 rd): Mikrozephalie und Schwachsinn beobachtet	selten Mißbildungen, verlangsamtes Wachstum, insbesondere des Gehirns; Induktion maligner Erkrankungen möglich (Leukämie)

Strahlenexposition in der Präimplantationsperiode

Erfolgt in den ersten Tagen nach der Konzeption eine Strahlenexposition, ist als wesentlicher Effekt der Tod des Embryo anzusehen. Die Strahlenempfindlichkeit ändert sich in dieser Entwicklungsperiode sehr rasch, innerhalb von Stunden. Tierversuche deuten darauf hin, daß Schwellendosen für die Abtötung der Embryonen existieren, die selbst in den empfindlichsten Phasen bei akuter Bestrahlung größer als 0,05 Gy (5 rd) (locker ionisierende Strahlung; niedriger LET) sind. Andererseits können sich Embryonen, die in dieser Periode mit wesentlich höheren Dosen bestrahlt worden sind, zu normalen Tieren weiterentwickeln, bei denen Fehlbildungen, Funktions- oder Fertilitätsstörungen nicht festzustellen sind. Erfolgt eine Strahlenexposition kurze Zeit nach der Konzeption, kann es zum Verlust eines Geschlechtschromosoms kommen, und es resultiert ein Individuum mit dem Caryotyp X0 (beim Menschen: Turner-Syndrom). Die Eintrittswahrscheinlichkeit dieses Effektes ist bei kleinen Strahlendosen außerordentlich gering [2].

Strahlenexposition in der Organbildungsperiode

Am Menschen beginnt etwa 10 Tage nach der Konzeption die Organbildungsperiode mit ausgeprägten Zellteilungs- und Differenzierungsvorgängen. In dieser Entwicklungsperiode kann eine Strahlenexposition makroskopisch-anatomische Fehlbildungen verursachen. Zahlreiche experimentelle Untersuchungen lassen folgern, daß für die Induktion dieser Effekte ebenfalls eine Dosis-Wirkungsbeziehung mit einer Schwellendosis besteht. Aufgrund dieser Daten und den bisherigen Erfahrungen am Menschen, z. B. bei Überlebenden in Hiroshima und Nagasaki nach einer Bestrahlung in utero, kann davon ausgegangen werden, daß bei Expositionen mit locker ionisierenden Strahlen eine akute Strahlendosis unter 0,05 Gy (5 rd) derartige Wirkungen nicht hervorruft. Bei höheren Strahlendosen kann auch in diesem Entwicklungsstadium der Tod des Embryo eintreten. Bei gleicher Strahlendosis hat eine fraktionierte oder chronische Bestrahlung wesentlich geringere Effekte zur Folge als eine akute Strahleneinwirkung. Strahlenarten mit höherem linearen Energietransfer (LET), z. B. Neutronen und Alpha-Strahlen, weisen eine wesentlich stärkere Wirkung auf, und die zeitliche Dosisverteilung ist offenbar von geringerer Bedeutung.

Strahlenexposition in der Fetalperiode

Erfolgt eine Strahlenexposition am Ende der Organbildungsperiode (beim Menschen etwa 2 Monate nach der Konzeption) sowie in der darauffolgenden Fetalperiode, so resultieren Wachstums- und Funktionsstörungen, die vor allem auch postnatal durch Ausfallerscheinungen, z. B. im zentralen Nervensystem, zur Ausprägung kommen. Erneute Analysen der Daten von in utero Exponierten nach den Atombombenabwürfen in Hiroshima und Nagasaki haben gezeigt, daß die wenigen Fälle einer starken geistigen Retardierung bei denjenigen Kindern aufgetreten sind, die eine Strahlenexposition in der 8. bis 18. Woche ihrer pränatalen Entwicklung erhalten hatten. Diesen Beobachtungen lagen Strahlendosen von einigen cGy (rd) und mehr zu grunde. In diesem Stadium der Fetalperiode findet bei der menschlichen Entwicklung eine ausgeprägte Zellvermehrung der Neuroblasten für die Entwicklung des Vorderhirns statt. Die beobachteten Effekte können durch eine Störung dieser Zellproliferation erklärt werden. Die bisher gemachten Erfahrungen legen es nahe, daß hier eine besonders empfindliche Phase der pränatalen menschlichen Entwicklung mit eventuell schwerwiegenden Konsequenzen vorliegt.

Besonders empfindlich reagiert die Oogenese auf eine Strahlenexposition in utero. Die dabei ablaufenden Vorgänge sind vor allem nach einer kontinuierlichen Exposition durch interne (Tritium) und externe (Gamma-Strahlung) Bestrahlung der schwangeren Tiere (Mäuse und Affen) untersucht worden. Nach Strahlendosen von 2–4 mGy (200–400 mrd) pro Tag während der letzten beiden Trimester der Schwangerschaft ist beobachtet worden, daß die primären Oozyten postnatal auf etwa 50% des Normalwertes erniedrigt sind. Für die Reduktion der primären Oozyten hat sich aus den vorliegenden Beobachtungen kein Hinweis auf eine Schwellendosis ergeben. Bemerkenswert ist, daß derartige Strahlendosen die Zahl der reifen Oozyten und auch die reproduktive Kapazität der in utero exponierten Säuger nicht beeinträchtigt haben.

Strahleninduzierte maligne Erkrankungen

Zu der Frage, ob die Strahlenempfindlichkeit hinsichtlich der Induktion maligner Erkrankungen während der pränatalen Entwicklung größer ist als im postnatalen Leben wurden tierexperimentelle und epidemiologische Studien beim Menschen durchgeführt. Die Ergebnisse dieser Untersuchungen sind uneinheitlich. Im Band II der Veröffentlichungen der Strahlenschutzkommission [2] erfolgt eine Gegenüberstellung der Ergebnisse der wesentlichen diesbezüglichen epidemiologischen Studien.

Das wissenschaftliche Komitee der Vereinten Nationen über die Wirkung atomarer Strahlungen (UNSCEAR) [3] hat unter Wertung der Mehrzahl der diesbezüglich vorliegenden Daten in dem 1977 verabschiedeten Bericht (UNSCEAR-Report 1977) für die Induktion maligner Tumoren einschließlich der Leukämie bei Expositionen in utero einen Risikowert von $200-250 \times 10^{-4}$ pro Sv ($200-250 \times 10^{-6}$ pro rem) angegeben. Dieser Wert liegt etwa um den Faktor 2,5 höher als nach Exposition bei Erwachsenen. Davon werden 100–125 Fälle der Leukämie zugerechnet und 50–60 Fälle den Tumoren des zentralen Nervensystems. Der Rest verteilt sich auf andere maligne Tumore.

Bei Risikoabschätzungen für derartige Effekte wird aus Sicherheitsgründen von einer linearen Dosis-Wirkungsbeziehung ohne Schwellendosis ausgegangen.

Von führenden Strahlenbiologen wurde auch in jüngster Zeit wiederum betont, daß auch nach der Revision der Dosimetrie in Hiroshima und Nagasaki die Möglichkeit bestehen bleibt, daß das Krebs- und Leukämierisiko bei kleinen Dosen von Gammastrahlung deutlich unterhalb der gegenwärtigen Schätzwerte liegt [4].

Derzeit kann auf der Basis der bisher vorliegenden Daten nicht mit Sicherheit beurteilt werden, in welcher Weise das strahlenbedingte Krebsrisiko sich im Verlaufe der pränatalen Entwicklung ändert.

Strahleninduzierte vererbbare Defekte

Für den Menschen existieren hierzu keine zuverlässigen Daten. Es gibt bisher keinen Nachweis strahleninduzierter vererbbarer Wirkungen (Chromosomenaberrationen, Erbkrankheiten), auch nicht bei den Nachfahren in Hiroshima und Nagasaki.

Eine Induktion vererbbarer Defekte scheint nach einer Strahlenexposition im perinatalen Alter von Labornagetieren nicht größer, möglicherweise niedriger als bei adulten Tieren zu sein. Die tierexperimentelle Verdoppelungsdosis für Mutationen wird in einer Größenordnung von 1 Sv (100 rem) angegeben.

Die natürliche Mutationsrate ist beim Menschen nicht konstant. Beispielsweise sind numerische Chromosomenaberrationen stark vom Alter der Mutter, für manche dominant erbliche Krankheiten vom Alter des Vaters abhängig. Auch bei Anwendbarkeit einer tierexperimentell hergeleiteten, rechnerischen Erhöhung der Mutationsrate durch Strahleneinwirkung würde z. B. eine geringe Altersverschiebung der Eltern einen dem mrem-Bereich (Bereich von 10 µSv) entsprechenden derartigen Effekt überdecken [5].

Ärztliche Maßnahmen nach Strahlenexposition der menschlichen Frucht

Röntgendiagnostik

In dem eingangs erwähnten Richtlinienentwurf der Deutschen Röntgengesellschaft für das Verhalten des Arztes nach Strahlenexposition einer Schwangeren [1] sind drei Strahlenexpositionsgrenzen am Uterus enthalten, die dadurch charakterisiert sind, daß ihre Bestimmung mit unterschiedlicher Genauigkeit erfolgt. Wegweisend für dieses 3-Stufen-Konzept war u.a. die Überlegung, daß geringe Strahlenexpositionen am Uterus viel zu häufig eine Kette von unnötigen Fragen und Rückfragen mit einer daraus resultierenden psychischen Belastung der Schwangeren bedingen. Es ist nur zu verständlich, daß während dieser Zeit eine häufig latente, oft aber auch schon durch Fehlinformationen vorhandene Angst der Schwangeren eskaliert. Um dies zu verhindern, soll die Entscheidung über das weitere Vorgehen dann beim strahlenanwendenden Arzt bleiben, wenn man sicher sein kann, daß das Risiko für das Kind so gering ist, daß es nicht diskutiert werden muß. Auf diese Weise kann vermieden werden, daß eine Zeit vergeht, in der Unsicherheit über das Erhalten der Schwangerschaft besteht.

Der sachliche Inhalt dieses Konzeptes besteht in der abgestuften Ermittlung der Dosis am Uterus:

1. Stufe: *Schätzung* der Dosis am Uterus durch den Arzt, der die Untersuchung durchgeführt hat anhand einer oder mehrerer Tabellen (Tab. 2, 3). Ergibt sich aus dieser Schätzung eine Dosis von über 20 mGy (2 rd), dann folgt die

2. Stufe: *Berechnung* der Dosis am Uterus durch Medizinphysiker. Ergibt sich daraus ein Ergebnis über 100 mGy (10 rd), dann erfolgt die

3. Stufe: *Messung* der Dosis am Gerät, das zur Untersuchung benutzt wurde, unter Verwendung von Phantomen.

Tabelle 2. Mittlere Organdosen für verschiedene Röntgenuntersuchungen (nach [17])

Üntersuchung	Hoden	Eier-stöcke	Aktives Knochen-mark	Brust-drüse	Lunge	Schild-drüse
			mGy[b]			
Hüfte u. Oberschenkel (ober. Drittel)	15,00	3,70[a]	2,50	<0,05[a]	<0,10[a]	<0,01[a]
Beckenübersicht	3,10	1,90	1,90	<0,05[a]	<0,10[a]	<0,01[a]
Pelvimetry	–	4,60	6,80[a]	<0,10[a]	<0,50[a]	<0,10[a]
Lendenwirbel-Kreuzbeinbereich	1,00[a]	1,80[a]	1,00[a]	<0,05[a]	<0,10[a]	<0,01[a]
Lendenwirbelsäule	1,80	6,20	4,10	1,20	<1,00	0,16
Urography	3,30	8,80	2,40	5,40	<1,00	0,38
Retrograde Pyelography	13,00[a]	8,00[a]	3,00[a]	5,00[a]	<1,00[a]	0,50[a]
Urethrozystography	20,00[a]	15,00[a]	3,00[a]	0,20[a]	0,20[a]	0,05[a]
Magen und Dünndarm	0,16	0,56	4,20	1,00	<0,50	0,29
Dünndarm	1,00	1,80	3,50	0,11	<0,20[a]	0,03
Dickdarm	5,30	7,00	9,40	0,27	<0,20	1,10
Abdomenübersicht	2,00[a]	2,00[a]	3,00[a]	0,11[a]	<0,20[a]	0,03[a]
Abdomen (Schwangerschaftsaufnahme)	–	1,50[a]	2,20[a]	0,08[a]	<0,15[a]	0,02[a]
Hysterosalpingography	–	5,90[a]	1,70	<0,05[a]	<0,10[a]	<0,01[a]
Cholecystography, Cholangiography	0,06	0,24	1,50	0,15	<0,10[a]	0,03
Brustwirbelsäule	<0,20[a]	<1,00	4,70	1,70	8,00	13,00
Lungenübersicht, Rippen	<0,03[a]	<0,03[a]	0,29	0,55	0,80	0,17
Lunge (Schirmbild)	<0,10[a]	<0,10[a]	0,90	2,00	3,50	1,00
Lunge und Herz	<0,05[a]	<0,05[a]	0,54	0,61	1,20	0,24
Halswirbelsäule	<0,01	<0,01	0,38	<0,10	<0,10[a]	1,40
Schulter, Schlüsselb., Brustbein	<0,01[a]	<0,01[a]	0,60[a]	<0,50[a]	<0,10[a]	<0,50[a]
Nebenhöhlen	<0,01	<0,01	1,22	<0,10[a]	<0,10[a]	7,90
Hirn-Angiographie	<0,10	<0,10	15,00	<0,10[a]	<0,10[a]	3,00
Zahnaufn. (intraorale Einzelaufn.)	0,0001	0,0001	0,01	0,005	0,001	0,03
Oberschenkel (mittl. u. unt. Drittel)	4,00[a]	0,50[a]	0	<0,01[a]	<0,01[a]	<0,01[a]
Unterschenkel, Knie	<0,01	<0,01	0	<0,01	<0,01	<0,01
Arm	<0,01	<0,01	0	<0,01	<0,01	<0,01

[a] Grobe Schätzungen, Schwankungen bis Faktor 2
[b] Um Dosiswerte in rad (rd) zu erhalten, sind die Zahlenwerte der Tabelle durch 10 zu dividieren

Der sehr niedrige Wert von 20 mGy (in der amerikanischen NCRP [6] werden 50 mGy genannt) wurde deshalb gewählt, weil einmal damit zu rechnen ist, daß der größte Anteil aller diagnostischen Strahlenexpositionen – wohl im 95% oder noch mehr – einen niedrigeren Dosiswert als 20 mGy für den Uterus ergibt. Ein weiterer Grund ist der, daß bei einem tabellarischen Abschätzungsverfahren erhebliche Fehlberechnungen auftreten können. Es mußte deshalb Sorge getragen werden, daß auch in einem solchen Fall die Dosis nicht einen Wert erreicht, bei dem eine strahlenbedingte Risikoerhöhung eintritt gegenüber dem Schädigungsrisiko, dem jedes Kind im Verlauf einer Schwangerschaft und Geburt ausgesetzt ist.

Wesentlich sind folgende Fragestellungen:

1. Eine diagnostische Strahlenexposition mit Röntgenstrahlen, bei der sich der Uterus nicht im direkten Strahlengang befindet, liegt immer unter dem Wert von 20 mGy (2 rd) und braucht nicht erwähnt zu werden.

2. Der weitaus größte Anteil aller Röntgenuntersuchungen führt zu Expositionen am Uterus, die kleiner sind als 20 mGy, zumeist sogar unter 10 mGy. Diese Aussage gilt übrigens auch für nuklearmedizinische Untersuchungen (Tabelle 3).

Höhere Strahlendosen am Uterus sind dann zu erwarten, wenn längere Durchleuchtungen mit dem Uterus im Nutzstrahlenbündel vorgenommen werden. Dazu gehören:
- Dickdarm- und Dünndarmkontrastmitteluntersuchung
- Myelographie
- Hysterosalpingographie
- Zystographie mit Refluxuntersuchung
- Angiographien, bei denen der Uterus im Nutzstrahlenbündel liegt.

Stellt der strahlenanwendende Arzt aufgrund der Dosisabschätzung fest, daß die Strahlenexposition nicht über 20 mGy (2 rd) gelegen hat, kann er den Untersuchungsfall mit einem Protokoll selbst abschließen. Wenn die Patientin keine diesbezügliche Frage stellt, braucht er sie nicht zu unterrichten, weil es unnötig erscheint, dort Ängste zu wecken, wo reale Gefahren nicht bestehen [1].

Der amerikanische NCRP-Report 54 (1977) [6] stellt zu dieser Thematik unter anderem folgendes fest: ... das Risiko kann, verglichen mit anderen Risiken der Schwangerschaft, bei einem Wert von 5 rd oder weniger als unbedeutend angesehen werden; das Risiko einer Mißbildung steigt erst bei Dosen über 15 rd signifikant über den Kontrollwert. Die Strahlenexposition des Fetus in der Röntgendiagnostik ist daher selten die Ursache selbst, die Schwangerschaft zu beenden ...

Einzelheiten zur Dosisabschätzung und -berechnung am Uterus nach Röntgenuntersuchungen sind dem Schrifttum zu entnehmen [1, 7]. In Tabelle 2 sind Strahlendosen an verschiedenen Organen durch röntgendiagnostische Maßnahmen angegeben.

Nuklearmedizin

Die Energiedosis, die Embryo bzw. Fetus bei einer nuklearmedizinischen Untersuchung oder Behandlung erhalten, hängt von den Strahlungseigenschaften des Radionuklids, der applizierten Aktivität sowie von dem Verteilungsmuster und

Tabelle 3. Werte der Uterusdosis als Richtwerte der embryonalen bzw. fetalen Ganzkörperdosis bei diagnostischen und therapeutischen nuklearmedizinischen Verfahren. Für abweichende applizierte Aktivitäten sind die Dosiswerte entsprechend zu modifizieren. Bei der Umrechnung von konventionellen in SI-Einheiten wurde eine Aufrundung gemäß der Beziehung 1 mCi ~40 MBq vorgenommen (Roedler 1986)

Radiopharmacon	Organ bzw. Methode	Applizierte Aktivität	Uterusdosis mGy[b]
57 Co Vitamin B 12	Schilling-Test	20 kBq	0,02
58 Co Vitamin B 12	Schilling-Test	20 kBq	0,04
59 Fe Citrat	Eisenkinetik	400 kBq	2,0
67 Ga Citrat	Tumor-, Abszeß-Lokalisation	80 MBq	6,0
99m Tc Pertechnetat	Schilddrüse	40 MBq	0,2
99m Tc DTPA	Hirn	400 MBq	3,0
99m Tc Erythrozyten	Herzbinnenraum-Szintigraphie	1000 MBq	5,0
99m Tc HIDA	Gallengangsystem	220 MBq	3,0
99m Tc Kolloide	Leber, Milz	160 MBq	0,5
99m Tc Mikrosphären	Lungenperfusion	160 MBq	5,0
123 I Natriumjodid	Schilddrüse	8 MBq	0,08
123 I Amphetamin	Hirnperfusion	200 MBq	2,0
123 I Hippuran	Nierenfunktionsszintigraphie	10 MBq	0,2
125 I Fibrinogen	Thrombosediagnostik	4 MBq	0,3
131 I Natriumjodid	Radiojodtest	2 MBq	0,1
	SD-Ca-Metastasensuche	80 MBq	4,0
	Therapie	400 MBq	20
	Therapie Struma maligna	4 GBq	200
131 I Hippuran	Isotopennephrogramm	1 MBq	0,03
	Nierenfunktionsszintigraphie	10 MBq	0,3
201 Tl Chlorid	Myokardszintigraphie	80 MBq	5,0

[b] Um Dosiswerte in rad (rd) zu erhalten, sind die Zahlenwerte der Tabelle durch 10 zu dividieren.

Eliminationsverhalten des Radiopharmakons ab. Sie kann nicht gemessen werden, sondern muß unter vereinfachenden Annahmen bezüglich der Anatomie der Patientin und der Biokinetik des Radiopharmakons berechnet werden.

Tabelle 3 enthält die Ergebnisse derartiger Berechnungen der Energiedosis im Uterus bei nuklearmedizinischen Untersuchungs- und Behandlungsverfahren [8]. Diese Dosiswerte sind als repräsentativ für die Embryonal- bzw. Fetaldosis anzusehen. Dabei wird angenommen, daß die Aktivitätskonzentration des Radionuklids in Embryo bzw. Fetus gleich der Aktivitätskonzentration in denjenigen

Geweben des mütterlichen Organismus ist, die keine selektive Anreicherung des Radiopharmakons zeigen. Dies führt bei fehlender oder eingeschränkter diaplazentarer Passage zu einer Überschätzung, bei selektiver Anreicherung in fetalen Geweben zu einer Unterschätzung der Dosis. Diese vereinfachende Annahme ist jedoch in Ermangelung spezifischer fetaler Stoffwechseldaten für die meisten Radiopharmaka erforderlich.

Eine der wenigen Ausnahmen hiervon bildet der Stoffwechsel von Radiojod, für den Ergebnisse von Untersuchungen der Anreicherung und Retention in der Schilddrüse des menschlichen Feten vorliegen. Die Anreicherung von Radiojod in der fetalen Schilddrüse beginnt etwa ab der 12. Schwangerschaftswoche. Zu Beginn des zweiten Trimesters beträgt die Dosis in der fetalen Schilddrüse durch Jod 131 etwa die Hälfte der Schilddrüsendosis beim Erwachsenen. Gegen Ende des 3. Trimesters sind die Schilddrüsendosen bei Fetus und Erwachsenem etwa gleich groß.

Aus Tabelle 3 ergibt sich, daß die dort aufgeführten nuklearmedizinischen Untersuchungen mit einer Embryonal- bzw. mittleren Fetaldosis von weniger als 10 mGy (1 rd) verbunden sind. Lediglich Jod 131 kann schon bei diagnostischer Anwendung zu erheblichen Werten der fetalen Schilddrüsendosis führen. Der Radiojodtest wird heute jedoch fast ausschließlich vor einer Radiojod-Therapie angewendet, in deren Zusammenhang ein Schwangerschaftstest üblich ist. Bei der Nierenfunktionsszintigraphie mit 131 Jod Hippuran wird im allgemeinen eine pharmakologische Schilddrüsenblockade durchgeführt.

Insgesamt ist also die übliche nuklearmedizinische Diagnostik mit Werten der mittleren Embryonal- oder Fetaldosis von teilweise erheblich weniger als 10 mGy (1 rd) verbunden.

Strahlenrisiko durch den Reaktorunfall in Tschernobyl

Die Strahlenexposition als Folge des Reaktorunfalls in Tschernobyl setzt sich aus der Dosis in Folge der Aufnahme von radioaktiven Stoffen im menschlichen Körper und der Dosis durch die Bestrahlung von außen zusammen. Die Inkorporation von Cäsium 137 und Cäsium 134, die sich im Körper gleichförmig verteilen, bewirkt ebenso wie die externe Gamma-Strahlung durch das am Boden abgelagerte Cäsium eine Bestrahlung des gesamten Körpers. Die Deposition von Cäsium kann regional sehr unterschiedlich sein (sie ist insbesondere im südostbayrischen Raum erhöht); die interne Dosis durch Cäsium wird entscheidend durch die Aktivitätszufuhr mit der Nahrung bestimmt und kann daher individuell in Abhängigkeit von den Ernährungsgewohnheiten für den Einzelnen sehr verschieden sein.

Für die aus dem Reaktorunfall von Tschernobyl im süddeutschen Raum insgesamt resultierende effektive Dosis wurde auf der Grundlage eines radioökologischen Modells als Obergrenze für den Erwachsenen der Wert 0,5–1,1 mSv (50–110 mrem) prognostiziert. Neuberechnungen der Dosis, insbesondere auf der Grundlage von Ganzkörpermessungen, haben ergeben, daß für die Bevölkerung im besonders betroffenen süddeutschen Raum bis zum Ende des ersten Jahres nach dem Reaktorunfall in Tschernobyl mit einer durchschnittlichen effektiven Äquivalentdosis von 0,2–0,5 mSv (20–50 mrem) zu rechnen ist. Dies entspricht etwa 10–25% der natürlichen Strahlenexposition, die bei etwa 2 mSv (200 mrem) pro Jahr liegt. Der Anteil durch interne Exposition beträgt etwa die Hälfte des Wertes. Nach den vorliegenden Aktivitätsmessungen für die übrige Bundesrepublik Deutschland bewegen sich die regionalen Strahlendosen zwischen einem zehntel oder dem zweifachen (der o.g., für den Raum München typischen) Werte.

Unter der Annahme, daß die zusätzliche Strahlenexposition als Folge des Reaktorunfalls in Tschernobyl für die Mutter rund 1 mSv (100 mrem) betragen habe, wäre die Dosis für das Ungeborene genauso groß gewesen. Das wissenschaftliche Komitee der Vereinten Nationen über die Wirkungen atomarer Strahlung UNSCEAR (1986) [10] hat unter Berücksichtigung vorliegender Daten für die wichtigsten bekannten strahleninduzierten Wirkungen bei Bestrahlung in utero wie Mortalität, Induktion von Mißbildungen, geistige Retardierung, frühkindliche Tumoren und Leukämie eine Risikoabschätzung in Höhe von 0,2% dieser Geburtsschädigungen pro 10 mSv (1 rem) angegeben. Auf alle in den folgenden 9 Monaten zu erwartenden Geburten bezogen, hätte sich danach die Zahl der Geburtsschädigungen um 0,02% erhöht. Im Vergleich dazu liegt die spontane Inzidenz von kongenitalen Anomalien bei 6% aller Lebendgeburten (UNSCEAR 1986) [10].

Da beim Embryo – wie erwähnt – die Schilddrüse erst ab der 12. Schwangerschaftswoche angelegt ist, wäre selbst bei einem Verzehr von Milch durch Schwangere entsprechend dem von der Strahlenschutzkommission angegebenen Höchstwert von 500 Bq Jod 131 pro Liter über 7 Tage und in der Folgezeit entsprechend dem physikalischen Zerfall für das Neugeborene mit einer hypothetischen Erhöhung des spontanen Schilddrüsen-Krebsrisikos mit tödlichem Ausgang (von etwa 120 um höchstens 0,5) um maximal 0,5% zu rechnen.

Geht man von einer durch den Reaktorunfall in Tschernobyl bedingten zusätzlichen Strahlendosis der Keimzellen von ebenfalls 1 mSv (100 mrem) aus, so läßt sich feststellen: Aufgrund der Ergebnisse der experimentellen Strahlengenetik können 3–4% der normalerweise auftretenden Erbänderungen durch die natürliche Strahlenexposition im Laufe einer Generation verursacht werden. Daraus ergibt sich, daß die Mutationsrate sich durch den Unfall in Tschernobyl in der Bundesrepublik Deutschland rechnerisch nur um einige Promille erhöhen würde. Da rund 6% der lebenden Neugeborenen mit irgend einem ins Gewicht fallenden Defekt zur Welt kommen, kann eine derart geringe Erhöhung statistisch nicht zum Tragen kommen.

Literatur

1. Leppin W (1980) Richtlinien für das ärztliche Verhalten nach Exposition der menschlichen Frucht mit ionisierenden Strahlen und nach Inkorporation radioaktiver Stoffe aus medizinischer Indikation. RöFo 132: 595–603
2. Bundesminister für Umwelt, Naturschutz und Reaktorsicherheit (Hrsg) (1985) Wirkungen nach pränataler Bestrahlung. Veröffentlichungen der Strahlenschutzkommission, Bd 2. Fischer, Stuttgart New York
3. UNSCEAR-Report (1977) Sources and effects of ionizing radiation. United Nations, New York
4. Kellerer AM (1985) Die neuen Dosisabschätzungen für Hiroshima und Nagasaki mit den Konsequenzen für die niedrigexponierten Personen aus der Gesamtgruppe. Strahlenschutz in Forschung und Praxis, Bd XXV. Thieme, Stuttgart New York, S 2–22

5. Roedler HD (1987) Strahlenexposition und Strahlenrisiko in der Bundesrepublik Deutschland durch den Reaktorunfall von Tschernobyl. Deutsche Apothekerzeitung, 127. Jahrg., Nr. 7
6. NCRP-Report No. 54 (1977) Medical radiation exposure of pregnant and potentially pregnant women. Recommendations of the National Council Protection Measurements. (Deutsche Übersetzung Bundesgesundheitsamt Berlin. NCRP-Bericht Nr. 54. Medizinische Strahlenexposition schwangerer und möglicherweise schwangerer Frauen. Empfehlungen des NCRP)
7. Leppin W (1982) Verhalten des Arztes nach Exposition der menschlichen Frucht mit ionisierender Strahlung aus medizinischer Indikation. Strahlenschutz in Forschung und Praxis, Bd XXIII, Thieme, Stuttgart New York, S 129–146
8. Roedler HD (persönliche Mitteilung)
9. Bundesminister für Umwelt, Naturschutz und Reaktorsicherheit (Hrsg) (1986) Veröffentlichungen der Strahlenschutzkommission, Bd 5: Auswirkungen des Reaktorunfalls in Tschernobyl in der Bundesrepublik Deutschland – Empfehlungen der Strahlenschutzkommission. Fischer, Stuttgart New York
10. UNSCEAR-Report (1986) Genetic and somatic effects of ionizing radiation. United Nations. New York
11. Kaul A (1987) Bewertung der Strahlenexposition der Bevölkerung als Folge des Reaktorunfalles in Tschernobyl. Öff. Gesundh. Wesen 49: Thieme, Stuttgart New York
12. Bengtsson G et al. (1978) Patient exposures and radiation risks in Swedish diagnostic radiology. Acta Radiol Oncol Radiat Phys Biol 17: 81–105

Körperliche Arbeit und Sport während der Schwangerschaft*

James Ford Clapp

Department of Obstetrics and Gynecology, University Vermont, Burlington, Vermont, USA

Zusammenfassung. In der vorliegenden Arbeit werden die physiologischen Änderungen, die mit körperlicher Belastung einhergehen und die während der Schwangerschaft auftreten, diskutiert. Daraus sind die potentiellen Risiken und Vorteile der körperlichen Belastung während der Gravidität abzuleiten. Die thermischen, metabolischen und zirkulatorischen Veränderungen durch körperliche Belastungen und durch die Schwangerschaft verhalten sich additiv. In der körperlichen Belastung während der Schwangerschaft besteht deshalb theoretisch ein Risiko für Embryo und Fet in utero. Die derzeit geltenden klinischen Richtlinien basieren auf diesen physiologischen Beobachtungen. Die begrenzten Informationen, die jedoch gegenwärtig im Hinblick auf die Belastungen während der Schwangerschaft existieren, unterstützen nicht vollständig dieses theoretische Konzept. Die derzeitigen Richtlinien sind möglicherweise zu restriktiv und werden zweifelsohne großzügiger gehandhabt werden, wenn mehr definitive Informationen zur Verfügung stehen.

Die vorliegende Arbeit soll einen kurzen Überblick über die verfügbaren Publikationen geben, die sich mit den Vorteilen und potentiellen Risiken von körperlicher Belastung und einer Reihe von Sportarten während der Schwangerschaft beschäftigen. Zunächst sollen verschiedene wichtige physiologische Veränderungen, die mit der körperlichen Belastung einhergehen und physiologische Anpassungsmechanismen während der Schwangerschaft aufgezeigt werden. Weiterhin sollen die Schwierigkeiten diskutiert werden, die aus der Extrapolation von Daten aus Tierexperimenten auf die Bedingungen beim Menschen resultieren. Schließlich sollen diese Studien verwendet werden, um die wenigen vorliegenden klinischen Daten über spezifische Formen der körperlichen Aktivität während der Schwangerschaft zu interpretieren. Spezielle Beachtung sollen die klar erkennbaren Lücken in unserem Wissen finden. Für eine detaillierte Literaturübersicht, die ebenfalls zu einem großen Teil Informationen aus Tierexperimenten beinhaltet, wird dem Leser der Artikel von Lotgering et al. empfohlen [1].

---

* Diese Arbeit wurde unterstützt durch das NIH Grant HD-21268 und Grant 6.464 der March of Dimes Birth Defects Foundation

Die Physiologie der Beziehung zwischen körperlicher Belastung und Schwangerschaft

Aus physiologischer Sicht kann der Beginn körperlicher Belastung als eine plötzliche Unterbrechung des internen Gleichgewichts in einem Organismus gesehen werden, der dann eine Reihe von physiologischen Adaptationsmechanismen in Gang setzt, um die Homöostase wiederherzustellen. Theoretisch können diese Adaptationsmechanismen den Verlauf und den Ausgang der Schwangerschaft beeinflussen.

Gleicherweise gibt es viele physiologische Anpassungsmechanismen während der Schwangerschaft, die selbst eine individuelle Rückwirkung auf die Leistungsfähigkeit und auf die körperliche Aktivität haben.

Die folgenden Kapitel werden diese Adaptationsmechanismen und die potentiellen Risiken der Interaktion behandeln.

Anpassung an körperliches Training

Im allgemeinen ist das Ausmaß der akuten physiologischen Adaptation auf eine körperliche Leistung direkt proportional zur Intensität des Trainings. Beispielsweise führt körperliche Arbeit zu einem Anstieg des Herzminutenvolumens und der Herzfrequenz und zu einer Umverteilung der regionalen Durchblutung.

Bei niedriger Intensität der Arbeit sind diese Veränderungen gering. Bei höheren Leistungen kann jedoch das Herzminutenvolumen um das 4- bis 5fache ansteigen, die Herzfrequenz sich mehr als verdoppeln. Die regionale Durchblutung ist mit einem Anstieg der Durchblutung des Herzens, der Skelettmuskeln und der Haut und einem Abfall (50 bis 80%) der Durchblutung in den Gefäßen des Splanchnikus [2] beträchtlich verändert.

Diese durch Arbeit hervorgerufene Veränderung im Muster der regionalen Durchblutung ist der erste Anpassungsmechanismus, welcher einen Einfluß auf die Schwangerschaft haben kann. Es wäre denkbar, daß die Umverteilung der Durchblutung mit Einschränkung der uterinen Zirkulation eine Verminderung der Sauerstoffversorgung und des Substratangebotes des Feten in utero verursacht und daß diese Reduktion direkt proportional zur Stärke der Arbeit ist. Wenn dies tatsächlich der Fall ist, dann existiert ein starkes Argument dafür, der körperlichen Belastung während der Schwangerschaft eine definierte Grenze zu setzen.

Ein zweiter Anpassungsmechanismus auf andauernde körperliche Arbeit, die auch einen Einfluß auf den Verlauf und den Ausgang der Schwangerschaft haben kann, ist die Anpassung an die Erhöhung der Körpertemperatur. Sie resultiert aus der gesteigerten Wärmeproduktion der Skelettmuskeln. Hier existiert wieder eine lineare Beziehung zwischen dem Anstieg der Körpertemperatur und der Intensität der Arbeit. Diese Beziehung ist jedoch von Umweltfaktoren, die einen Einfluß auf die Wärmeabgabe haben, wie beispielsweise Luftfeuchtigkeit, Temperatur, Luftbewegung usw., und von der gesamten Dauer der Arbeit abhängig [2]. Beispielsweise steigt die Kerntemperatur unter günstigen Umweltbedingungen normalerweise um mehr als 1° während eines Dauertrainings an, wohingegen unter ungünstigen Umweltbedingungen oder während eines Wettbewerbs leicht ein Anstieg von 2,5 °C oder mehr erfolgt.

Normalerweise gibt der Fet seine metabolisch erzeugte Wärme durch den negativen Temperatur-Gradienten zwischen Mutter und Fet leicht an die Mutter und dann an die Umgebung ab; mit Anstieg der maternalen Temperatur muß der Fet diese Wärme speichern. Theoretisch kann so die Kerntemperatur eines Feten während körperlicher Aktivität wie Dauerlauf, Ski-Langlauf und Aerobic-Tanz oder schwerer körperlicher Arbeit sehr leicht eine Grenztemperatur von 39,2 °C erreichen, die allgemein als teratogene Schwelle angesehen wird [1, 3, 4]. Weiterhin führt der Anstieg der maternalen Temperatur zum Anstieg des basalen fetalen Energieverbrauchs um ca. 10% oder mehr, welcher dann wiederum zu einer Verminderung der total verfügbaren Kalorien für das fetale Wachstum führt.

Die adaptiven Veränderungen sowohl im regionalen Metabolismus als auch in den zirkulierenden Substratspiegeln bei andauernder körperlicher Aktivität zeigen einen anderen Mechanismus auf, der den Verlauf und den Ausgang der Schwangerschaft verändern kann. Der mit der körperlichen Arbeit verbundene Anstieg im Substratverbrauch könnte theoretisch sowohl den maternalen Substratspiegel verändern, aber auch einen Einfluß auf die Verteilung des Substratangebotes an Mutter und Fetus haben und somit das fetale Wachstum verändern.

Das Hauptaugenmerk muß hierbei auf den Einfluß der körperlichen Belastung auf die maternale Blutglukosekonzentration gelegt werden. Besteht keine Schwangerschaft, so ruft körperliche Belastung einen Anstieg der Blutglukosekonzentration hervor, wenn sie für nicht mehr als 2 Stunden erfolgt [4, 5]. Jedoch könnte während der Schwangerschaft der kombinierte Bedarf des maternalen Gehirns und der Muskulatur parallel zu dem der fetoplazentaren Einheit zu einem raschen Abfall der Blutglukosekonzentration führen, wie man ihn als metabolische Reaktion einer über Nacht bestehenden Hungerperiode als „accelerated starvation" der Spätschwangerschaft sieht [6]. Da die Glukose ein maßgeblicher fetaler Energielieferant ist, muß die Verfügbarkeit über den Mechanismus des plazentaren Transfers als ein wichtiger potentieller Regulator für das fetale Wachstum und den fetalen Metabolismus betrachtet werden [6, 7]. Da der plazentare Transfer einem Gradienten folgt, führt ein Abfall der maternen Glucosekonzentration zu einem reduzierten Transfer, zur eingeschränkten fetalen Verfügbarkeit bis hin zur fetalen Hypoglykämie. Wenn diese Ereignisse entweder häufig und/ oder verlängert auftreten, dann kann das fetale Wachstum möglicherweise abnehmen.

Es ist klar, daß die oben erwähnten physiologischen Adaptationen von den verschiedenen Formen der körperlichen Belastung abhängen. Zunächst ist die Art der körperlichen Belastung wichtig. Wahrscheinlich sind intermittierende Formen der körperlichen Belastung, wie Tennis oder Volleyball, mit einem vollständig anderen Muster der Adaptation verbunden als Übungen wie Dauerlauf über lange Distanzen oder Ski-Langlauf. Es ist ebenfalls einleuchtend, daß die Häufigkeit, die Intensität und die Dauer eines Trainings für den Einfluß auf die Schwangerschaft maßgebend ist.

Schließlich ist bei körperlicher Belastung das Schwangerschaftsalter mit zu berücksichtigen, wenn Auswirkungen auf den Verlauf und den Ausgang der Schwangerschaft betrachtet werden sollen. So ist z. B. das theoretische Risiko einer durch Übung induzierten Hyperthermie in der Frühschwangerschaft klinisch ganz anders zu bewerten als in der Spätschwangerschaft.

Adaptation an die Schwangerschaft

Das sich ständig verändernde hormonelle Milieu und das Wachstum der fetoplazentaren Einheit scheint die physiologischen Anpassungsvorgänge an die Schwangerschaft zu steuern, die ein Maximum im III. Trimester erreichen. Aus Einfachheitsgründen sollten die vielfältigen Formen der Anpassung an körperliche Belastung in 3 Gruppen eingeteilt werden: die kardiorespiratorische, die metabolische und die morphometrische [1, 8].

Die hyperdynamische kardiorespiratorische Anpassung im Anstieg des Atemminutenvolumens, des Blutvolumens und des Pulsdrucks, der Herzfrequenz und des Herzminutenvolumens sind gut bekannt und sollen hier nicht im Detail besprochen werden. Von gleicher Wichtigkeit sind die Veränderungen im gesamten sowie im regionalen Gefäßwiderstand. Die Änderungen in der regionalen Perfusion der Eingeweide und der Haut sowie der zusätzliche Effekt der Orthostase, der Muskelaktivität und des Venentonus sind bestimmend für die optimale kardiovaskuläre Funktion.

Der mit der Schwangerschaft verbundene Anstieg des Grundumsatzes, der Wärmeentwicklung und der Änderungen im Energiestoffwechsel und Substratspiegel sind gut bekannt. Auch dies sollte entweder additiv oder fördernd auf die Größe der Anpassungsreaktion bei körperlicher Belastung wirken.

Beide Effekte sind fernerhin begründet durch definierte morphometrische Veränderungen der ansteigenden Körpermasse und auch in den Änderungen der Stabilität der Gelenkverbindungen, der Lage und dem Schwerpunkt.

Dies hat eine Einwirkung auf die Effizienz und auf die Sicherheit verschiedener Formen der körperlichen Bewegung, und diese variieren beträchtlich im Verlauf der gesamten Schwangerschaft.

Die Anpassungsvorgänge steigern zusammengenommen die kardiovaskulären, die thermischen und die metabolischen Anforderungen in Ruhe [1, 8, 9]. Der Anstieg liegt zwischen 20 und 50% für die verschiedenen Parameter und die verschiedenen Zeiten während der Schwangerschaft. In den meisten Fällen wird dies verstärkt während körperlicher Arbeit, besonders wenn sie gegen die Schwerkraft gerichtet ist. In einfachen Worten: man kann annehmen, daß eine bestimmte Art von körperlicher Belastung während der Schwangerschaft weniger effizient ist und einen größeren Grad von physiologischer Anpassung in vielen Parametern benötigt als die gleiche Aktivität vor der Schwangerschaft.

Wenn dies wirklich der Fall ist, dann führt die kombinierte Anpassung zu einem additiven Effekt, und der Einfluß auf den Verlauf und den Ausgang der Schwangerschaft könnte mit fortschreitender Schwangerschaft verstärkt werden. Deshalb sollte es möglich sein, vom Ausmaß der körperlichen Belastung während der Schwangerschaft auf den Verlauf bzw. den Ausgang der Schwangerschaft zu schließen.

Die Schwierigkeit der Interpretation von Daten aus Tierexperimenten

Der interessierte Leser sei zum Studium der vorliegenden Daten und ihrer umfassenderen Diskussion zu diesem Thema auf die zitierten Literaturstellen verwiesen [1, 2, 8, 10]. Zunächst muß klar zum Ausdruck gebracht werden, daß es zwei wesentliche Vorteile gibt, ein Tiermodell zum Studium wissenschaftlicher Fragen zu verwenden.

Tierexperimentelle Untersuchungen ermöglichen 1. invasive Meßmethoden zur Bestimmung von Parametern, an denen man interessiert ist. Man kann die Konstanz einer relativ großen Zahl von Variablen kontrollieren, die sonst die Interpretation von Daten erschweren würde. Das wird klar belegt mit den Ergebnissen aus Versuchen mit körperlicher Belastung, die bis heute von verschiedenen Tiermodellen zusammengetragen worden sind [1].

Man muß jedoch bei der Ergebnisinterpretation sehr vorsichtig sein, weil in den meisten Fällen große Unterschiede zwischen dem Tier und den menschlichen Bedingungen existieren. Dies ist gut belegt bei dem Thema körperliche Belastung und Schwangerschaft. Es gibt 5 Faktoren, welche wesentlich den Wert der oben referierten tierexperimentellen Daten mindern [10]. Das erste und wesentliche Problem ist, die Effekte und Auswirkungen auf die körperliche Belastung von denen zu separieren, welche durch Streß und durch die experimentellen Bedingungen selbst hervorgerufen werden. Einfach ausgedrückt: Der Mensch ist motiviert zu einer körperlichen Belastung, auch wenn nicht besonders konditioniert, während das Tier dies nicht ist.

Der 2. Faktor sind die vielen Unterschiede im Vergleich der reproduktiven Prozesse, die wiederum einen besonderen Einfluß auf den Ausgang der Schwangerschaft haben. Als Unterschiede sind unter anderem zu nennen: Der Typ und das Ausmaß der Plazentation, die Anzahl der Feten, die Schwangerschaftsdauer, die Geschwindigkeit fetalen Wachstums, das fetomaternale Gewichtsverhältnis und das hormonale Milieu.

Die 3. Gruppe der sich gegenseitig beeinflussenden Faktoren ist die Differenz, die in der aufrechten Position und in der sympathischen Regulation der viszeralen Durchblutung besteht. So hat z. B. in vielen Tiermodellen, die allgemein für die kardiovaskuläre Forschung benutzt werden, die körperliche Belastung wenig oder keinen Effekt auf die renale Durchblutung und die Durchblutung des Splanchnikusgebietes, während der Effekt auf die gleichen Parameter beim Menschen beträchtlich ist und modifiziert wird durch den aufrechten Gang.

Der 4. Faktor besteht darin, daß es praktisch unmöglich ist, die physische Kondition und die Intensität der Übung im Tiermodell zu quantifizieren. Wie bereits oben diskutiert wurde, ist es kritisch, die physiologische Auswirkung auf den Organismus zu bestimmen, und schließlich sind als 5. Faktor die vielen Aspekte der Thermoregulation und des Metabolismus gänzlich unterschiedlich in den benutzten Tiermodellen [2].

Aus diesen Gründen ist es sehr schwierig, von den Daten, die in tierexperimentellen Modellen bei körperlicher Belastung gewonnen werden, auf den Menschen zu extrapolieren. So gibt es z. B. keinen Grund anzunehmen, daß der starke Effekt der körperlichen Belastung während der Schwangerschaft auf das Geburtsgewicht und auf die Größe des Uterus bei Meerschweinchen in irgendeiner Weise auf die Verhältnisse beim Menschen anwendbar ist, da die Geschwindigkeit des fetalen Wachstums, des fetalen Anteils des Energiebedarfs und der fetomaternale Gewichtsquotient in diesem Modell im Verhältnis zum Menschen sehr hoch sind. In ähnlicher Weise sind der zeitliche Verlauf und die fetalen Effekte der hyperthermen Reaktion, die beim Schaf beobachtet wurden, und die Kreislaufdaten sowie die Frühaborte, die bei Raubtierspezies ermittelt werden, wahrscheinlich nicht für menschliche Bedingungen anwendbar [1, 2].

Die körperliche Belastung während der Schwangerschaft beim Menschen

Gegenwärtig gibt es keine absolut klaren Antworten auf Fragen der körperlichen Belastung während der Schwangerschaft. Die Daten sind schwach, häufig drükken sie gegensätzliche Meinungen aus, oder es bestehen schlecht kontrollierte Untersuchungen. Die Mechanismen der Anpassung an körperliche Arbeit sind bisher nicht in einer definierten Weise untersucht worden. Die gegenwärtigen klinischen Richtlinien basieren daher größtenteils auf theoretischen oben besprochenen Konzepten, ergänzt durch persönliche Meinungen und sind daher wahrscheinlich zu zurückhaltend [11, 12]. Es ist klar, daß eine größere Anzahl von sorgfältig kontrollierten Daten gesammelt werden muß, bevor eine definitive Antwort auf die vielen Fragen gegeben werden kann. In den folgenden Kapiteln soll daher beschrieben werden, was an maternalen und fetalen Effekten der körperlichen Belastung während der Schwangerschaft beim Menschen bekannt ist.

Maternale Effekte der körperlichen Belastung beim Menschen
während der Schwangerschaft

Es gibt bisher keine kontrollierten Daten über den Effekt der körperlichen Belastung während der Schwangerschaft, weder auf das maternale Wohlbefinden noch auf die Häufigkeit der Variabilität von Anomalitäten im Reproduktionsprozeß. Es existiert jedoch eine größere Anzahl deskriptiver Daten in der Literatur [zitiert bei 1, 8 und 12], die darauf hinweisen, daß sowohl die körperliche Belastung als auch der gute körperliche Zustand einen positiven Effekt auf die Schwangerschaft haben. Eine sehr gut kontrollierte Studie hat einen klaren Anstieg des körperlichen Wohlbefindens dokumentiert, wenn ein hohes intensives Fahrradergometer-Trainingsprogramm in der Mitte der Schwangerschaft begonnen wurde [13]. Meines Wissens ist nicht bekannt, ob die körperliche Belastung während der Schwangerschaft mit einem Anstieg der Häufigkeit von Muskel- und Skelettverletzungen verbunden ist.

Der Effekt von körperlicher Belastung während der Schwangerschaft auf den Gewichtsanstieg könnte entweder übungsspezifisch sein oder modifiziert werden durch eine Vielzahl von zusätzlichen Faktoren. In der Studie, auf die oben hingewiesen wurde, hatten der Beginn und der Abschluß des Trainingsprogramms während der Schwangerschaft keinen Effekt auf den Anstieg des Körpergewichtes. Es zeigte sich jedoch in einer kürzlich prospektiv kontrollierten epidemiologischen Studie von körperlicher Belastung während der Schwangerschaft, daß bei Frauen, die das Training während der gesamten Schwangerschaft fortsetzten, der Gewichtsanstieg signifikant niedriger lag als in jener Gruppe, die das Training stoppten oder bei Schwangeren mit sitzender Tätigkeit [14]. Bei Schwangeren mit schwererer körperlicher Arbeit [15] wird eine Dosiswirkungsbeziehung vermutet. Andere Studien beschrieben wiederum eine positive Korrelation zwischen dem Grad der

Fitneß und dem Gewichtsanstieg während der Schwangerschaft, jedoch wurde die aktuelle körperliche Belastung während der Schwangerschaft nicht bestimmt.

Viele retrospektive Studien legen nahe, daß verschiedene Formen von körperlicher Belastung während der Schwangerschaft keinen Effekt auf die Schwangerschaftsdauer haben. Dies wird unterstützt durch eine Trainingsstudie [13] und eine kürzlich gut kontrollierte Studie, die nicht zeigen konnte, daß irgendwelche Veränderungen in der uterinen Aktivität nach Dauerlauf oder Fahrradergometertraining im letzten Trimester auftreten [16]. Jedoch in der oben erwähnten Ausdauer-Trainingsstudie [14] haben Frauen, die das Ausdauertraining über ihren Konditionsspiegel fortsetzten, einen signifikanten Abfall der Häufigkeit von Übertragungen, weshalb die mittlere Gestationslänge in dieser Übungsgruppe um etwa 7 Tage kürzer war. Einige retrospektive Daten zeigen wiederum, daß verschiedene Formen von Übungen während der Schwangerschaft einen positiven Effekt auf den Verlauf der Schwangerschaft und Geburt haben und die Dauer der Erholungsphase post partum verkürzen. Jedoch konnte keine der oben erwähnten kontrollierten Studien [13, 14] einen Effekt dieser Art demonstrieren.

In verschiedenen Studien wird vermutet, daß maternale Anpassungsvorgänge auf körperliche Belastung während der Schwangerschaft signifikant verändert werden [4, 17–19]. Jedoch muß dies als vorläufig betrachtet werden. Es mag auch belastungsspezifisch sein, da andere Autoren Daten vorlegen, die den gegenteiligen Standpunkt unterstützen [1, 9, 20]. Besonders problematisch scheint der Befund, daß ein signifikanter Abfall der maternalen Blutglukose nach relativ kurzen Episoden von Jogging auftritt [4, 17]. Nur eine einzige Studie hat den Einfluß der körperlichen Belastung auf die uterine Durchblutung beim Menschen untersucht [20]. Sie zeigt klar, daß ein qualitativer Abfall in der Myometriumdurchblutung während kurz dauernder Fahrradergometerbelastung in Halbrückenlage auftritt.

Auswirkungen der körperlichen Belastung während der Schwangerschaft auf den Feten

Gegenwärtig sind Daten auf 2 Gebieten gesammelt worden: Die Wirkung von körperlicher Belastung auf die fetale Herzfrequenz und auf das Atmungsmuster und die Wirkung der körperlichen Belastung während der Schwangerschaft auf den fetalen Zustand und die morphometrischen Daten. Untersuchungen auf verschiedenen Gebieten einschließlich der Effekte auf die Konzeption, die Frühaborte und auf Langzeiteffekte werden dringend benötigt. Der Einfluß der Belastung auf die plazentare Morphometrie und die plazentare Funktion müßte ebenso dringend untersucht werden.

Wie in verschiedenen früheren Übersichtsartikeln bereits festgestellt wurde [1, 19, 21], sind die Auswirkungen der körperlichen Belastung auf die fetale Herzfrequenz sehr variabel und wahrscheinlich abhängig von der Form der körperlichen Belastung und werden modifiziert durch Intensität und Dauer. Die Messung der fetalen Herzfrequenz während körperlicher Belastung ist durch technische Fehler beeinflußt, und derzeit sind diese Daten schwer zu interpretieren. Verschiedene Einflüsse sind nach körperlicher Belastung beobachtet worden. Wie in einem kürzlich erschienenen Bericht [22] bemerkt wurde, besteht ein nachweisbarer Einfluß nur nach Jogging. Der gleichmäßige Anstieg der fetalen Herzfrequenz, der nach dem Joggen beobachtet wird, könnte Ausdruck einer direkten fetalen physischen Stimulation sein [21].

Es wäre aber ebenso denkbar, daß die Veränderungen der fetalen Herzfrequenz zum Grad der Intensität und zur Dauer der Belastung korreliert sind, wie sie nur bei einigen Ergometerbelastungen erreicht worden ist [13, 23]. Die letztgenannte Interpretation stimmt überein mit dem Effekt, der bei pathologischen Schwangerschaften beobachtet wird [1, 19, 21] und als eine Erholungsphase interpretiert werden kann, die einer reduzierten plazentaren Perfusion nach körperlicher Belastung folgt. Mehrere Untersuchungen sind jedoch notwendig, um zu beweisen, ob dieser Mechanismus tatsächlich dieser Veränderung der Herzfrequenz zugrunde liegt. Ähnliche, wenig aufschlußreiche und unterschiedliche Befunde wurden bei der körperlichen Belastung auf die fetale Atmung beobachtet [19, 21]. Dies wiederum zeigt, daß der beobachtete Effekt möglicherweise durch verschiedene Variablen reguliert wird, die zu der körperlichen Belastung korreliert sind. Weitere gut kontrollierte und standardisierte Studien sind zur Beantwortung dieser Fragen erforderlich. Kontrollierte Daten, die den Einfluß der körperlichen Belastung auf den fetalen Zustand und auf morphometrische Daten belegen, sind limitiert. Es besteht generell Übereinstimmung, daß weder ein positiver noch ein negativer Einfluß auf den Zustand bei Geburt oder auf die unmittelbare neonatale Morbidität gezeigt werden kann [1, 3, 8-10, 13, 17, 19, 21, 23]. In den meisten Studien und den kürzlich erschienenen Übersichtsartikeln [1, 3, 8, 10, 12, 13, 16-19, 21, 23, 24] ist das Geburtsgewicht durch körperliche Belastung während der Schwangerschaft nicht beeinflußt. Wie in einem kürzlich erschienenen Artikel gezeigt werden konnte, ist diese Schlußfolgerung sehr bedeutsam, weil sie viele Studien widerlegt, die zeigten, daß körperliche Belastung das Geburtsgewicht reduziert [15, 25] und eine Restriktion von körperlicher Aktivität während der Spätschwangerschaft einen positiven Effekt auf das Geburtsgewicht hat [21]. Möglicherweise kann dieser Widerspruch erklärt werden durch die Tatsache, daß in den meisten Studien mit körperlicher Belastung nur gut ernährte und gesunde Frauen nur milde bis mäßige körperliche Belastungen über eine begrenzte oder unspezifische Periode durchführten, während die Charakteristiken der Gruppe, die untersucht wurde, um den Effekt der Arbeit und der Ruhe auf das Geburtsgewicht zu untermauern, gänzlich unterschiedlich waren. Eine Studie, die prospektiv den Effekt des Ausdauertrainings auf den Ausgang der Schwangerschaft in einer Gruppe von Joggern und Aerobictänzern untersuchte, fand eine stark negative Korrelation zwischen der körperlichen Belastung während der Schwangerschaft über eine Basiskonditionierung und dem Geburtsgewicht [22]: Jene Frauen, die ihre körperliche Belastung während der Schwangerschaft fortsetzten, hatten Kinder, die im Mittel 500 g weniger wogen als jene von Müttern, die das Training stoppten oder von Kontrollen. Diese Daten zeigen eine Dosiswirkungsbeziehung.

Demgegenüber zeigte ein intensives Fahrradergometertraining, das in der Mitte der Schwangerschaft begonnen wurde, daß kein Einfluß auf das Geburtsgewicht bestand [13]. Die Unterschiedlichkeit dieser Resultate läßt stark vermuten, daß der Einfluß der körperlichen Belastung auf das Geburtsgewicht letztlich multifaktoriell ist und daß die Trainingsprogramme wahrscheinlich mit zahlreichen Belastungsvariablen wie Häufigkeit, Intensität und Dauer behaftet sind. Zusätzlich spielen der Zeitpunkt relativ zum Schwangerschaftsalter, die Kalorienaufnahme und andere demographische und sozioökonomische Faktoren zweifellos eine Rolle. Weitere Studien sollten diese Frage klären.

Spezifische Typen von körperlicher Belastung während der Schwangerschaft

Zwei generelle Punkte, die im Detail an anderer Stelle diskutiert wurden [12], sind folgende:

1. In den meisten Gebieten existiert wenig Information, die die spezifischen Formen der körperlichen Belastung während der Schwangerschaft zum Ausgang der Schwangerschaft korreliert.

2. Mit einer bemerkenswerten Ausnahme geben die Daten, die gegenwärtig verfügbar sind, keinen Hinweis, daß eine spezifische Form der körperlichen Belastung während der Schwangerschaft besonders gefährlich ist. Jedoch ist die Information, auf der die letzte Schlußfolgerung basiert, limitiert und schlecht kontrolliert. Daher geben die gegenwärtigen Empfehlungen, die sich mit der Belastung während der Schwangerschaft beschäftigen, im wesentlichen theoretische Vorstellungen wieder, die mehr auf Meinungen und dem allgemeinen Verstand basieren als auf untermauerten Untersuchungen [11, 12, 21, 26].

Im allgemeinen basieren diese Richtlinien auf theoretischen Überlegungen zur Hyperthermie, zur Umverteilung der Durchblutung, zur maternalen Hypoglykämie und zur gesteigerten Empfindlichkeit auf Verletzungen im Zusammenhang mit dem, was über die Physiologie der normalen und pathologischen Schwangerschaft bekannt ist. Sie schließen auf verschiedene allgemeine Maßnahmen wie solche, die Rückenlage zu vermeiden, häufige Kalorienaufnahme, die Intensität und Dauer der körperlichen Belastung zu limitieren, die Flüssigkeitsaufnahme zu steigern, um eine adäquate Substratverfügbarkeit sicherzustellen, den Anstieg der Temperatur zu limitieren, um das Blutvolumen zu halten und die Umverteilung der Durchblutung nicht zu forcieren. Zusätzlich schlagen sie vor, mehr ein kontinuierliches als ein sporadisches körperliches Belastungsprogramm vorzunehmen, um die Verletzungen zu reduzieren, die durch fehlerhaftes Training erfolgen. Sport während der Schwangerschaft soll ausgeglichene Sportarten bevorzugen und solche, die nicht mit einem potentiellen abdominalen Trauma einhergehen.

Es bleibt, sich auf Sportarten mit geringer Bewegungsintensität, wie Frauengymnastik, Schwimmen, Heimfahrradfahren, zu beschränken und nicht Wettbewerbsspiele wie Tennis und andere Ballsportarten während der Schwangerschaft durchzuführen. Die meisten stimmen darin überein, daß Schwimmen eine ideale Form der körperlichen Belastung während der Schwangerschaft ist, da es alle Muskelgruppen bei verminderter Schwerkraft und günstiger thermischer Umgebung beansprucht und risikofrei ist im Hinblick auf Verletzungen. Mannschaftsspiele wie Turnen, Volleyball und Reiten sind spezielle Sportarten, die nicht empfohlen werden können, da sie das Risiko der Verletzung in sich bergen.

Spezielle Überlegungen werden auf 2 Gebieten notwendig: Gewichtheben und Tauchen. Beim Gewichtheben spielt abgesehen vom Risiko der Verletzung mit freien Gewichten die beträchtliche Reduktion der Splanchnikusdurchblutung und/oder ein potentielles Gefäßrisiko als Folge der Hypertension und der Volumenverlagerung eine bedeutsame Rolle, die während maximaler und/oder verlängerter Valsalva-Manöver erfolgen kann. Beim Tauchen rufen die hyperbaren Be-

dingungen ein sehr ernstes Risiko einer fetalen Luftembolie während der
Dekompression hervor. Obgleich die Daten nicht kontrolliert sind, ergab ein
Überblick über Tauchen während der Schwangerschaft ein erhöhtes Risiko von
kindlichen Mißbildungen bei jenen Frauen, die während der Schwangerschaft so
tief tauchten, daß eine Dekompression beim Auftauchen notwendig war [26–29].

Schlußbemerkungen

Die Beziehung zwischen der Physiologie der körperlichen Belastung und der
Schwangerschaft ist bisher nicht ausreichend untersucht. Es scheint, daß im Bereich der hauptsächlichen Probleme wie Umverteilung der Durchblutung, Wärmeproduktion und Energieverbrauch die physiologischen Veränderungen verstärkt
werden. Der gegenseitige Effekt sollte daher beleuchtet werden. Unglücklicher-
weise sind die meisten der Daten, die in Tiermodellen erhalten wurden und die
die Interaktion zwischen körperlicher Belastung und Schwangerschaft untersucht
haben, möglicherweise nicht für den Menschen anwendbar. Es besteht eine Lücke
von kontrollierten Untersuchungen beim Menschen, die den maternalen und fetalen Effekt der körperlichen Belastung während der Schwangerschaft untersuchen.
Was derzeit verfügbar ist, weist darauf hin, daß kein besonders positiver oder negativer Effekt der meisten Formen der körperlichen Belastung Einfluß auf den
Ausgang der Schwangerschaft hat. Es sind jedoch mehrere Studien notwendig, um
die Frage definitiv zu beantworten. Solange keine zusätzliche Information verfügbar ist, werden die klinischen Richtlinien vollständig auf theoretischen Überlegungen basieren müssen. Die gegenwärtigen Richtlinien scheinen sehr konservativ zu
sein und werden möglicherweise erweitert und gelockert werden, wenn zusätzliche
Information verfügbar ist.

Literatur

1. Lotgering FK, Gilbert RD, Longo LD (1985) Maternal and fetal responses to exercise during
   pregnancy. Physiol Rev 65: 1
2. Rowell LB (1974) Human cardiovascular adjustments to exercise and thermal stress. Physiol
   Rev 54: 75
3. Jones RL, Botti JJ, Anderson WM, Bennet NL (1985) Thermoregulation during aerobic exercise in pregnancy. Obstet Gynecol 63: 340
4. Clapp JF, Wesley M, Sleamaker RH (1987) Thermoregulatory and metabolic responses to jogging prior to and during pregnancy. Med Sci Sports Exerc (in press)
5. Ahlborg G, Felig P, Hagenfeldt L, Hendler R, Wahren J (1984) Substrate turnover during prolonged exercise in man. J Clin Invest 53: 1080
6. Metzger BE, Ravnicar V, Vileisis RA, Freinkel N (1982) „Accelerated starvation" and the skip-
   ped breakfast in late normal pregnancy. Lancet I: 588
7. Schreiner RL, Burd LI, Jones MD, Lemons JA, Sheldon RE, Simmons MA, Battaglia FC,
   Meschia G (1978) Fetal metabolism in fasting sheep. In: Longo LD, Reneau DD (eds) Fetal
   an newborn cardiovascular physiology, vol 2. Garland Press, New York, p 197
8. Clapp JF (1982) The effects of maternal exercise during pregnancy on uterine blood flow and
   pregnancy outcome. In: Moawad AH, Lindheimer MD (eds) Uterine and placental blood
   flow. Masson Publishing, New York, p 177
9. Pernoll ML, Metcalfe J, Schlenker TL, Welch E, Matsumoto JA (1975) Oxygen consumption
   at rest and during exercise in pregnancy. Respir Physiol 25: 285

10. Metcalfe J, Catz C, Clapp JF, Cureton KJ, Fabro SE, Longo LD, McNellis D (1984) Summary report on the NICHD Research Planning Workshop on Physical Activity in Pregnancy. Am J Perinatol 1: 276
11. Artal R, Wiswell RA (1986) Exercise prescription in pregnancy. In: Artal R, Wiswell RA (eds) Exercise in pregnancy. Williams and Wilkins, Baltimore, p 225
12. Repovich WE, Wiswell RA, Artal R (1986) Sports activities and aerobic exercise during pregnancy. In: Artal R, Wiswell RA (eds) Exercise in pregnancy. Williams and Wilkins, Baltimore, p 205
13. Collings CA, Curet LB, Mullin JP (1983) Maternal and fetal responses to a maternal aerobic exercise program. Am J Obstet Gynecol 145: 702
14. Clapp JF, Dickstein S (1984) Endurance exercise and pregnancy outcome. Med Sci Sports Exerc 12: 14
15. Tafari N, Naeye RK, Gobezie A (1980) Effects of maternal undernutrition and heavy physical work during pregnancy on birthweight. Br J Obstet Gynecol 87: 222
16. Vielle JC, Hohimer RA, Burry K, Speroff L (1985) The effect of exercise on uterine activity in the last eight weeks of pregnancy. Am J Obstet Gynecol 142: 545
17. Hauth JC, Gilstrap LC, Widmer K (1982) Fetal heart rate reactivity before and after maternal jogging during the third trimester. Am J Obstet Gynecol 142: 545
18. Hutchinson PL, Cureton KJ, Sparling PB (1981) Metabolic and circulatory responses to running during pregnancy. Phys Sports Med 9: 55
19. Artal R, Wiswell RA (eds) (1986) Exercise in pregnancy. Williams and Wilkins, Baltimore, p 241
20. Morris N, Osborn SB, Wright HP (1956) Effective uterine blood flow during exercise in normal and pre-eclamptic pregnancies. Lancet II: 481
21. Gorski J (1985) Exercise during pregnancy: maternal and fetal responses. Med Sci Sports Exerc 17: 407
22. Clapp JF (1985) Fetal heart rate response to running in midpregnancy and late pregnancy. Am J Obstet Gynecol 153: 251
23. Collings C, Curet LB (1985) Fetal heart rate response to maternal exercise. Am J Obstet Gynecol 151: 498
24. Dale E, Mullinax KM, Hummels DH (1982) Exercise during pregnancy: effects on the fetus. Can J Appl Sport Sci 7: 98
25. Naeye RL, Peters EC (1982) Working during pregnancy: effects on the fetus. Pediatrics 69: 724
26. Bullard JA (1981) Exercise and pregnancy. Can Fam Physician 27: 977
27. Kizer KW (1981) Women and diving. Phys Sports Med 9: 84
28. Newhall JF (1981) Scuba diving during pregnancy: a brief review. Am J Obstet Gynecol 140: 893
29. Bolton ME (1980) Scuba diving and fetal well-being: a survey of 208 women. Undersea Biomed Res 7: 183

Reisen und Schwangerschaft

M. Kirschbaum und W. Künzel

Universitäts-Frauenklinik, Gießen

Die aufgeklärte schwangere Patientin nimmt Schwangerschaftsvorsorgeuntersuchungen ernster als früher. Gleichzeitig hat das Informationsbedürfnis der Patientin deutlich zugenommen. Häufig wird daher der Arzt mit Fragen konfrontiert, die Reisen im Inland, im europäischen und außereuropäischen Ausland von kürzerer oder längerer Dauer in der Schwangerschaft betreffen. Dabei erwartet die Patientin detaillierte Informationen über Fragen, die manchmal außerhalb der Kenntnisse des Arztes liegen. Der vorliegende Beitrag soll daher eine Grundlage für die Beratung der Schwangeren sein, die beabsichtigt zu reisen. Ausführliche Untersuchungen zu der Fragestellung „Reisen und Schwangerschaft" wurden von Diddle [5], Beach [1], Guilbeau und Turner [10] sowie von Webb und Harvey [20] durchgeführt. Alle Autoren kamen trotz Abweichungen in den Auswahlverfahren der untersuchten Patientinnen zu dem Ergebnis, daß das *zusätzliche* Risiko der Reise in Bezug auf die Abortrate und die drohenden Aborte zu vernachlässigen ist. Dies galt unabhängig von der Art des Transportmittels und dem Schwangerschaftsalter.

Reisen in der Schwangerschaft ist im Jahre 1987 gegenüber den Jahren 1947 bzw. 1954 wahrscheinlich nicht belastender geworden. Die o.g. Untersuchungen sind deshalb auch heute noch relevant. Tabelle 1 zeigt, wie unterschiedlich trotzdem noch heute von Frauenärzten das Reiserisiko während der Schwangerschaft eingeschätzt wird [6]. Danach gaben nur 13% der befragten frei praktizierenden Frauenärzte generell Reiseerlaubnis, während ⅔ der frei praktizierenden Ärzte ab der 36. SSW Reisen nicht empfohlen haben. Krankenhausärzte oder Ärzte an der befragten Universität rieten von der Reisetätigkeit teils nach der 27. SSW und zum Teil erst nach der 36. SSW ab.

Die Diagnose „Schwangerschaft" allein liefert nach den vorliegenden Arbeiten kein Argument für Restriktionen gegenüber den Reisewünschen der Patientinnen,

Tabelle 1. Einschätzung des Reiserisikos

Ärzte tätig in	Zahl d. Ärzte	Generelle Reiseerlaubnis gaben	Abraten von einer Reise		
			nach 36 SSW	nach 32 SSW	nach 27 SSW
Privater Praxis	24	13%	67%	16%	4%
Universität	5	0%	40%	20%	40%
Krankenhaus	11	0%	27%	45%	27%

(nach [6])

denn der beratende Arzt kann nur das Komplikationsrisiko der Schwangerschaft im Hinblick auf die Reisetätigkeit abschätzen und seine Empfehlungen danach geben.

Bei der Beratung über ein Reisevorhaben während der Schwangerschaft sind drei Einflußgrößen zu berücksichtigen:

1. Die anamnestischen und befundeten Schwangerschaftsrisiken in Bezug auf das Schwangerschaftsalter.
2. Das Reiseland, d.h. ob Inlandreisen in kürzer oder auch längerer Distanz zum Ort der gewünschten Betreuung vorgenommen werden sollten oder ob europäische oder außereuropäische Reisen geplant sind.
3. Das Verkehrsmittel.

Alle drei Größen bestimmen schließlich die Empfehlung, die an die Patientin gegeben wird. So sind selbst Kurzreisen von mehr als 100 km nicht zu empfehlen, wenn aufgrund des geburtshilflichen Befundes (Portiobefund, gelegentlich Wehentätigkeit) und des Schwangerschaftsalters die Geburt zu erwarten ist.

Der beratende Arzt muß sich auch ein möglichst detailliertes Bild von der Art der Reise sowie von den Umständen für die Patientin am Zielort machen können, um hier zusätzliche Risiken für die schwangere Patientin herauszufinden. Bei der Bewertung des Gesamtrisikos sollen nicht zuletzt neben medizinischen Gesichtspunkten auch sozio-ökonomische Aspekte berücksichtigt werden.

So kann eine Frühgeburt, auch in der hochzivilisierten westlichen Welt, fern des Heimatlandes für eine Schwangere und für ihre gesamte Familie tiefe soziale und finanzielle Probleme verursachen, wie beispielsweise durch Hospitalisierung, Lufttransport, Zwischenunterbringung vor der Heimreise und langes Fernbleiben vom Arbeitsplatz.

Die Kosten für solch einen Zwischenfall sind groß. Easa et al. [6] berichten in einem Fall über medizinische Kosten von umgerechnet insgesamt ca. 300000 DM, nicht eingeschlossen Kosten für Unterbringung, Essen, Transport und Einkommensverlust von umgerechnet ca. 80000 DM in einem anderen Fall. Zusätzlich kommen Probleme durch Trennung von Mutter, Kind und Familie, die Notwendigkeit, Hilfe von fremden Ärzten in fremden Städten und fremden Krankenhäusern zu akzeptieren hinzu [6].

Anamnestische und befundete Schwangerschaftsrisiken

Im folgenden soll die Problematik erörtert werden, die sich ergibt, wenn der Wunsch einer Kurzreise oder Urlaubsreise bei besonders belasteter Anamnese oder aufgrund befundeter Schwangerschaftsrisiken besteht. In die grundsätzliche Abwägung des Reiserisikos müssen all jene anamnestischen und befundeten Parameter eingehen, die potentiell eine Frühgeburt oder vorzeitige Entbindung nach sich ziehen können, beziehungsweise eine Gefahr für den Feten darstellen und somit eine engmaschige Überwachung der Schwangerschaft fordern. Bei den anamnestischen Risiken sind hier besonders zu nennen

- Rhesusinkompatibilität bei vorausgegangenen Schwangerschaften
- Zustand nach Früh- und Mangelgeburt
- totes oder geschädigtes Kind bei vorausgegangener Schwangerschaft

Bei den befundeten Risiken in der bestehenden Schwangerschaft sind von besonderer Bedeutung

- Störungen der Frühschwangerschaft
- Placenta praevia
- Mehrlingsschwangerschaft
- Hydramnion
- Oligohydramnion
- Plazentainsuffizienz und Wachstumsretardierung
- isthmo-zervikale Insuffizienz
- vorzeitige Wehentätigkeit
- Harnwegsinfektionen
- EPH-Syndrom
- Diabetes mellitus und Gestationsdiabetes
- Schwangerschaftsalter

Anamnestische Schwangerschaftsrisiken

Rhesusinkompatibilität bei vorangegangenen Schwangerschaften. Einigkeit besteht sicherlich, daß bei dem Risiko der Rhesusinkompatibilität größere Reisen mit zunehmendem Schwangerschaftsalter unterbleiben. Die engmaschigen serologischen Kontrollen, später die häufigen ultrasonographischen Überwachungstermine, die Amniozentese zur Bestimmung der Bilirubinkonzentration im Fruchtwasser und die kardiotokographische Überwachung der Schwangerschaft bindet die Patientin in der Regel so eng an den betreuenden Arzt, daß das Reiserisiko von der Patientin selbst hoch genug eingeschätzt wird und längere Reisen – insbesondere in der 2. Schwangerschaftshälfte – unterbleiben.

Frühgeburten bei vorausgegangenen Schwangerschaften. Die Schwangerschaft nach einer Frühgeburt belastet die bestehende Schwangerschaft mit einem höheren Risiko einer gleichartigen Komplikation [12]. Urlaubsreisen sollten daher während der Schwangerschaft unterbleiben. Kurze Inlandsreisen sind mit einem geringen Risiko behaftet, wenn der geburtshilfliche Befund von dem der entsprechenden Woche einer normalen Gravidität nicht abweicht. Dabei ist auf die Auswahl des Verkehrsmittels zu achten. Reisen mit der Bahn sind wegen der geringen psychophysischen Belastung Fahrten mit dem Auto vorzuziehen.

Zustand nach Mangelgeburt; totes oder geschädigtes Kind in der Anamnese. Beide anamnestischen Fakten erfordern die engmaschige Kontrolle ab der 24. SSW, gegebenenfalls ultrasonographisch und kardiotokographisch. Hierbei sollte der Reisewunsch der Patientin nicht grundsätzlich abschlägig beantwortet werden. Dies gilt insbesondere dann, wenn am Zielort die Überwachung der Schwangerschaft gewährleistet ist und die Überwachungstermine vor und nach der Reise mit den Reiseterminen der Schwangeren abgestimmt sind. Kommen zu den anamnestischen Risiken allerdings Risiken während der Schwangerschaft hinzu, so ist von einer Reise abzuraten.

Befundete Schwangerschaftsrisiken

Störungen der Frühschwangerschaft. Vom serologischen Schwangerschaftsnachweis an bis etwa zur 12./13. Woche sollte der Patientin eine vorbehaltlose Reiseerlaubnis nicht erteilt werden. Vielmehr sollte der sichere Nachweis einer intrauterinen intakten Schwangerschaft zunächst erfolgt sein, damit die Patientin vor unerwarteten Ereignissen verschont bleibt. So stellt z.B. die nicht erkannte Extrauteringravidität ein erhebliches Risiko dar, das zu einem unkalkulierbaren Risiko wird, wenn die ektope Schwangerschaft vor Antritt der Reise nicht ausgeschlossen wurde; dies gilt auch dann, wenn die klinische Symptomatik der Extrauteringravidität noch fehlt.

In Anbetracht einer spontanen Fehlgeburtsrate von etwa 14% in der Frühschwangerschaft [11, 17] ist das Reiserisiko in der Frühschwangerschaft noch im Hinblick auf den Frühabort abzuwägen. Fehlen bei sicherem Schwangerschaftstermin in der 10. Schwangerschaftswoche noch die ultrasonographischen Zeichen einer intakten Schwangerschaft, so ist auch bei klinisch bisher unauffälligem Schwangerschaftsverlauf von einer längeren Reise abzuraten bis alle Unklarheiten beseitigt sind.

Blutungen in der Schwangerschaft. Blutungen in der Schwangerschaft stellen stets eine Kontraindikation für längere oder weitere Reisen dar, da der Ausgang der Frühschwangerschaft bei einem Abortus imminens nicht kalkulierbar ist. Bei Blutungen in der Frühschwangerschaft ist die Hospitalisierung angeraten.

Lehmann [14] sieht in Blutungen in der Frühschwangerschaft eine Kontraindikation gegen Reisen in der gesamten Schwangerschaft. Hier sollte allerdings eine genauere Würdigung des Einzelfalles erfolgen. Klingt die Abortus imminens-Symptomatik bis zur 15./16. SSW ab und stellt sich die Schwangerschaft dann klinisch und ultrasonographisch unauffällig dar, so besteht unseres Erachtens ein nur unwesentlich erhöhtes Reiserisiko für die weitere Schwangerschaft.

Ein blutungsfreies Intervall von ca. 3–4 Wochen sollte vor der Abreise liegen. Treten jedoch Blutungen in den späteren Wochen der Schwangerschaft auf, so ist von einer Reise dringend abzuraten. Hierbei spielt die Ätiologie der Blutung zunächst keine Rolle.

Placenta praevia. Die ersten Blutungen bei Placenta praevia erfolgen gewöhnlich nicht vor der 26. SSW. Bei unkompliziertem Schwangerschaftsverlauf und bisher fehlender Blutung in der Anamnese wird der Verdacht auf eine Placenta praevia erstmals im Rahmen des 2. Ultraschall-Screening ab der 18.-32. SSW erhoben. Häufig zieht die Diagnose der Placenta praevia, insbesondere der Placenta praevia totalis, sowieso die stationäre Überwachung der Schwangerschaft nach sich, so daß sich die Frage nach der Reisetätigkeit von selbst erübrigt. Sind Reisen ab der 28. SSW geplant, so muß ultrasonographisch eine Placenta praevia vor Antritt der Reise sicher ausgeschlossen sein.

Die Diagnose „Placenta praevia" ist in der Frühschwangerschaft nur mit Vorbehalt zu stellen. Sind allerdings bereits während der Schwangerschaft Blutungen aufgetreten, so müssen diese an das Vorliegen einer Placenta praevia denken lassen.

Mehrlingsschwangerschaft. Die Diagnose der Mehrlingsschwangerschaft wird in der Regel bereits im Rahmen des ersten Ultraschall-Screenings gesichert. Das gehäufte Auftreten vieler Komplikationen im Verhältnis zur Einlingsschwangerschaft soll besonders in das Beratungsgespräch eingehen. Die höhere Inzidenz des EPH-Syndroms und der Frühgeburtenrate bei Mehrlingsschwangerschaften muß ebenso beachtet werden.

Aus dem Vorliegen einer Geminigravidität kann trotz des erhöhten Risikos kein generelles Reiseverbot hergeleitet werden, wenn bei Reiseaktivitäten die höhere Frequenz der Schwangerenvorsorgeuntersuchungen und ultrasonographischen Wachstumskontrollen gesichert bleibt. Ab der 28. SSW sollte die Patientin allerdings in der Nähe der Klinik bleiben, in der sie zu entbinden wünscht. Dies nicht zuletzt auch wegen der durchschnittlich verkürzten Tragzeit von ca. 36 Wochen bei Zwillingen und 32 Wochen bei Drillingen [16].

Hydramnion/Oligohydramnion. Die Diagnose einer abnormen Vermehrung bzw. Verminderung des Fruchtwassers in der Schwangerschaft erfordert stets ein Fahnden nach üblichen maternalen und insbesondere fetalen Ursachen. Zugunsten einer engmaschigen Überwachung der Schwangerschaft und des auf den Einzelfall optimal abgestimmten geburtshilflichen Managements am Ende der Schwangerschaft sollten größere Reisen nach Diagnosestellung nicht mehr erfolgen.

Plazentainsuffizienz und Wachstumsretardierung. Der Verdacht auf Plazentainsuffizienz und fetale Wachstumsretardierung verbietet jegliche Reisetätigkeit, da die Gefahr des intrauterinen Fruchttodes besteht. Die engmaschigen klinischen, ultrasonographischen und serologischen Kontrollen binden die Patientin in aller Regel stark an die betreuende Klinik, so daß Reisewünsche kaum geäußert werden.

Drohende Frühgeburt bei isthmozervikaler Insuffizienz und/oder vorzeitiger Wehentätigkeit. Wird die Diagnose der drohenden Frühgeburt gestellt, erfolgt in der Regel die Aufnahme zur stationären Behandlung. Ambulant kontrollierten Patienten ist von der Reisetätigkeit abzuraten, da körperliche und psychische Belastungen die Symptomatik der drohenden Frühgeburt verstärken können.

Harnwegsinfektion. Schon die symptomlose Bakteriurie während der Schwangerschaft führt im weiteren Verlauf der Schwangerschaft häufiger zu einer manifesten Pyelonephritis. Wenn hieraus zwar keine absolute Kontraindikation gegen eine Reisetätigkeit resultiert, so muß die Patientin doch auf die höhere Rezidivrate und das damit verbundene höhere Risiko für die Schwangerschaft hingewiesen werden. Bei längerem Aufenthalt außerhalb des häuslichen Bereiches muß zumindest die engmaschige Urinkontrolle, notfalls die Eigenkontrolle des Urins mit der Sticksmethode empfohlen werden. Manifeste Pyelonephritiden, auch anbehandelte oder konsequent ausbehandelte Formen, stellen wegen der häufigen Rezidive eine Kontraindikation gegen Auslandsreisen dar.

Das EPH-Syndrom. Das EPH-Syndrom wird in der Regel ab 24. Woche für die Schwangerschaft klinisch relevant und damit auch zum Problem für Reisen und Schwangerschaft. In der Reihenfolge der Symptome Ödeme (E) – Proteinurie (P) – Hypertonie (H) steigt das feto-maternale Risiko. Hat die Patientin ausschließlich Ödeme, so können diese zwar auf der Reise zunehmen [20], jedoch ist das Risiko für Mutter und Kind nicht erhöht [9]. Von größerer Bedeutung ist der abnorme Gewichtsanstieg auch ohne klinisch auffällige Ödeme. Hier muß bei der geplanten Reise die lückenlose Überwachung des Blutdruckes und der Proteinurie gewährleistet und gegebenenfalls die stationäre Überwachung möglich sein. Reisen in andere Länder sind deshalb nicht zu empfehlen.

Diabetes mellitus und Gestationsdiabetes. Die Schwangerschaft bei insulinpflichtigem Diabetes mellitus stellt in der Regel eine Kontraindikation für längere Reisen während der Schwangerschaft dar, da das Ziel der Schwangerenberatung darin besteht, eine Normoglykämie während des gesamten Schwangerschaftsverlaufes zu erreichen. Dies ist bei längeren Reisen nicht zu gewährleisten.

Die Diabetesdiät und die darauf abgestimmte Insulintagesdosis sowie die täglichen Blutzuckertagesprofile erfordern einen gleichmäßige Rhythmus im Tagesablauf, der auf Reisen in der gewünschten Sorgfalt nicht einzuhalten ist. Bei der Überschreitung von Zeitzonen würde das Problem zusätzlich aggraviert. Ebenso läßt sich in der Regel die wöchentliche ärztliche Kontrolle auf längeren Reisen einhalten. Das Risiko soll vom Beginn der Schwangerschaft an so hoch eingestuft werden, daß sich die Reisetätigkeit der Schwangeren auf Ausflüge oder auf Tagesreisen beschränkt.

Die Manifestation einer diabetischen Stoffwechsellage im Verlauf einer Schwangerschaft kündigt sich durch das Auftreten einer Glukosurie, gelegentlich einer fetalen Makrosomie an. Anders als bei dem insulinpflichtigen Diabetes hängen Empfehlungen insbesondere von der klinischen Wertigkeit der diabetischen oder prädiabetischen Stoffwechsellage ab: Sind trotz Glukosurie und pathologischem Glukosetoleranztest an mehreren Tagen normoglykämische Blutzuckertagesprofile nachgewiesen, so kann bei Gewährleistung kurzfristiger Kontrollen einer Reise zugestimmt werden. Werden allerdings im Glukosetagesprofil Werte von mehr als 100 mg% bis 120 mg% gefunden, muß die Patientin diätetisch oder gegebenenfalls zusätzlich mit Insulin eingestellt werden. Die dann neu eingetretene Gesamtsituation der Schwangeren läßt größere Reisen obsolet erscheinen.

Schwangerschaftsalter. Neben den anamnestischen und befundeten Risiken ist auch das Alter der Schwangerschaft bei der Beratung zu berücksichtigen. So sind generell Kurzreisen und Ausflüge im Umkreis von ca. 100 km vom Ort der geplanten Entbindung bei normalem Schwangerschaftsverlauf auch in den letzten Wochen der Gravidität möglich. Bei unaufschiebbaren Reisen in den letzten Wochen der Gravidität ist es ratsam, der Patientin für plötzlich eintretende Ereignisse ein geeignetes Krankenhaus zu empfehlen, das auf ihrer Reiseroute oder in der Nähe des Aufenthaltsortes liegt. Einigermaßen zuverlässige Information über die bevorstehende Geburt gibt der Portiobefund und der Höhenstatus des Kopfes, obgleich Fehleinschätzungen jederzeit möglich sind.

Risiken bei Reisen in andere Länder

Wenn nach Beach [1], Guilbeau und Turner [10] und Webb und Harvey [20] die Reisetätigkeit selbst keine negativen Auswirkungen auf die Schwangerschaft hat, so kann doch der Zielort bzw. das Zielland in einigen Fällen eine relative Kontraindikation gegen die Reise bedeuten.

Reiseziel Nordeuropa

Liegt das Reiseziel innerhalb Nordeuropas (Belgien, Dänemark einschl. der Färöer-Inseln, DDR, BRD, Finnland, Irland, Island, Luxemburg, Niederlande, Norwegen, Polen, Schweden, Schweiz, Tschechoslowakei, UdSSR, Großbritannien, Kanalinseln), so findet die Schwangere hygienische und medizinische Bedingungen vor wie zu Hause. Die Inzidenz übertragbarer Krankheiten ist in den meisten Gegenden Nordeuropas so gering, daß sie für schwangere Reisende kaum eine größere Gefahr als in der Bundesrepublik darstellen. Es gibt natürlich gewisse Gesundheitsrisiken, doch sind im größten Teil des genannten Gebiets nur minimale Vorsichtsmaßnahmen erforderlich [21]. Unter den durch Lebensmittel und Wasser übertragenen Krankheiten sind neben den überall vorkommenden Durchfallerkrankungen der Bandwurmbefall und die Trichinose in bestimmten Teilen Nordeuropas zu nennen, ferner die Fischfinnenbandwurmerkrankung, die durch Süßwasserfische in den Ostseeländern übertragen wird.

Eine klimabedingte Gesundheitsgefährdung der Schwangeren besteht evtl. in den nördlichen Teilen Nordeuropas durch die extreme Kälte im Winter.

Tabelle 2. Die wichtigsten Zielländer bei Auslandsreisen

1. Österreich	23,2%
2. Italien	17,3%
3. Spanien/Portugal	11,6%
4. Jugoslawien	8,3%
5. Frankreich	7,5%
6. Schweiz	4,8%
7. Nordische Länder	5,2%
8. Benelux-Länder	3,7%
9. Osteuropäische Länder	1,6%
10. Übriges Europa	8,3%
11. Außereuropäische Länder	6,7%

Statistisches Bundesamt [19]

Tabelle 3. Die wichtigsten Zielländer außereuropäischer Auslandsreisen

1. USA	24%
2. Nordafrika	24%
3. Amerikanische Länder ohne USA	13%
4. Afrikanische Länder ohne Nordafrika	9%
5. Asien	8%
6. sonstige außereuropäische Länder	22%

Statistisches Bundesamt [19]

Reiseziel Südeuropa

Bei Reisen nach Südeuropa (Albanien, Andorra, Bulgarien, Frankreich, Gibraltar, Griechenland, Italien, Jugoslawien, Liechtenstein, Malta, Monaco, Österreich, Portugal einschl. der Azoren und Madeira, Rumänien, San Marino, Spanien einschl. der kanarischen Inseln und Ungarn), ist das Erkrankungsrisiko gegenüber den mitteleuropäischen Ländern erhöht: Fleckfieber durch Ratten- und Zeckenübertragung, Westnilfieber, das durch Mücken übertragen wird, die Zeckenencephalitis und hämorrhagische Fieberkrankheiten können im östlichen Südeuropa vorkommen.

Durch Lebensmittel und Wasser übertragene Krankheiten, wie etwa die Bakterienruhr und andere Durchfallerkrankungen sowie Typhus treten in den Sommer- und Herbstmonaten häufiger auf und weisen in den südöstlichen *und* südwestlichen Teilen von Südeuropa eine hohe Inzidenz auf.

Die Bruzellose kann im äußersten Südwesten und Südosten des Gebietes und die Echinokokkose im Südosten auftreten [21].

Im allgemeinen reichen die weiter unten angegebenen allgemeinen Hygieneempfehlungen und allgemeinen Vorsichtsmaßnahmen aus; dies gilt insbesondere dann, wenn „mitteleuropäischer Komfort" am Zielort angeboten wird.

Reiseziel außereuropäisches Ausland

Nur 6,3% der Urlaubs- und Erholungsreisen gehen in das außereuropäische Ausland. Die Tabelle 3 zeigt die Häufigkeitsverteilung außereuropäischer Reiseziele. Dabei ist es nicht unerheblich, ob die Reise nach Nordamerika (USA und Kanada) oder in Gebiete mit geringem medizinischen und hygienischen Standard erfolgt. Bei schwangeren Reisenden, die zu dieser Gruppe gehören, muß daher geprüft werden, ob nicht zusätzliche Risiken durch extreme klimatische Bedingungen am Zielort, durch niedrigen hygienischen Standard, eine mangelnde medizinische Versorgung am Reiseziel oder Infektionsgefahren durch tropische Erkrankungen im Reiseland entstehen.

Die Verhältnisse und Bedingungen am Ziel der Reise variieren von Land zu Land beträchtlich. Eine detaillierte Auflistung aller Länder mit ihren spezifischen Risiken kann in Form der tabellarischen Auflistung nur grob gegeben werden. Insbesondere tropische und subtropische Länder, die sich zunehmend den Flugtouristen öffnen, gewährleisten selten eine nahtlose medizinische und besonders geburtshilfliche Versorgung. In vielen Ländern sind Impfungen für Einreisende vorgeschrieben bzw. eine Chemoprophylaxe zu empfehlen [4].

Die Tabellen 4-6 geben darüber eine Information und Hilfestellung bei der Reiseplanung. Abbildung 1 zeigt die Ausbreitungsgebiete des Gelbfiebers und Abbildung 2 die Ausbreitung der Malaria.

Tabelle 4. Wichtige aktive Impfungen bei Reisen während der Schwangerschaft

Erkrankung	Bemerkungen	Impftermin – SSW		
		bis 12.	12.–27.	ab 27.
A. Lebendimpfstoffe				
Gelbfieber	Impfung erfordl. f. Teile von Afrika u. Teile v. Mittel- u. Südamerika (siehe Abb. 1) Impfung nur durch autorisierte Institute (Auskunft: Tropeninstitute); Strenge Indikation bis 16. SSW.	(+)	(+)	(+)
Pocken	ausgerottet; Impfung nicht indiziert	–	–	–
B. Inaktivierte Impfstoffe/Toxoide				
Cholera	starke NW, kein sicherer Schutz	(+)	(+)	(+)
Meningokokken-infektion	Gefahr besonders in Afrika + Brasilien	(+)	(+)	(+)
Pest	Gefahr in Südindien, Korea, Abessinien, Madagaskar	(+)	(+)	(+)
Tetanus	bei Verletzungen immer impfen, sonst 2. Schwangerschaftshälfte bevorzugen	+	+	+
Tollwut	Einsatz postexpositionell	+	+	+
Typhus/ Paratyphus	Komplikationen bei parenteraler Anwendung! In der Schwangerschaft orale Impfung	(+)	(+)	(+)
Zeckenencephalitis (FSME)	passive Immunisierung erwägen	(+)	(+)	(+)

+   = unbedenklich
(+) = strenge Indikationsstellung; bei Reisen in Endemiegebiete
–   = Impfungen bei Schwangeren kontraindiziert

nach [7], [8], [15], [21]

Tabelle 5. Passive Immunisierung mit Immunglobulin bei Schwangeren – humane Antikörperpräparationen zur Infektionsprophylaxe – keine schwangerschaftsspezifischen Kontraindikationen

Infektion	Präparat	Bemerkung/Indikation	Dosierung
Virus-Hepatitis A	SG	bei Exposition; vor Reiseantritt	15 ml (der 16% Lsg.) i.m. ($\triangleq$ 0,2 ml/kg KG) (z.B. Beriglobin)
Virus-Hepatitis B	HIG	bei Exposition (nur HB_s-Ag-negative Schwangere)	5 ml ($\triangleq$ 200 I.E./ml) i.m. (z.B. Aunativ, Hepaglobin)
Masern	SG	bei Exposition	s.o.
Mumps	HIG	bei Exposition; prophylakt. Effekt auf Komplikationen nicht gesichert	2 ml ($\triangleq$ 0,3 ml/kg KG) i.m. (z.B. Mumps-Immunglobulin)
Tetanus	HIG	zusammen mit d. aktiven Impfung	1–2 ml ($\triangleq$ 250–500 I.E.). i.m. (z.B. Tetagam)
Tollwut	HIG	innerhalb 72 Std. nach Viruskontakt; aktive Schutzimpfung; simultan obligatorisch	10 ml ($\triangleq$ 20 I.E./kg KG) i.m. (z.B. Hyperab)
Zeckenencephalitis	HIG	vor Reise in gefährdete Gebiete (z.B. Kärnten)	4 ml ($\triangleq$ 0,05 ml/kg KG) i.m.
		nach Exposition	Bei Gabe am 1., 2. oder 3. postexpositionellen Tag einmal 7–8 ml ($\triangleq$ 0,1 ml/kg KG) i.m. bei Gabe am 4. oder 5. postexpositionellen Tag einmal 15 ml ($\triangleq$ 0,2 ml/kg KG) i.m. bei Gabe am 6. oder 7. postexpositionellen Tag einmal 23 ml ($\triangleq$ 0,3 ml/kg/KG) i.m. (z.B. FSME-Immunglobulin)

SG   = Standard-Gammaglobulin (z.B. Beriglobin)
HIG = Spezifisches Hyperimmunglobulin

nach [2], [7], [8], [15], [21]

Tabelle 6. Malariaprophylaxe

A. Meidung von Situationen, wo die Schwangere von Insekten gestochen werden kann:

- nur in klimatisierten oder ausreichend abgeschirmten Räumen schlafen.
- Insektensprühmittel zur Vernichtung von Mücken verwenden, die trotz Abschirmung in den Raum eindringen können.
- Nachts rund um das Bett Moskitonetze anbringen.
- Netz sorgfältig unter der Matratze einschlagen.
- Im Freien nach Sonnenuntergang zweckmäßige Kleidung tragen, die den ganzen Körper einschl. der Arme und Beine vor Mükkenstichen schützt. Dunkle Farben vermeiden, die die Mücken anziehen.
- Insektenabweisende Mittel wie Diäthyl-Toluamid auf freie Körperstellen einreiben.

nach WHO [21]

B. Chemoprophylaxe der Malaria bei Schwangeren

Freiname	Beispiel Handelsname	Anwendung i.d. Schwangerschaft	Bemerkungen	Dosis
Chloroquin	Resochin	indiziert	Resistenzen nicht ausgeschlossen. Einnahme: 1 Wo. vor bis 6 Wo. nach Reise in Endemiegebiet (s. Abb. 2); immer am gleichen Wochentag	2 Tabl. Resochin/Woche vor d. Abendessen (Formel: 5 mg Chloroquin-Base/kg/KG/Woche)
Proguanil	Paludrine	indiziert	Kann mit Chloroquin kombiniert werden. Einnahme wie oben. Bezug in der BRD über Apotheken-import.	2 Tabl. Paludrine/Tag (Formel: 3 mg Proguanil-Base/kg/KG/Tag)
Sulfadoxin/Pyrimethamin	Fansidar	kontraindiziert		
Dapsone/Pyrimethamin	Maloprim	kontraindiziert		
Mefloquin	Lariam	keine ausreichenden Erfahrungen		

nach Schultze-Röbbecke [18]

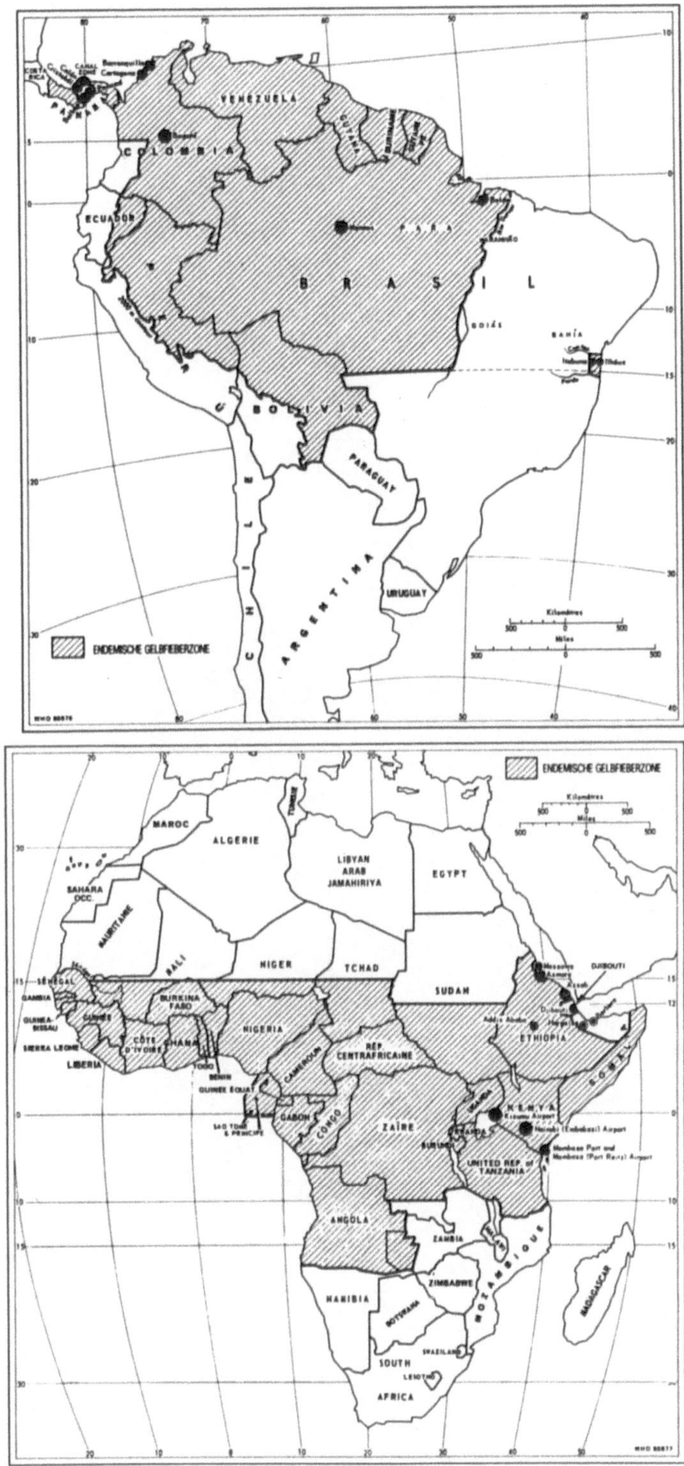

Abb. 1. Endemische Gelbfiebergebiete in Afrika und Amerika [21]

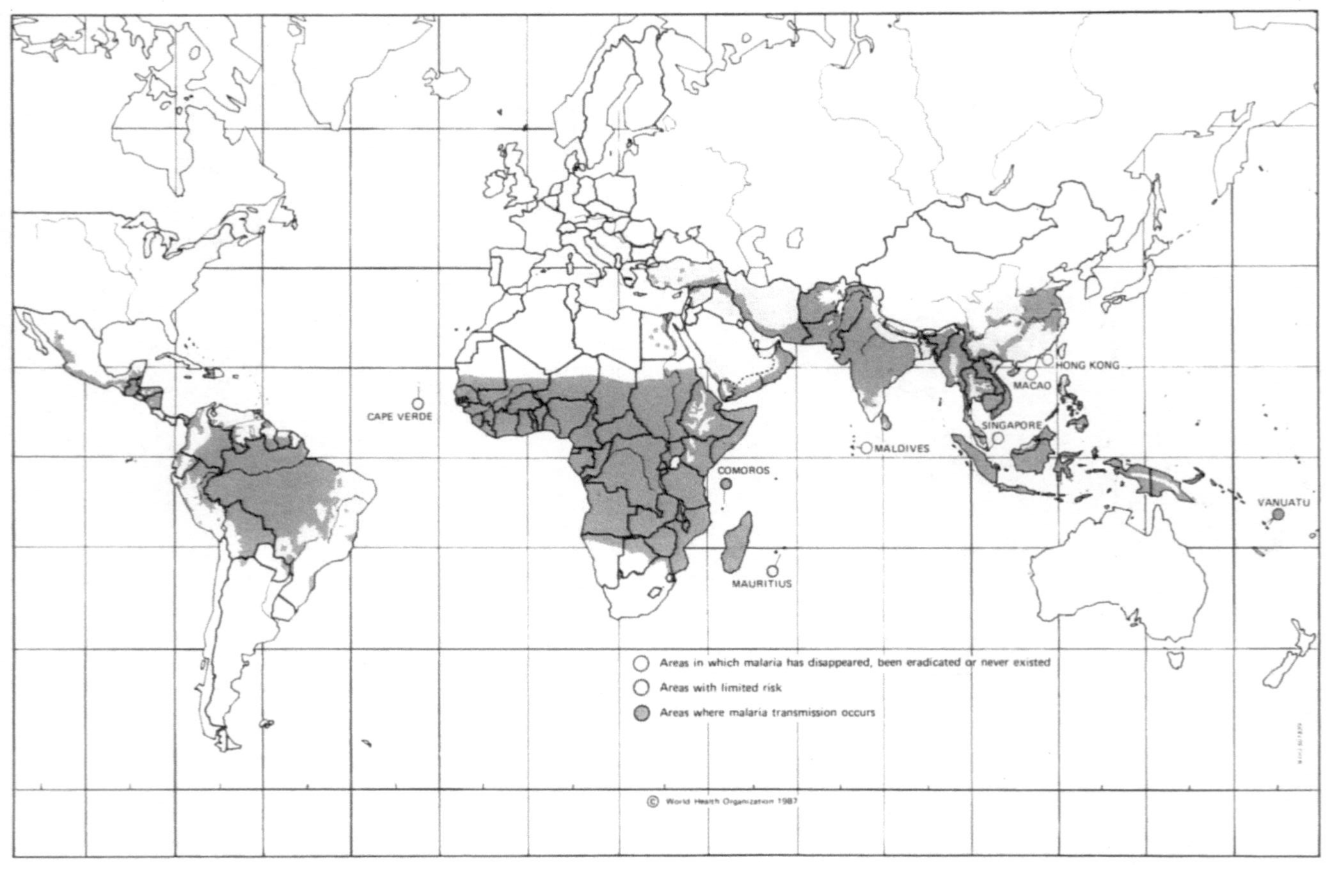

Abb. 2. Verbreitung der Malaria [21]

Verkehrsmittel, Reisevorbereitungen und Verhalten auf der Reise

Für die Planung einer Reise während der Schwangerschaft haben nicht nur der Verlauf und die spezifischen Schwangerschaftsrisiken eine Bedeutung, sondern auch die Wahl des Verkehrsmittels, die Dauer der Reise und die Entfernung zum Zielort. Es ist daher verständlich, daß bei Reisen mit längerer Distanz andere Erwägungen und Planungen notwendig sind als bei Kurzreisen im Heimatland in näherer Umgebung. Dennoch ist auch bei Kurzreisen auf die Wahl des Verkehrsmittels zu achten.

Verkehrsmittel

Als Verkehrsmittel stehen neben den öffentlichen, wie Bus, Schiff, Bahn und Flugzeug die privat betriebenen Fahrzeuge Motorrad und Auto zur Verfügung. Von der Benutzung von Motorrädern ist während der Spätschwangerschaft wegen der starken psycho-physischen Belastung abzuraten. Starke Belastungen treten auch auf, wenn das eigene Kraftfahrzeug über größere Entfernungen von einer Schwangeren selbst gefahren wird. In Abhängigkeit von der Geschwindigkeit steigt bei der Autofahrt die Herzfrequenz an [13]. Dies weist auf eine vermehrte Katecholaminsekretion hin, die vermehrte Wehentätigkeit verursachen kann. Zusätzliche Risiken der Autofahrt werden im Beitrag von Gay beschrieben.

Wenig belastend für die Schwangere ist die Benutzung der öffentlichen Verkehrsmittel, da die psychischen Belastungen bei passiver Reise wesentlich vermindert sind. Das gilt sowohl für Reisen mit der Bahn, mit dem Bus und auch für die Flugreise (siehe Beitrag Huch).

Reisevorbereitungen

Vor Beginn der Reise sollten alle wichtigen Daten im Mutterpaß eingetragen sein. Bei Reisen in das südeuropäische oder außereuropäische Ausland ist es zweckmäßig, aktuelle Informationen von einem Tropeninstitut einzuholen (Institute siehe Tabelle 7).

Tabelle 7. Auswahl tropenmedizinischer Institute im deutschsprachigen Raum

Bernhard-Nocht-Institut für Schiffs- und Tropenkrankheiten
Bernhard-Nocht-Straße 74
D-2000 Hamburg 4
Institut für Tropenhygiene und Öffentliches Gesundheitswesen
am Südasien-Institut der Universität
Im Neuenheimer Feld 324
D-6900 Heidelberg

Schweizer Tropeninstitut
Socinstraße 57
CH-4051 Basel

Institut für Spezifische Prophylaxe und Tropenmedizin an der
Universität Wien
Kinderhospitalgasse 15
A-1095 Wien

Alle durchgeführten Impfungen sollten in Form eines Impfzeugnisses dokumentiert sein und von der Patientin zusammen mit dem Mutterpaß mitgeführt werden. Ein Impfbefreiungszeugnis für Schwangere sollte vom beratenden Arzt nur mit Zurückhaltung ausgestellt werden [7].

Es ist zu empfehlen, vor Antritt der Reise zur Sicherung der Befunde eine Ultraschallkontrolle und allgemeine Untersuchung der Schwangeren durchzuführen, um den regelrechten und störungsfreien Schwangerschaftsverlauf zu dokumentieren. Schon vor Reiseantritt, spätestens jedoch nach Ankunft am Zielort, sollten Name und Adresse eines nahe gelegenen größeren Krankenhauses oder einer medizinischen Station mit geburtshilflicher Erfahrung bekannt sein.

Verhalten während der Reise bei Erkrankungen

Bei längeren Reisen sollte die schwangere Patientin auf die Reisekrankheit durch ein ausgewähltes Antiemetikum, wie Promethazin (Atosil) oder Dimenhydrinat (Vomex A) vorbereitet sein. Leidet die Patientin sehr stark unter den Symptomen der Reisekrankheit, so kann schon vor Beginn der Reise ein Suppositorium verwendet werden. Beide Präparate kommen wegen der sedativen Komponente nicht in Frage, wenn die Patientin selbst ein Fahrzeug steuert [2]. Die Patientin sollte auch medizinische Kohle (z.B. Kohle-Compretten) gegen die Symptome einer Durchfallerkrankung mit sich führen (s.u.).

Reisen in Gebiete mit klimatischen Extrembedingungen

In dem beratenden Gespräch mit der Patientin soll der Arzt die Patientin über das medizinisch gebotene Verhalten informieren: Reisen schwangere Frauen in klimatische Extrembereiche, setzen sie sich in Gebieten von hohen Außentemperaturen häufig der Gefahr von Hitzestauungen aus. Das in der Schwangerschaft schon in Ruhe erhöhte Herzzeitvolumen wird durch die Notwendigkeit der transkutanen Wärmeabgabe und Transpiration zusätzlich erhöht; leichter als bei nichtschwangeren Reisenden kommt es deshalb möglicherweise zur Erschöpfung. Die erhöhte Transpiration kann zusätzlich zu einem Salzmangelsyndrom führen [21]. Zusätzlich muß auf die Gefahr eines Hitzschlages oder einer Hyperthermie sowie auf die Gefahr eines Sonnenbrandes durch die ultravioletten Strahlen hingewiesen werden.

Aufenthalte in Gebieten großer Kälte können wegen des Fehlens passender Kleidung für Schwangere problematisch werden. Gefährlich allerdings ist die Kälte auch in Gebieten mit Wüstenklima, in denen eine hohe zirkadiane Temperaturdifferenz besteht.

Die Exposition der Schwangeren mit Straßenstaub während langer Fahrten auf unbefestigten Straßen kann Brechreiz und Unwohlsein hervorrufen; das Infektionsrisiko der oberen Luftwege ist möglicherweise besonders erhöht [21]. Die Reise in Hochgebirgsklimazonen hat ihre eigene Problematik wegen des geringeren Sauerstoffpartialdrucks in höheren Lagen.

Auswahl der Nahrungsmittel und Getränke; Verhalten bei Durchfällen

Vorbeugend soll die Schwangere im Zweifelsfall davon ausgehen, daß alle ungekochten Nahrungsmittel kontaminiert und daher gesundheitsgefährdend sein können. Ausgenommen davon sind Früchte und Gemüsearten, die geschält oder enthülst werden. Sogar bei gekochten Speisen besteht das Risiko der Infektion, wenn Temperaturen beim Kochen von 60 °C bis 65 °C nicht erzielt worden sind oder nach dem Kochen die Speisen über 6 °C–8 °C aufbewahrt wurden [21]. Trinkwasser muß gekocht oder gechlort werden, wenn Zweifel an seiner Reinheit besteht. Der Genuß von Eis ist zu vermeiden. Nicht kohlensäurehaltiges Wasser, auch wenn es auf Flaschen gefüllt ist, und Fruchtsaftgetränke dürfen nicht ohne weiteres als unbedenklich für die Gesundheit angesehen werden. Am besten empfiehlt sich der Genuß kohlensäurehaltiger Getränke und frisch gekochter Nahrung [21].

Zu den Krankheiten, die auf diese Weise übertragen werden können, zählen in erster Linie Durchfallerkrankungen durch verschiedenste Erreger, wie Bakterien (E-Coli, Salmonellen, Shigellen und andere), Viren (insbesondere Rotaviren) sowie Parasiten (Giardia lamblia oder Entamöba histolytica). Häufig verläuft eine Reisediarrhoe leicht, so daß im allgemeinen eine symptomatische Behandlung ausreicht. Hierbei bleibt allerdings die Krankheitsdauer unbeeinflußt [3]. Diese Fälle werden in der Schwangerschaft am besten mit medizinischer Kohle (Dosierung 4–8 g!) therapiert. Treten allerdings zusätzliche Symptome wie Fieber und Benommenheit auf, so ist in jedem Fall ein Arzt aufzusuchen.

Als Dehydratationsprophylaxe bei Diarrhoe empfiehlt die Weltgesundheitsorganisation [21] die Einnahme einer salz- und glukosehaltigen Rehydratationsflüssigkeit:

1 Liter Trinkwasser (im Zweifelsfall gekocht, vor dem Mischen abgekühlt)
3,5 g Kochsalz
2,9 g Natriumcitrat-Dihydrat (oder wahlweise 2,5 g Natriumbicarbonat)
1,5 g Kaliumchlorid
20 g Glukose (oder 40 g Saccharose).

Nach der Rückkehr von der Reise

Nach der Rückkehr von Auslandsaufenthalten muß der behandelnde Arzt bei Erkrankungen in Betracht ziehen, daß die Patientin möglicherweise an einer selten vorkommenden Erkrankung leidet. Es muß auch beachtet werden, daß verschiedene Krankheiten sich nicht sofort, sondern erst kürzere oder längere Zeit nach der Rückkehr der Patientin in ihre gewohnte Umgebung bemerkbar machen.

Die möglichst exakte Eingrenzung von Risiken, die der Schwangeren auf einer Reise oder durch eine Reise entstehen können, ermöglicht eine großzügige Einstellung des beratenden Arztes zu den Reisewünschen seiner gesunden schwangeren Patientin und kann so der Schwangeren zusätzliche Sicherheiten auf Reisen und im Urlaub bieten.

Literatur

1. Beach WB (1947) Travel in pregnancy. Am J Obstet Gynecol 54: 1054
2. Becker, Möbius (1983/84) Transparenz-Telegramm. Arzneimittelinformation Berlin
3. Bernstein MJ (1985) Consensus conference: travelers' diarrhea. JAMA 253: 2700
4. Dembert ML, Weinberg WG, Fraser JR, Baemmert RJ, Ledbetter EK, Keith JF, Taylor WH (1986) Medical advise for foreign travel. Military Med 151: 211
5. Diddle AW (1944) Effect of travel on the incidence of abortion. Am J. Obstet Gynecol 48: 354
6. Easa D, Ash K, Boychuk R, Yim G, McNally P, Kosasa P (1985) Preterm delivery in tourists: The Hawaii experience. Hawaii Med J 4: 173
7. Ehrengut W (1982) Schutzimpfungen bei Schwangeren. Med Klin 77: 23
8. Enders G (1983) Virus- und andere Infektionen in der Schwangerschaft: Diagnostik und Prävention. Z Geburtshilfe Perinatol 187: 109-116/155-167
9. Friedman K (1986) zitiert nach Psychrembel W, Dudenhausen JW (1986) Praktische Geburtshilfe. De Gruyter, Berlin New York
10. Guilbeau JA, Turner JI (1953) The effect of travel upon the interruption of pregnancy. Am J Obstet Gynecol 66: 1224
11. Hofmann D (1967) Die Fehlgeburt. Urban & Schwarzenberg, München
12. Jung H (1975) Die Frühgeburt. Gynäkologe 8: 176
13. Keul J, Huber G, Burmeister P, Steinhilber S, Spielberger B, Zöllner G (1979) Auswirkungen des Autofahrens auf Herztätigkeit und Stoffwechsel. Fortschr Med 47: 2172
14. Lehmann WD (1976) Die reisende Schwangere. MMW 118: 1079
15. Niesen M, Scheier R (1977) Infektionsschutz in der Schwangerschaft (Aktive und passive Immunisierung). Gynäkologe 10: 211
16. Record RG, Gibson JR, McKeown T (1952) Foetal and infant mortality in multiple pregnancy. Br J Obstet Gynecol 59: 471
17. Schultze KW (1968) Die zahlenmäßige Bedeutung der Fehlgeburt beim Fortpflanzungsgeschehen. Arch Gynäkol 207: 27
18. Schulze-Röbbecke R (1986) Malariaprophylaxe, Stand 1986. Dtsch Ärztebl 83: 2351
19. Statistisches Bundesamt (1981/82) Fachserie 6, Reihe 7.3, Urlaubs- und Erholungsreisen
20. Webb CF, Harvey HB (1954) Travel during pregnancy. Obstet Gynecol 4: 222
21. Weltgesundheitsorganisation (1986/87) Impfvorschriften und Hygieneratschläge für den internationalen Reiseverkehr. Weltgesundheitsorganisation, Regionalbüro für Europa, Kopenhagen 1986; Weltkarte der Gelbfieber (1) - und Malaria (2) - Verbreitung abgedruckt mit freundl. Genehmigung der WHO aus „Impfvorschriften und Hygieneratschläge für den internationalen Reiseverkehr", Kopenhagen

Autofahren – Probleme und Gefahren

B. Gay

Abteilung für Unfallchirurgie (Chefarzt: Prof. Dr. B. Gay), Chirurgische Klinik,
Juliusspital Würzburg

Zusammenfassung. Die besondere Problematik von Verkehrsunfällen während der
Gravidität besteht darin, daß zwei Individuen vom Unfallgeschehen erfaßt werden. Der Sicherheitsgurt stellt bei korrekter Montage und Anwendung einen opti-
malen Schutz vor Verletzungen für Mutter und ungeborenes Kind dar. Eine besondere Gefährdung besteht jedoch dann, wenn der Gurt zu locker angelegt ist,
die Rücklehne zu stark nach hinten geneigt wird und ein Untergleiten des Gurt-
systems erfolgt. Das ungeborene Kind kann je nach Schwangerschaftsphase direkt
oder indirekt geschädigt werden. Die häufigste Verletzungsfolge ist die traumatische Plazentalösung. Beim Polytrauma bereitet die Erfassung schwerer mütterlicher Verletzungen wegen der zahlreichen schwangerschaftsspezifischen Veränderungen Schwierigkeiten. Das Ziel der Behandlung ist auf die Sicherung des
Überlebens der Mutter gerichtet. So bedeutet der Tod der Mutter nahezu zwangsläufig das Absterben des Kindes. Die Diagnostik muß rasch, zuverlässig und ohne
zusätzliche Gefährdung der Unfallverletzten erfolgen. Sonographie und peritoneale Lavage sind zur Beurteilung abdomineller Blutungen und Hohlorganverletzun-
gen unerläßlich. Die Versorgung der einzelnen Organläsionen richtet sich nach
den in der Allgemeinchirurgie gültigen Prinzipien. Trotz schwerer mütterlicher
Verletzungen kann die Schwangerschaft ungestört verlaufen, bei massiver Traumatisierung ist jedoch in einem hohen Prozentsatz mit Schwangerschaftskomplikationen zu rechnen.

Die Probleme und Gefahren des Autofahrens während der Schwangerschaft fanden im gynäkologischen Schrifttum bis 1975 kaum Beachtung [17] und sind auch
erst in der letzten Zeit mehr in den Blickpunkt des Interesses getreten. Verkehrs-
unfälle während der Schwangerschaft stellen insgesamt ein seltenes Ereignis dar.
Häufigkeitsangaben über das Zusammentreffen von Trauma und Gravidität sind
nicht genau bekannt, es kann jedoch von einer Unfallhäufigkeit von 5 bis 7% ausgegangen werden [3, 20, 21, 25]. Zunehmendes Verantwortungsgefühl gegenüber
dem ungeborenen Kind sowie eine instinktive Vorsicht verbunden mit einer relativen Unbeweglichkeit halten die Schwangere einerseits vor riskantem Verhalten zurück. Andererseits bewirken die Zunahme des Leibesumfanges und eine gewisse
Unsicherheit beim Gehen eine vermehrte Unfallgefährdung [15, 16]. In den letzten
Jahren wird von verschiedenen Autoren [2, 3, 15, 20, u. a.] über eine steigende Zahl
von Unfällen während der Schwangerschaft berichtet. Mit Abstand stellt die häufigste Verletzungsursache (54% aller Unfälle) der Verkehrsunfall dar [4, 7, 8, 11, 15,

29, 30], während andere Anlässe (z. B. Stürze oder Sportunfälle) erheblich seltener registriert werden.

Die Schwere von Verkehrsunfällen hat durch das Anlegen des Sicherheitsgurtes in den letzten Jahren deutlich abgenommen [12]. Diese positive Entwicklung ist in stärkerem Maße nach Einführung eines Verwarnungsgeldes für Nichtbenutzer zu registrieren. Die Schutzwirkung des Gurtes im Falle einer Kollision ist für die Hintersitzinsassen gleichermaßen erwiesen wie für die Frontinsassen. Eine Ausnahmeregelung für Schwangere ist vom Gesetzgeber jedoch nicht vorgesehen. Werden diese gesetzlichen Vorschriften nicht beachtet, muß im Falle eines Unfalls mit erheblichen finanziellen Einbußen gerechnet werden. So können Schadensersatzansprüche und Schmerzensgeld auch bei schuldloser Unfallbeteiligung drastisch durch die Versicherungsträger gekürzt werden. Dies geschieht unter der Vorstellung eines Mitverschuldens durch Nichtanlegen des Gurtes.

Nicht selten wird von der werdenden Mutter befürchtet, daß durch den Sicherheitsgurt das ungeborene Kind im Falle eines Unfalls geschädigt werden könnte. Wenn dieses Problem in der täglichen Praxis nur selten angesprochen wird, haben Befragungen ergeben, daß dieses Problem noch immer eine erhebliche Aktualität besitzt [27, 28]. Es ist deshalb unerläßlich, die Schwangere über die Nutzen des Sicherheitsgurtes bzw. eine fehlerhafte Anwendung zu belehren.

Bei Verwendung eines Beckengurtes kommt es nach einer Frontalkollision zum plötzlichen Abknicken des Oberkörpers. Dies ist vergleichbar mit einem Klappmesser („Jack-Knife-Phänomen"), wobei eine schlagartige Abwinkelung des Oberkörpers um den Beckengurt als Drehpunkt erfolgt. Das Ergebnis ist ein Aufprall des Kopfes auf das Lenkrad, Armaturenbrett oder die Oberschenkel-Knieregion mit entsprechenden Schädel- oder Gesichtsverletzungen. Dies führt bei der Schwangeren u. a. zur Deformierung des Uterus und der Möglichkeit, einer partiellen oder totalen Plazentalösung [8]. Der Beckengurt verhindert lediglich, daß die Pkw-Insassin herausgeschleudert wird und dadurch zusätzlich schwere Verletzungen erleidet. So gesehen wird die Überlebenschance erhöht, andererseits entsteht durch die alleinige Anwendung des Beckengurts eine Gefährdung für Mutter und Kind.

Die Vorteile des Dreipunktgurtes gegenüber dem Beckengurt konnten durch Dezelerationsversuche mit schwangeren Affen klar aufgezeigt werden [7]. Der Dreipunktgurt hat zwischenzeitlich allgemeine Verbreitung gefunden. Er steht als statischer Gurt oder als Automatikgurt zur Verfügung. Eine besondere Gefährdung für Mutter und Kind ist immer dann gegeben, wenn der Sicherheitsgurt nicht korrekt montiert oder angelegt wurde. Hierzu gehört der weitverbreitete Fehler, den Gurt nicht straff anzulegen. Eine Befragung von Schumann ergab, daß 42% der Schwangeren den Gurt lieber etwas „locker" anlegen. Dies entspricht dem Wunsch nach weniger Beengung oder mehr Bequemlichkeit für die schwangere Pkw-Fahrerin. Sitzt der Gurt nicht straff, besteht die Gefahr des „submarining", d. h., der Beckengurt rutscht nach oben weg, so daß die Schwangere unter dem Gurt wegtauchen kann. Durch den dislozierten Beckengurt kommt es zur starken Kompression der Abdominal- und Thoraxorgane, so daß schwere Verletzungen möglich sind. Bereits bei einer geringen Aufprallgeschwindigkeit von nur 30 km/h wirken auf den Beckengurt Kräfte zwischen 700 und 800 kg ein. Diese direkte hohe Belastung kann zur Uterusdeformierung und nachfolgender Ruptur

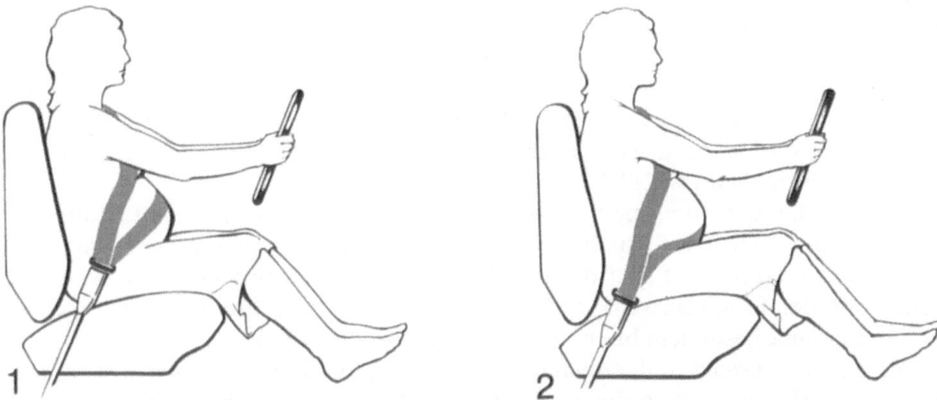

Abb. 1. Die Halterung für das Gurtschloß ist zu lang, das scharfkantige Schloß liegt direkt dem Abdomen auf. Der Beckengurt verläuft oberhalb der Spina iliaca anterior superior. Erhebliche Gefährdung der Pkw-Insassin

Abb. 2. Korrekte Gurtposition. Der Beckengurt liegt der Spina iliaca anterior superior auf. Das Gurtschloß ist in den Sitz integriert

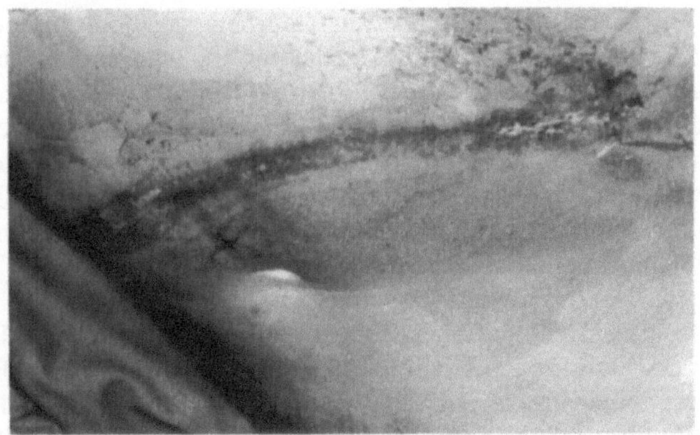

Abb. 3. Gurtmarke oberhalb des Nabels infolge inkorrekter Lage des Beckengurtes. Die Unfallpatientin erlitt schwere intraabdominelle Verletzungen (Zwerchfellzerreißung links, Milzruptur, Dünndarmruptur)

oder zur Plazentaablösung führen [18]. Durch indirekte Einwirkung auf den Uterus infolge negativer Beschleunigung können aber auch intraamniale Druckschwankungen ausgelöst werden, die ebenfalls eine vorzeitige Plazentalösung bewirken [27]. Versuche von Crosby belegen diese Beobachtungen. Stets sollte der Beckengurt unterhalb oder direkt auf der Spina iliaca anterior superior verlaufen (Abb. 1 u. 2). Die beim Aufprall wirksamen Kräfte werden so auf das Becken und von hier aus weiter auf das Skelett gelenkt und somit von den vulnerablen Abdominalorganen ferngehalten. Wirken dagegen die Kollisionskräfte auf das Abdomen ein, muß stets mit schwerwiegenden Verletzungen gerechnet werden. Als äußerlich sichtbares Hinweiszeichen finden wir in diesen Fällen Gurtmarken oberhalb der Crista iliaca (Abb. 3). Die zu hohe Lage des Beckengurtes ist, wie neuere Untersuchungen von Rether u. Mitarb. zeigen, auch eine wesentliche Ursache für begleitende schwere retroperitoneale Organverletzungen (Nierenrupturen, retroperitoneale Blutungen u. ä.).

Ein weiterer Bedienungsfehler des Sicherheitssystems liegt vor, wenn die Rückenlehne zu stark geneigt wird. Hier besteht ebenfalls die Gefahr des Heraufrutschens des Beckengurtes [28].

Untersuchungen von Appel zeigen, daß bei kleinen Personen die Gefahr des Untergleitens unter den Sicherheitsgurt besteht. Wegen der geringeren Länge der Oberschenkel erfolgt erst spät der Kniekontakt mit dem Armaturenbrett bzw. der Rücklehne der Frontinsassen, so daß ein zusätzliches Gefahrenmoment gegeben ist. Dies kommt besonders bei hoher Kollisionsgeschwindigkeit zum Tragen.

Es hat sich gezeigt, daß sogenannte spezifische Gurtverletzungen fast immer durch eine fehlerhafte Anordnung des Rückhaltesystems zu erklären sind [1].

Der korrekt angelegte Sicherheitsgurt kann im Falle eines Unfalls als Lebensretter Nr. 1 für Mutter und Kind angesehen werden. Eine schädigende Wirkung auf das Kind ist nur dann möglich, wenn das Gurtsystem nicht vorschriftsmäßig angewandt wird. Ansonsten wird ein nahezu optimaler Verletzungsschutz gewährleistet.

Trotz schwerer Verletzungen der Mutter kann die Schwangerschaft unbeeinflußt bleiben. Nach schweren Traumen ist jedoch in ⅔ der Fälle eine Störung des Schwangerschaftsverlaufes zu erwarten, während bei leichteren Unfällen nur in ca. ⅓ mit entsprechenden Folgen zu rechnen ist [25]. Im gleichen Krankengut liegt die Müttersterblichkeit bei 103 Unfallverletzten nach schwerem Trauma bei 24%, so daß der Unfalltod die häufigste, nicht geburtshilflich bedingte Todesursache während der Schwangerschaft darstellt. Es fällt auf, daß die Morbidität und Letalität der Mutter ausschließlich von der Schwere der mütterlichen und nicht der fetalen Verletzung bestimmt werden.

Die besondere Problematik von Verkehrsunfällen während der Schwangerschaft besteht darin, daß stets zwei Individuen vom Unfallgeschehen betroffen sind. Durch das Unfallereignis wird das Kind immer direkt oder indirekt gefährdet. Eine direkte Schädigung tritt z. B. infolge Schädelfraktur mit intracranieller Blutung auf, während die indirekte Gefährdung durch einen hypovolämischen Schock der Mutter, eine Uterusverletzung oder die vorzeitige Plazentaablösung verursacht wird. In neun von zehn Fällen mit schwerem hypovolämischen Schock der Mutter kommt es zum vorzeitigen Abbruch der Schwangerschaft. Eine Beziehung zwischen Überleben des Kindes und dem Stadium der Schwangerschaft konnten Rothenberger u. Mitarb. nicht feststellen. Während der Frühschwangerschaft ist das Kind im knöchernen Becken der Mutter weitgehend vor Gewalteinwirkungen geschützt. In der fortgeschrittenen Gravidität erfolgt der mechanische Schutz der Frucht durch die Muskulatur von Uterus und Bauchdecken, die elastische Aufhängung der Gebärmutter sowie den stoßdämpfenden Einfluß des Fruchtwassers („Pufferfunktion"). Die meisten kindlichen Verletzungen kommen während der Spätschwangerschaft vor. Zu diesem Zeitpunkt tritt eine relative Verminderung des Fruchtwassers auf, so daß die Pufferfunktion vermindert wirksam ist. Der kindliche Kopf wird im kleinen Becken fixiert und kann schädigenden Einwirkungen nicht mehr ausweichen. Der übrige Körper liegt dagegen oberhalb des schützenden Beckenringes. Nach stumpfem Trauma ist die häufigste kindliche

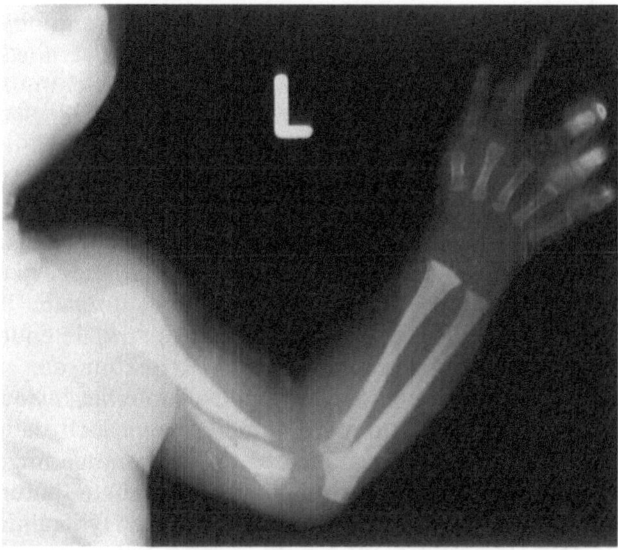

Abb. 4. Intrauterin durch stumpfes Bauchtrauma entstandene kindliche Oberarmfraktur. Entbindung der Sectio

Verletzung die Schädelfraktur [4, 6, 31]. Diese Brüche werden überwiegend gegen Ende der Schwangerschaft nach Beckenfraktur der Mutter gesehen. Als besondere Rarität berichten McRae u. Mitarb. von einer durch Ultraschall in Utero festgestellten kindlichen Schädelfraktur. Christensen und Mitarb. diagnostizierten röntgenologisch eine Oberschenkelfraktur des Kindes im Mutterleib. Durch stumpfe Gewalteinwirkung können ebenfalls Verletzungen der Clavicula, der Wirbelsäule, der Extremitäten sowie der fetalen Eingeweide entstehen [4, 6, 11]. Die genannten Frakturen heilen meist spontan, ohne die Schwangerschaft zu beeinträchtigen (Abb. 4). Direkte Fruchtverletzungen bei intaktem Uterus sind dagegen ein seltenes Ereignis. Traumatische Fruchtschäden gehen meist mit einer Uterusruptur oder einer vorzeitigen Plazentaablösung einher.

Der vorspringende und relativ immobile Uterus ist das am häufigsten verletzte Organ beim schweren Trauma der Schwangeren [3]. Zum anderen kann der vergrößerte Uterus eine Schutzfunktion für andere Bauchorgane (vergleichbar einem hydraulischen Schockabsorber) ausüben [9]. Eine eher seltene Verletzung stellt die traumatische Uterusruptur dar [11], so daß im Schrifttum Einzelbeobachtungen überwiegen. Bei mehr als 30 schweren Verkehrsunfällen ist die Uterusruptur nur 2mal aufgetreten. Die Zerreißung des graviden Uterus ist das Ergebnis einer hydraulischen Sprengwirkung infolge eines intrauterinen Druckanstiegs [10, 11]. Die traumatische Plazentaablösung ist dagegen die häufigste Verletzungsfolge und eine Hauptursache des Fruchttodes nach stumpfer Gewalteinwirkung [22].

Jede Schwangere sollte nach einem Unfallgeschehen vollkommen unabhängig vom Stadium der Schwangerschaft und der Schwere der Verletzung stationär beobachtet werden. Vaginale Blutungen weisen auf Verletzungen der Scheide, des Uterus, der Plazenta oder des Feten hin. Vorzeitige Plazentaablösungen müssen sonographisch ausgeschlossen werden, der Fetus muß kardiotokographisch überwacht werden. Vor Auftreten klinischer Symptome kann durch rechtzeitige Schnittentbindung das intrauterine Absterben vermieden werden.

Besondere Probleme treten auf, wenn die Schwangere ein Polytrauma erleidet und dadurch lebensbedrohlich verletzt ist. Bei der Beurteilung des Verletzungszustandes ist zu beachten, daß schwangerschaftsspezifische Veränderungen nahezu alle Organsysteme erfassen, entsprechende Stoffwechselveränderungen veranlassen und mit posttraumatischen Veränderungen interferieren können [13]. Das erhöhte Herzminutenvolumen der Mutter täuscht eine gesteigerte Toleranz für Blutverluste vor, die leicht zu falscher Sicherheit in der Beurteilung der Kreislaufsituation führt. Bei der Verletzten kann ein normaler Blutdruck aufrecht erhalten werden, obwohl eine Verminderung des zirkulierenden Blutvolumens um 30 bis 35% vorliegt. Dies geschieht durch Reduktion der gesteigerten Uterusperfusion um 10 bis 20%, ohne daß ein hypovolämischer Schock klinisch relevant wird [4]. Wesentliche Verletzungssymptome können auch dadurch maskiert werden, daß infolge der Größenzunahme des Uterus Veränderungen der topographischen Beziehungen auftreten. Hinzu kommt eine erhöhte Blutungsbereitschaft der Abdominalorgane durch schwangerschaftsbedingte Hyperämie.

Das Hauptziel der Behandlung beim Polytrauma ist auf die Erhaltung des Lebens der Mutter gerichtet. Der Tod der Mutter bedeutet den fast sicheren Tod des Kindes. Der Versuch, das Leben der Mutter zu erhalten, hat Vorrang. Je schwerer die Verletzungen der Mutter sind, um so weniger kann mit diagnostischen und therapeutischen Maßnahmen auf das Kind Rücksicht genommen werden. Unerläßliche Röntgenaufnahmen müssen angefertigt werden. Unter keinen Umständen sollte das Leben der Mutter wegen eines möglichen Risikos für das Kind gefährdet werden [3]. Die Rettung des kindlichen Lebens steht nur dann im Vordergrund, wenn die Mutter moribund ist (Sectio in moribunda) oder verstirbt (Sectio in mortua). Das diagnostische und therapeutische Vorgehen beim Polytrauma unterscheidet sich von den Maßnahmen bei isolierten stumpfen Bauchverletzungen. Die Diagnose muß rasch, zuverlässig und ohne zusätzliche Gefährdung der Unfallverletzten erfolgen [13]. Die Therapie ist auf das zur Lebenserhaltung notwendige Maß, d.h., Blutstillung und Verschluß eröffneter Hohlorgane, zu beschränken. Aus vitaler Indikation ist zuerst eine Blutung in die freie Bauchhöhle auszuschließen. Je bedrohlicher der Zustand ist, um so mehr muß eine Reduktion auf ein diagnostisches Minimalprogramm erfolgen. Erst nach Stabilisierung der Vitalfunktionen können Röntgenuntersuchungen vorgenommen werden. Liegen zusätzlich Extremitätenverletzungen vor, werden zuerst die für den Gliedmaßenerhalt notwendigen Gefäßrekonstruktionen, nachfolgend die Versorgung offener Brüche oder Gelenkverletzungen sowie die Stabilisierung körpernaher Frakturen vorgenommen. Wir halten weiterhin die Osteosynthese von Femurschaftbrüchen für frühestmöglich erforderlich. Durch eine Extensionsbehandlung ist eine ausreichende Stabilisierung der Fraktur nicht zu erzielen. Durch die eingeschränkte Zwerchfellbeweglichkeit während der Schwangerschaft drohen pulmonale Komplikationen. Das Infektionsrisiko der Osteosynthese ist bei spätsekundärer Versorgung nach Aufenthalt auf der Wachstation deutlich erhöht. Voraussetzung für diese operativen Maßnahmen ist ein stabiler hämodynamischer und respiratorischer Zustand.

Abdominal- und Thoraxverletzungen während der Gravidität unterscheiden sich nicht von den Verhältnissen außerhalb der Schwangerschaft. Wegen des wachsenden Uterus bereitet die Diagnostik jedoch größere Schwierigkeiten. Die diagnostischen Maßnahmen dienen der Erfassung einer Blutung oder dem Nachweis einer Eröffnung eines Hohlorgans. Hinter harmlosen „Prellungen" können sich schwere intraabdominale Verletzungen verbergen, die durch Blutung oder Infektion Mutter und Kind gefährden. Die noch vielerorts geübte Messung des Leibesumfanges zum Nachweis einer Blutung ist völlig überflüssig und hat nicht einmal orientierenden Wert. Mehrere Liter Blut in der freien Bauchhöhle führen zu einer so minimalen Zunahme des Bauchumfangs, der häufig wegen der Atemexkursion nicht sicher meßbar ist. Zum anderen können meteoristisch geblähte Darmschlingen eine Umfangzunahme vortäuschen. Für die Indikationsstellung zur Operation ist die Umfangmessung deshalb vollkommen wertlos. Klinische, laborchemische und röntgenologische Untersuchungen erwiesen sich bei der Beurteilung ebenfalls als unzuverlässig. Wichtig sind vielmehr einfache diagnostische Verfahren, die eine klare Indikation zur Operation erlauben. Die Organdiagnose ist dabei von sekundärer Bedeutung. Hierzu bieten sich die Ultraschalluntersuchung sowie die peritoneale Lavage an. Die Ultraschalldiagnostik besitzt eine hohe Treffsicherheit zum Nachweis einer freien Blutung, zur Beurteilung der Thoraxorgane, des Retroperitonealraumes sowie des Kindes. Freie Blutansammlungen stellen sich im Ultraschallbild als scharfbegrenzte echoarme Zone außerhalb von parenchymatösen Organen dar (Abb. 5). Als direkte Verletzungszeichen an parenchymatösen Organen gelten echofreie Zonen, Kompressionszeichen sowie Kapselvorwölbungen. Die Untersuchung läßt sich rasch und schonend durchführen.

Die Peritoneallavage ist ein einfaches diagnostisches Verfahren, das eine klare Indikation zur Operation erlaubt. Crosby und Rothenberger et al. empfehlen dieses Verfahren in allen Phasen der Schwangerschaft. Unter diesen Umständen wird die Punktion des Abdomens nicht in der Mittellinie unterhalb des Nabels, sondern im rechten Oberbauch durchgeführt. Der Katheter kann aber auch über eine kleine Stichincision unter Sicht in die Bauchhöhle eingeführt werden. Je nach

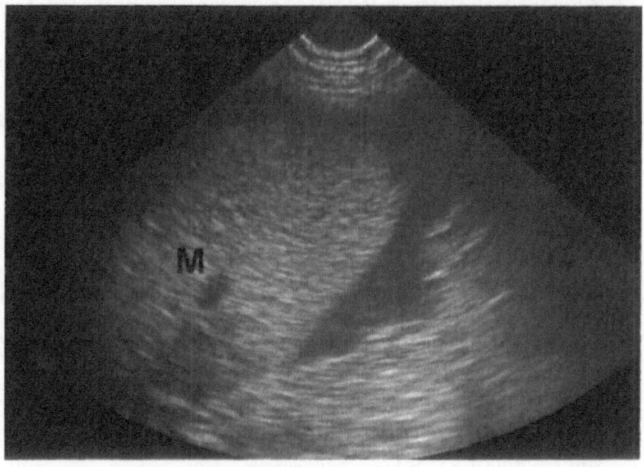

Abb. 5. Sonographiebefund bei perisplenischer Flüssigkeitsansammlung. Interkostaler Schrägschnitt links. M = Milz

Punktions- oder Spülbefund wird operativ oder konservativ vorgegangen. Die explorative Laparotomie ohne vorherige Sonographie oder Lavage ist als fehlerhaft anzusehen und stellt eine unzulässige Gefährdung für Mutter und Kind dar. Die Versorgung intraabdomineller Verletzungen erfolgt nach den bekannten allgemeinchirurgischen Prinzipien. Wird der Uterus bei der Laparotomie unverletzt gefunden, kann abgewartet werden. Liegen schwere Organverletzungen der Mutter vor, ist in den letzten 4–6 Schwangerschaftswochen eine Schnittentbindung der Mutter empfehlenswert. Isolierte Uteruswunden können durch Naht versorgt werden, die Schwangerschaft kann dabei ungestört verlaufen. Als absolute Indikation zum Schwangerschaftsabbruch gilt die Eröffnung der Fruchthöhle [24, 29]. Die Erhaltung des Uterus nach Ausräumung der Frucht ist auch bei schweren Verletzungen vertretbar. Die Uterustotalexstirpation ist nur bei schwerster Traumatisierung unvermeidlich.

Treten während der Schwangerschaft infolge eines Verkehrsunfalls Frakturen auf, wird das diagnostische und therapeutische Konzept nicht geändert. Röntgenaufnahmen sind jedoch auf ein zur Diagnosestellung unerläßliches Minimum zu reduzieren. Dies gilt grundsätzlich für alle Stadien der Gravidität. Man kann davon ausgehen, daß eine schwangere Frau eine operative Knochenbruchbehandlung ebenso toleriert wie eine Nichtschwangere. So gesehen, bietet die belastungs- und bewegungsstabile Osteosynthese unbestreitbare Vorteile gegenüber konservativen Behandlungsverfahren [14]. Dies betrifft die rasche Mobilisation zur Prophylaxe einer Phlebothrombose, die Erleichterung der Entbindung sowie die spätere Betreuung des Neugeborenen. Unseres Erachtens sollte deshalb die Indikation zur operativen Knochenbruchbehandlung während der Schwangerschaft eher weit gestellt werden.

Literatur

1. Appel W, Adomeit D, Kühnel A, Bratzke H (1975) Verletzungen durch einen 3-Punkt-Automatik-Gurt. Monatsschr Unfallheilkd 8: 460
2. Babenerd J, Zwirner R (1974) Schwangerschaft und Trauma. Med Klinik 69: 2086
3. Baker P (1982) Trauma in the pregnant patient. Surg Clin N Am 62: 275
4. Buchsbaum HJ (1968) Accidental injury complicating pregnancy. Am J Obstet Gynecol 102: 752
5. Christensen EE, Dietz GW (1978) A radiographically documented intrauterine femoral fracture. Br J Radiol 51: 830
6. Connor E, Curran J (1976) In utero traumatic intraabdominal deceleration injury to the fetus – a case report. Am J Obstet Gynecol 125: 567
7. Crosby WM, King AL, Stout LC (1972) Fetal survival following impact: improvement with shoulder harness restraint. Am J Obstet Gynecol 112: 1101
8. Crosby WM (1974) Trauma during pregnancy: Maternal and fetal injury. Obstet Gynecol Survey 29: 683
9. Crosby WM (1983) Traumatic injuries during pregnancy. Clin Obstet Gynecol 26: 902
10. Dieminger H-J, Gollnast HK (1980) Vorzeitige Plazentalösung mit inkompletter Uterusruptur durch Verkehrsunfall. Zentralbl Gynäkol 102: 1453
11. Dyer J, Barclay DL (1982) Accidental trauma complicating pregnancy and delivery. Am J Obstet Gynecol 83: 907
12. Friedel B, Höh H, Lund OE, Marburger EA, Otte D, Tscherne H, Wagner KJ (1986) Auswirkungen der Gurtanlegepflicht – Ärztliche Aspekte. Dtsch Ärztebl 83: 243

13. Gay B (1983) Behandlungsstrategie bei Polytraumatisierten aus chirurgischer Sicht. Krankenhausarzt 36: 325
14. Gay B (im Druck) Unfallverletzungen. In: Wulf KH, Schmidt-Matthiesen H (Hrsg) Die gestörte Schwangerschaft. Bd 5. Klinik der Frauenheilkunde und Geburtshilfe. Urban & Schwarzenberg, München Baltimore
15. Golan A, Sandbank O, Teare AJ (1980) Trauma in late pregnancy: a report of 15 cases. S Afr Med J 57: 161
16. Lehmann F (1980) Traumatische doppelte Uterusruptur durch Unfall. Zentralbl Gynäkol 102: 418
17. London P (1975) Injury and pregnancy. Injury 6: 129
18. Matthews CD (1975) Incorrectly used seat belt associated with uterine rupture following vehicular collision. Am J Obstet Gynecol 121: 1115
19. McRae SM, Speed RA, Sommerville AJ (1982) Intrauterine fetal skull fracture diagnosed by ultrasound. Aust N Z J Obstet Gynecol 22: 159
20. Patterson RM (1984) Trauma in pregnancy. Clin Obstet Gynecol 27: 32
21. Peckham CH, King RW (1963) A study of intercurrent conditions observed during pregnancy. Am J Obstet Gynecol 87: 609
22. Pepperell RJ, Rubinstein E, Macissac JA (1977) Motorcar accidents during pregnancy. Med J Aust 1: 203
23. Rether JR, Otte D (1986) Ursache und Mechanismen retroperitonealer Organverletzungen beim Verkehrsunfall. Hefte Unfallheilkd 181: 519
24. Ritchie EH (1964) Pregnancy after rupture of the pregnant uterus from „seatbelt-injury". Am J Obstet Gynecol 90: 828
25. Rothenberger DA, Quattelbaum FW, Perry JF, Zabel J, Fischer P (1978) Blunt maternal trauma: A review of 103 cases. J Trauma 18: 173
26. Fischer P (1977) Diagnostic peritoneal lavage for blunt trauma in pregnant women. Am J Obstet Gynecol 129: 479
27. Schumann K (1976) Sicherheitsgurt und Schwangerschaft. Fortschr Med 94: 1496
28. Schumann K, Riedel H, Nevermann L (1976) Gebrauch des Sicherheitsgurtes durch Schwangere. Fortschr Med 94: 1757
29. Senst W, Schüßling G, Scholz E (1980) Die Schwangere als traumatologische Patientin. Zentralbl Chir 105: 1114
30. Stuart GCE, Harding PGE (1980) Blunt abdominal trauma in pregnancy. Can Med Assoc J 122: 901
31. Weigel B (1977) Intrauterine fetale Schädelverletzungen bei Unfällen in der Schwangerschaft. Zentralbl Gynäkol 99: 498

Fliegen in der Schwangerschaft

Renate Huch

Klinik und Poliklinik für Geburtshilfe, Departement für Frauenheilkunde, Universität Zürich

Zusammenfassung. In vier Situationen kann eine Frau heute mit und ohne Kenntnis der Schwangerschaft den flugspezifischen Einflüssen ausgesetzt sein: beim Fliegen als Passagier, mit zusätzlicher körperlicher Tätigkeit beim Dienst als Stewardeß (Hosteß) an Bord, beim Transport als Patientin mit einem Rettungsflugzeug oder beim aktiven Fliegen als Pilotin. Basierend auf Erfahrungen unter Realbedingungen und theoretischen, höhenphysiologischen Überlegungen wird dargelegt, daß das Ausmaß der relativen Hypoxämie, der zusätzlichen körperlichen Belastung und des psychischen Stresses bei normalverlaufenden Schwangerschaften ohne Zusatzrisiken keine Gefährdung für Mutter und Fet darstellt. Nach Berücksichtigung einiger praktischen Maßnahmen zur Vorbeugung anderer durch die Flugumstände entstehender Beeinträchtigungen kann Fliegen in der Schwangerschaft gesunden Frauen uneingeschränkt empfohlen werden.

Aus den Anfängen der Verkehrsfliegerei, wo eine für Mutter und Fet zu fürchtende Rauheit des Fliegens, starke Erschütterungen durch Turbulenzen, sich rasch ändernde Höhe oder hartes Aufsetzen bei der Landung, große Temperaturschwankungen oder plötzliche Druckverluste nicht selten waren und dazu führten, eine Schwangerschaft medizinisch als eine relative Kontraindikation für das Fliegen anzusehen, haben sich trotz moderner Flugzeugtechnologie Unsicherheiten und Bedenken gehalten. Viel zu dieser Einstellung beigetragen haben die alarmierenden Berichte in den späten 60er Jahren [5, 6, 17] über das Zusammentreffen von Mißbildungen oder geburtshilflichen Problemen und Langstreckenflügen, die sich erfreulicherweise in den folgenden 20er Jahren mit unzähligen Flügen schwangerer Frauen nicht bestätigt haben. Die heute oft noch praktizierte Zurückhaltung gegenüber dem Fliegen in der Schwangerschaft stellt inzwischen eine kaum noch trennbare Mischung kommerzieller, legaler und medizinischer Motivationen dar, die es dem mit den flugtechnischen Besonderheiten uninformierten Arzt schwer macht, eine schwangere Frau richtig zu beraten. Diese Beratung bzw. richtige Entscheidung ist in vier verschiedenen Situationen notwendig, (in der Reihenfolge der Häufigkeit) beim Fliegen als Passagier, bei der Schwangerschaft von Stewardessen (Air Hostessen), bei der Verlegung einer schwangeren Patientin per Rettungsflugzeug und im Fall der fliegenden schwangeren Pilotin.

In der folgenden Übersicht werden über die in diesem Zusammenhang relevanten flugtechnischen Fakten, die resultierenden theoretischen Risiken für Mutter und Fet, über Erfahrungen beim Fliegen als schwangerer Passagier, zusätzliche

Aspekte bei körperlicher Arbeit in der Kabine und über die Vorteile des Fliegens berichtet und praktische Empfehlungen zur Verminderung oder Vermeidung von Risiken gegeben.

Flugtechnische Fakten

Da die heutigen modernen Verkehrsmaschinen in Höhen fliegen, die von Passagieren und der Crew nicht toleriert werden können (Concorde 15000–18000 m, übliche Düsenflugzeuge 9000–12000 m [7, 14]), haben diese Flugzeuge Druckkabinen, in denen die eingeleitete Außenluft unter Druck gesetzt wird, die Höhen zwischen Meeres(boden)niveau und 2400–2500 m entspricht. Flüge mit vollständigem Druckausgleich (Bodenniveau), obwohl ideal, sind mit Konstruktions-, Gewichts- und Kostenproblemen verbunden und eher die Ausnahme. Aldrete und Aldrete haben bei 20 inneramerikanischen Flügen mit Boing 707 und DC 9 die tatsächlich geflogenen Höhen bzw. die entsprechenden Drucke und Sauerstoffkonzentrationen gemessen und minimale Werte mit 115,5 mmHg entsprechend 15,2% gefunden [1]. Sportflugzeuge, ältere Verkehrsmaschinen und häufig auch Militärflugzeuge fliegen ohne Druckkabinen und beginnen, in der Regel bei Höhen ab 3000 m den abnehmenden Barometerdruck mit Sauerstoff zu kompensieren [7]. Rettungsflugzeuge sind meistens mit der Möglichkeit des Fluges auf Meeresniveau ausgerüstet.

Bekanntlich ist der Abfall des Barometerdruckes von einem Abfall des Sauerstoffpartialdruckes in der umgebenden Luft, in den Alveolen und im arteriellen Blut begleitet. Tabelle 1 zeigt die unter realen Flugsituationen anzutreffenden Höhen und die errechneten oder gemessenen alveolären und arteriellen P_{O_2}-Werte. Beim Fliegen resultiert demnach ohne Frage auch beim lungengesunden Menschen eine relative Hypoxämie. Beim Versagen der Druckvorrichtungen oder -kontrollsysteme kommen bei Drucken, die Höhen um 2600 m entsprechen (2640 m bei der Swissair, F. Holdener, persönliche Mitteilung) automatisch Sauerstoffmasken zur Anwendung. Diese Höhe ist bei normalem Flugbetrieb theoretisch als größtes Hypoxämierisiko anzusehen.

Tabelle 1. Gemessene und berechnete arterielle und alveoläre P_{O_2}-Werte in Abhängigkeit von der Höhe bzw. Barometerdruck [aus 1]

Flughöhe in Fuß (m)	Barometerdruck (Torr)	Atmosphärischer P_{O_2}-Wert (Torr)	Alveoläre[a] P_{O_2}-Werte (Torr)	Arterielle[a] P_{O_2}-Werte (Torr)
Meeresniveau	760	159	110	96
1000 (305)	736	153	104	91
2000 (609)	611	148	99	87
3000 (915)	687	142	94	83
4000 (1219)	653	137	89	79
5000 (1523)	629	131	85	75
6000 (1828)	604	126	80	71
7000 (2133)	582	121	74	67
8000 (2438)	558	116	69	63

[a] Im Durchschnitt bei gesunden, jungen Frauen

Mit abfallendem Barometerdruck und Luftausdehnung geht eine Abnahme der relativen Luftfeuchtigkeit einher. Die Erwärmung der Außenluft von rund $-50\,°C$ auf $+20\,°C$ in der Kabine führt zu einer weiteren Abnahme. Die Luft in der Kabine zeichnet sich daher durch sehr niedrige Werte aus. Größenordnungen um 8% werden genannt [3].

Ebenso künstlich wie der Umgebungsdruck ist die Frischluftzufuhr zur Lüftung der Kabine. Eine Folge von Maßnahmen zur Reduktion des Kerosinverbrauchs ist die „schlechte Luft im Jet" [24]. Wie berichtet, bekam noch vor 10 Jahren jeder Passagier pro Minute einen halben Kubikmeter Frischluft zu atmen, heute nur noch ein Drittel.

Mögliche Auswirkungen auf Mutter und Fet

Beim Flug der schwangeren Frau als Passagier

Die soeben geschilderten flugtechnischen Fakten und einige assoziierte Faktoren, wie z.B. die lange Immobilisierung, das Sitzen auf relativ engem Raum oder die Änderung des Tag-Nacht-Rhythmus bei Langstreckenflügen, haben ohne Frage gesundheitliche Auswirkungen und stellen bei manchen Erkrankungen oder Um-

Tabelle 2. Fliegen in der Schwangerschaft

Flugspezifische Veränderungen und	mögliche Risiken/Diskomfort Mutter-Fet
direkte	
- Abnahme atmosphärischer Druck	- relative Hypoxämie Ausdehnung von Gasen/Luft in geschlossenen Körperhöhlen (z.B. Aerotitis, Barosinusitis, Blähungen)
- Krach, Vibrationen, Beschleunigung (turbulente Flüge)	- vorzeitige Wehen (?) Reiseübelkeit (Elektrolytverschiebungen beim Erbrechen)
- niedrige Luftfeuchtigkeit	- (?)
- kosmische Strahlen	- (?)
- lange Immobilisierung	- Erhöhung Thromboserisiko
- Änderung circadiane Rhythmen, „Jet lag"	- Schlafstörungen, Schlafmangel
- CO Akkumulierung Raucherabteil	- Abnahme Sauerstofftransportkapazität
indirekte	
- Flugangst	- Abnahme utero-placentare Durchblutung (?)
- durch Reiseziel heißes Klima Impfzwänge Infektionen	- Thermoregulation auf Kosten utero-placentare Durchblutung Embryo-, Fetopathien durch Infektionen Diarrhoen

ständen Gründe für relative oder absolute Fluguntauglichkeit dar. Dazu gehören laut Zusammenstellung des ärztlichen Dienstes der Swissair [8] nahe Geburt oder naher Tod, Infektionsgefahr, die Abhängigkeit von großen Apparaten mit elektrischem Anschluß, gefangene Luft (Mittelohr, Pneumothorax), schwer dekompensierter Kreislauf, Hämoglobinwerte unter 5 mmol/l, schwere psychiatrische Fälle und schwer intoxizierte Personen (Drogen/Alkohol). Mit Ausnahme der Terminnähe trifft keine der Situationen für die schwangere Frau, die in der Regel lungen- und kreislaufgesund ist, zu.

Wenn also Flugtauglichkeit gegeben ist, stellt sich die Frage nach dem Ausmaß oder der Relevanz der flugspezifischen Einflüsse auf Mutter und Fet. Tabelle 2 stellt einen Versuch dar, mögliche Risiken für Mutter und Fet diesen Einflüssen auf einen Blick zuzuordnen.

Abnahme atmosphärischer Druck (Umgebungsdruck). Es ist davon auszugehen, daß bei lungengesunden Schwangeren der P_{O_2}-Abfall im Blut als Folge des erniedrigten Drucks in der Kabine gleiche Größenordnungen wie beim nicht-schwangeren Erwachsenen erreicht, nämlich Werte um 60–65 mmHg, als Folge der chronischen Hyperventilation in der Schwangerschaft evtl. auch einige mmHg höher. Unsere Messungen unter Realbedingungen (siehe später) bei indirekter Messung mit der transkutanen P_{O_2}-Meßtechnik haben diese Größenordnung auf voller Flughöhe bestätigt. Messungen im arteriellen Blut liegen unter echten oder simulierten Flugbedingungen bei Schwangeren nicht vor. Bei normaler Lungenfunktion, physiologischem Hb-Anteil und Abstinenz vom Rauchen ist es unbegründet, eine fetale Beeinträchtigung oder Gefährdung bei mütterlichen Werten in dieser Größenordnung anzunehmen. Der Verlauf der mütterlichen Hämoglobindissoziationskurve bedingt, daß die Sättigung hierbei nicht wesentlich unter 90% fallen wird. Und es ist beruhigend zu wissen, daß trotz relativ großer Differenz im inspiratorischen P_{O_2} zwischen Meeres- und Flughöhenniveau der Endgradient in der Sauerstoffkaskade, im Kapillarblut, bei derartigen Höhen nur wenige mmHg beträgt [12]. Hierzu tragen bereits erste kompensatorische Reaktionen des Körpers bei Höhen dieser Größenordnung in Form einer Steigerung des Herzminutenvolumens bei. Für die Abschätzung der Blutgas-Situation des Feten muß auf Untersuchungen zurückgegriffen werden, die zwar nicht unter Flug- oder Höhenbedingungen erfolgten, jedoch mit gleichen inspiratorischen O_2 Konzentrationen. Wulf [26] fand bei 21 Frauen bei Atmung eines 15%igen Sauerstoffgemisches einen mittleren arteriellen P_{O_2} von 64,7 mmHg und eine Differenz von 36 mmHg zum mittleren Wert schwangerer Frauen bei Luftatmung, jedoch nur einen Unterschied von 6,3 mmHg im Nabelschnurvenenblut der entsprechenden Feten (25,6 versus 31,9 mmHg). In echter Höhensituation, jedoch schwerer vergleichbar wegen der dort erfolgten Höhenakklimatisation, haben die Untersuchungen von Sobrevilla et al. [22] eine gleiche Tendenz. In Peru auf 4200 m fanden sie nur um 2,5 mmHg niedrigere Skalp P_{O_2}-Werte gegenüber den Werten auf 150 m im Tal (19,0 versus 21,5 mmHg), obwohl sich der mütterliche arterielle P_{O_2} um 30 mmHg unterschied.

Luft oder Gase im Organismus dehnen sich proportional zum abnehmenden Umgebungsdruck aus, bei den Druckverhältnissen auf voller Flughöhe etwa um das 1,2–1,5fache. In geschlossenen Körperhöhlen kann die resultierende Drucksteigerung unangenehm oder schmerzhaft werden, z.B. bei fehlendem Druckausgleich über die Tuba Eustachii. Es ist vorstellbar, daß in der Schwangerschaft das „gas trapping" in den durch den Uterus verlegten Darmschlingen häufiger als außerhalb der Schwangerschaft auftreten kann. Dieser Zustand kann beim Fliegen sehr unangenehm, jedoch wohl kaum gefährdend für Mutter und Fet sein.

Krach, Vibrationen, Beschleunigung (turbulente Flüge). Es ist der Vorteil der großen Höhen, die die modernen Verkehrsmaschinen heute fliegen, daß sie damit meistens „über dem Wetter" fliegen und rauhe Flüge mit starken Turbulenzen eher die Ausnahme darstellen. Es wird argumentiert, daß der Transport einer schwangeren Frau im Autobus oder PKW, erst recht auf holprigen Straßen, eine weit größere physische Belastung darstellt. Somit ist kaum zu befürchten, daß vorzeitige Wehentätigkeit, wie so oft noch zu hören [18], durch diese Einflüsse beim Fliegen entstehen kann. Das ist nicht in gleicher Weise bei Reiseübelkeit mit starkem Erbrechen von der Hand zu weisen. Empfindliche Frauen sollten daher mit Recht die Notwendigkeit des Fluges überlegen oder Maßnahmen zur Verringerung der Reisekrankheit erwägen (siehe später).

Kosmische Strahlen. Nichts ist gesichert über gesundheitliche Auswirkungen der in den Flughöhen vorhandenen stärkeren Strahlungsintensitäten beim nicht-schwangeren Passagier bzw. den möglichen Schutz durch die Flugzeughülle oder die Kabine. Erst recht existieren keine Erfahrungen in der Schwangerschaft bei Mutter und Fet.

Lange Immobilisierung. Als „Thrombose des ersten Urlaubstages" wird bereits die immer häufiger nach einem Langstreckenflug anzutreffende Thrombosierung in den Beinen bezeichnet [13]. Bei mehrstündigem Sitzen auf engstem Raum, u.U. mit angewinkelten Beinen, weil das Handgepäck das Ausstrecken der Beine nicht gestattet, sind durch die Stase ideale Bedingungen für das Entstehen eines Thrombus gegeben. In der Schwangerschaft dürfte die Neigung durch die schwangerschaftsspezifischen Veränderungen der Gerinnungsfaktoren und durch die mechanische Beckenvenenkompression durch den Uterus in der Spätschwangerschaft noch größer sein. Daß die geringe Luftfeuchtigkeit zusätzlich im Sinne einer Hämokonzentration zum Problem beiträgt, ist möglich. Der Entstehung von Thromben während des Fluges sollte die schwangere Frau unbedingt durch entsprechende Maßnahmen vorbeugen (siehe später).

Änderung zirkadiane Rhythmen, „Jet lag". Müdigkeit am Tag, Schlaflosigkeit in der Nacht, Übelkeit und Appetitlosigkeit nach Langstreckenflügen, insbesondere bei Flügen in östlicher Richtung [19], sind allen Langstreckenfliegern wohlbekannte Phänomene. Sie sind Ausdruck der Desynchronisierung zirkadianer Rhythmen, im Zusammenhang mit dem Schlaf-Wach-Rhythmus offenbar von Störungen der Melatoninsekretion [4]. Obwohl ohne Frage Leistungsfähigkeit und Wohlbefinden beeinträchtigt sind, ist es schwer vorstellbar, daß Schlafmangel - sofern nicht ständig vorhanden - oder Schlafstörungen - sofern nicht durch Schlafmittel kupiert - Mutter und Kind gefährden können.

CO-Akkumulierung im Raucherabteil. In Abhängigkeit vom Ausmaß der Kabinenlüftung werden CO und andere Rauchbestandteile in der Umgebungsluft angereichert. Daß diese Bestandteile beim Passivrauchen in signifikanter Menge aufgenommen werden, ist erwiesen [10]. Im Blut amerikanischer Stewardessen fanden sich nach einem Überseeflug nach Tätigkeit im Raucherabteil doppelt so hohe Nikotinmengen wie nach Tätigkeit im Nichtraucher-Abteil [23]. Wegen der Abnahme der Sauerstofftransportkapazität der CO besetzten Erythrozyten sollte die Schwangere die Exposition vermeiden.

Flugangst, reisezielbedingte Folgen. Es ist fraglich, ob die möglichen indirekten negativen Auswirkungen des Fliegens auf Mutter und Fet in diesem Rahmen zu diskutieren sind. Sie sollen eher der Vollständigkeit halber erwähnt werden. Starke Flugangst könnte analog tierexperimenteller Befunde, die bei physischem und psychischem Streß des Muttertieres mit starken Noradrenalinanstiegen eine signifikante Reduktion der uterinen Durchblutung zeigen, für den Feten nachteilig sein [15, 16]. Tropische Reiseziele, die u. U. Impfungen mit Lebendviren erfordern, oder Gegenden mit sehr heißem Klima oder großem Infektionsrisiko stellen ebenfalls eine Gefahrenquelle für Mutter und Fet dar.

Beim Flug der schwangeren Stewardeß (Hosteß)

Es existieren unterschiedliche Vereinbarungen der Luftfahrtgesellschaften mit ihren Mitarbeiterinnen, ob bei Kenntnis der Schwangerschaft der Dienst an Bord zu quittieren ist oder nicht. Die Swissair beispielsweise gestattet ihren Hostessen den Flugdienst bis zum Ende des 5. Monats. Amerikanische Luftlinien auf der anderen Seite fordern eine umgehende Beendigung mit Kenntnis der Schwangerschaft, wofür allerdings keine gesetzlichen Grundlagen existieren. In der Bundesrepublik Deutschland ist nach Meldung der Schwangerschaft auf der Basis des Mutterschutzgesetzes (kein Nacht- oder Schichtdienst in der Schwangerschaft) der Dienst in den Lüften nicht mehr möglich. Mit oder ohne Genehmigung der Luftfahrtgesellschaften, wenn die Schwangerschaft nicht gemeldet wird, wird also in der ersten Schwangerschaftshälfte Dienst an Bord verrichtet.

Mit Ausnahme der langen Immobilisierung ist die schwangere Stewardeß allen geschilderten Faktoren in gleicher Weise, jedoch häufiger ausgesetzt. Hinzu kommt jedoch der mögliche Effekt der körperlichen Arbeit in Form einer Blutumverteilung zu den arbeitenden Muskeln u. U. auf Kosten der Uterusdurchblutung. Wahley [25] zitiert Berechnungen, die das Ausmaß der körperlichen Arbeit eines Flugbegleiters bezüglich des Sauerstoffverbrauchs der eines Stahlarbeiters vergleichbar machen. Unter echten Flugbedingungen entsprechend einer Höhe von 1500 m haben Yoshioka et al. [27] Herzfrequenzsteigerung und Energieaufwand bei 4 nicht-schwangeren Stewardessen mit denen bei gleicher Arbeit in einer Bodenattrappe verglichen und das Ausmaß der Belastung im Flug als deutlich größer beschrieben. Einfaches Laufen gegen eine Steigung oder das Schieben der bis zu 85 kg schweren Getränkewagen läßt in diesen Untersuchungen die Herzfrequenz auf Werte um 120 Schläge/min ansteigen. Wir haben in Laax bei 12 Schwangeren auf 2200 m Höhe und Fahrradergometerbelastung eine analoge Herzfrequenzsteigerung, nämlich im Mittel auf 128 Schläge/min, gesehen [2]. In einem Fall, wo eine Zigarette vor und gleich nach der Belastung geraucht wurde, reagierte der Fet auf die mütterliche Belastung mit einer lichten Bradykardie. In allen anderen Fällen war die fetale Herzfrequenz unauffällig. Wir halten aufgrund dieser Erfahrungen das Ausmaß der körperlichen Belastung der schwangeren Stewardeß an Bord für Mutter und Fet vertretbar, sofern nicht Zusatzrisiken (Anämie, Nikotinabusus, pulmonale Erkrankungen u. a.) bestehen. Zum gleichen Schluß kommen theoretische Überlegungen [3, 21].

Bei der Verlegung einer schwangeren Patientin per Rettungsflugzeug

Da, wie bereits betont, Rettungsflugzeuge in der Regel auf Bodenniveau fliegen können oder im Fall kardiopulmonaler Probleme sich die Atmung von Sauerstoff anbietet, gibt es keine flugspezifischen Kontraindikationen. Bei Frühgeburtsbestrebungen beispielsweise und angestrebter schneller Verlegung in ein geburtshilfliches Zentrum ist ein Flugtransport sicher allen anderen Transportmöglichkeiten überlegen. Aber auch gegenteilige Meinungen liegen vor [20].

Beim Fliegen in der Schwangerschaft als Pilotin

Hier ist die Situation ganz theoretisch, ohne Abstützung auf praktische Erfahrungen zu beleuchten. Sind, wie im vorangegangenen geschildert, die Besonderheiten der Flugumstände bei normalem Schwangerschaftsverlauf tolerierbar, muß bei der Pilotin eine zusätzliche Frage gestellt werden: Stellt die Schwangerschaft an sich ein Sicherheitsrisiko für die alleinfliegende Schwangere oder die ihr anvertrauten Passagiere dar? Ausgehend von den physiologischen Veränderungen in der Frühschwangerschaft bei Normalverlauf kann man diese Frage mit *NEIN* beantworten. Ob das theoretische Risiko aus der Ruptur einer Extrauteringravidität bezüglich des Stellenwertes mit dem Herzinfarktrisiko eines männlichen Kollegen vergleichbar ist, kann schwer beurteilt werden. Dieses Risiko wäre zu vermindern, wenn Pilotinnen mit Kinderwunsch und ohne Antikonzeption in dem Sinne ärztlich beraten würden, daß sie zwei Wochen nach Ausbleiben der Menstruation mittels Ultraschall die intrauterine Anlage der Frucht sichern ließen.

Eigene Erfahrungen bei Mutter und Kind unter realen Flugbedingungen

Da keine Untersuchungen unter simulierten oder echten Flugbedingungen in der Schwangerschaft vorlagen und die zweite der beiden heutigen wesentlichen Fragen zum Einfluß der Höhe und von psychischem Streß nur unter Realbedingungen untersucht werden kann, haben wir mit der großzügigen Unterstützung der Swissair, der dankenswerten freiwilligen Mitarbeit von 10 Frauen in der Spätschwangerschaft und mit Hilfe diverser auf und unter den Sitzen von DC 9 Flugzeugen verstauten, batteriebetriebenen Geräten (Abb. 1) die in Tabelle 3 skizzierte Untersuchung durchgeführt. Das erfreuliche Ergebnis der Untersuchung ist leicht zusammengefaßt (Tabelle 4). Der mütterliche Organismus zeigt signifikante Reaktionen in der vom Nichtschwangeren bekannten Größenordnung. Als erste kompensatorische Reaktion auf die Höhe und den P_{O_2}-Abfall [11] stiegen Herzfrequenz signifikant und der Blutdruck leicht an. Während des gesamten Fluges veränderten sich der P_{CO_2} und die Atemfrequenz nicht, so daß auch auf eine Konstanz der Atemtiefe geschlossen werden kann. Somit erfolgte keine Zunahme

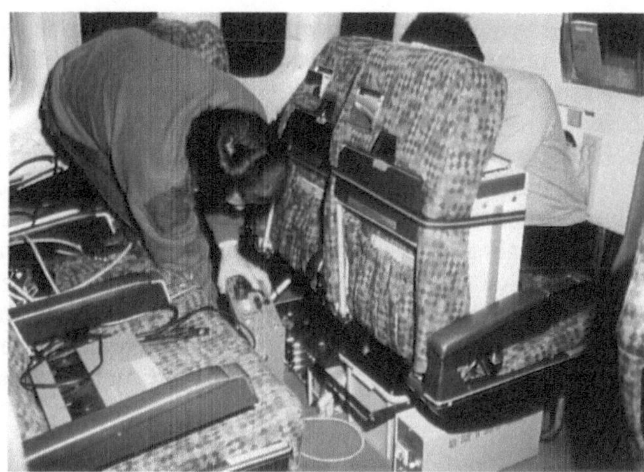

Abb. 1. Aufbau und Verstauen der batteriebetriebenen Meßanordnungen auf und unter den jeweils für die Flugstudie reservierten 6 Sitzen in der DC 9 der Swissair. Das CTG in der ersten Reihe am Gang ist bereits „angeschnallt"

Tabelle 3. Beschreibungen von Material und Methode der eigenen Flugstudie [9]

Flugstudie Zürich

10 Flüge Zürich – Amsterdam
 Zürich – Kopenhagen
 und zurück

Druck Kabine auf voller Flughöhe entsprechend mittl. Höhe von
 2395 m

10 schwangere Frauen mittl. Alter 28 Jahre
Primiparae 7/10
Raucherinnen 2/10
Gestationsalter 32–38 SSW

Meßdaten:
Kabinendruck
Mutter: transkut. P_{O_2}, P_{CO_2}, Herzfrequenz (EKG), uterine
 Aktivität
Fet: Herzfrequenz (US Doppler)

Tabelle 4. Ergebnisse Flugstudie Zürich

Während eines Fluges einer Schwangeren
- nimmt der P_{O_2} im mütterlichen Blut um 25% ab
- bleibt der P_{CO_2} während des gesamten Fluges konstant
- steigt die mütterliche Herzfrequenz signifikant an
- steigt der Blutdruck auf maximaler Flughöhe leicht an
- bleibt die Atemfrequenz trotz Abnahme des P_{O_2} konstant
- bleiben die mittlere fetale Herzfrequenz und der Fischer Score
 in allen Flugphasen im Normbereich
- akzeleriert die fetale Herzfrequenz in Einzelfällen
- zeigt das fetale Kardiogramm in keiner Flugphase Zeichen der
 plazentaren Mangelversorgung

der ohnehin bereits existierenden Hyperventilation der Schwangeren in Höhen dieser Größenordnung. Die fetale Herzfrequenzbaseline und die anderen Beurteilungskriterien des fetalen Kardiogramms waren in allen Flugphasen im Normbereich.

Die besondere Analyse der mütterlichen und fetalen Herzfrequenz in der Start- und Steigphase im Vergleich zum Herzfrequenzverhalten beim Rollen zur Startbahn zeigte in den meisten Fällen minimale oder gar keine Reaktionen des Feten auf den Flugbeginn. Bei 3 von 20 Flügen fielen ausgeprägte fetale Akzelerationen auf, die wir, da sie nicht von mütterlichen Herzfrequenzanstiegen begleitet waren, als Aufwach-Reaktionen aufgrund der Erschütterungen und Beschleunigung gedeutet haben. Wir sind überzeugt, daß der Fet, besonders auf voller Flughöhe, in den meisten Fällen das Faktum Fliegen gar nicht „realisierte".

Praktische Empfehlungen für das Fliegen in der Schwangerschaft (Passagier)

Wenn auch die eigenen obigen Erfahrungen bei einer gesunden Frau und normalverlaufender Schwangerschaft die Risiken aus Höhe und Streß sehr theoretisch erscheinen lassen, verbleiben doch einige flugspezifische Einflüsse, denen man mit sinnvollen, oft simplen Maßnahmen vorbeugen kann. Tabelle 5 listet diese Empfehlungen auf.

Zunächst empfiehlt sich der Flug in modernen Linienmaschinen. Sie sind mit suffizienteren Druck- und Kontrollvorrichtungen ausgerichtet, haben im Gegensatz zu Chartermaschinen eine weniger enge Sitzanordnung und gestatten in der Regel, sicher jedoch im Fall der Schwangerschaft, eine rechtzeitige Sitzplatzreservierung zu erlangen. Im Interesse größerer Beinfreiheit sollte dieser Sitzplatz am Beginn eines Sitzblockes sein, im Nichtraucherabteil und u. U. bei großer Empfindlichkeit nicht in der Nähe der Motoren. Kaum oder wenig Handgepäck gestattet Ausstrecken und häufiges Bewegen der Beine und macht kurzes Aufstehen

Tabelle 5. Praktische Empfehlungen für den Flug als Passagier

- keine Flüge in Sportmaschinen ohne Druckkabine
- moderne Linienmaschinen wählen
- rechtzeitige Sitzplatzreservierung
    - Beginn Sitzreihe
    - Nichtraucher Sektion
    - sofern empfindlich auf Vibrationen oder Geräusche Sitzplatz nicht in der Nähe der Motoren/Düsen
- kaum oder wenig Handgepäck
- vorsorglich Kompressionsstrümpfe (Klasse 2) auf Langstreckenflügen
- Beine aktiv heben und senken, häufig kurz aufstehen
- Sicherheitsgurte fest im Beckenbereich anziehen
- bei Neigung zu Reiseübelkeit abends oder nachts fliegen
- viel trinken
- keine blähenden Speisen, keine Getränke mit Kohlensäure
- nicht rauchen!
- kein/wenig Alkohol

technisch einfacher. Nicht nur schwangeren Frauen ist sehr zu empfehlen, auf Langstreckenflügen Kompressionsstrümpfe zu tragen. Für Schwangere empfehlen sich Strümpfe der Klasse 2. Die Sicherheitsgurte sollten fest und möglichst tief angezogen werden. Da bei Flügen in der Dunkelheit der sich bewegende Horizont entfällt, ist erfahrungsgemäß das Problem der Reiseübelkeit bei Flügen in der Nacht, im Winter am Morgen oder Abend, geringer und kann bei entsprechendem Flugplan genutzt werden. Mit reichlicher Flüssigkeitszufuhr kann allen eventuellen Problemen aus der niedrigen Luftfeuchtigkeit begegnet werden. Und schließlich betreffen die letzten 3 Punkte der Tabelle 5 die Dinge, die eine Schwangere während des Fluges nicht zu sich nehmen sollte. Wie an anderer Stelle in diesem Heft geschildert, ist mütterliches Rauchen eine schwere Hypothek für das Ungeborene. Im Flugzeug, d.h. unter Höhenbedingungen, kann sich die rauchende Schwangere u. U. die entscheidenden Reserven für die ausreichende Sauerstoffversorgung des Kindes in utero nehmen.

Relative Kontraindikationen gegen das Fliegen in der Schwangerschaft

Nikotinabusus findet sich daher in der Liste der relativen Kontraindikationen bei der Beratung bezüglich eines Fluges (Tabelle 6). Der Flug in Terminnähe (vier Wochen vor dem errechneten Termin) ist bei den meisten Luftfahrtgesellschaften nur mit Attest und ärztlicher Begleitung möglich. Gleiches wird oft während der gesamten Schwangerschaft bei Risiko- und Zwillingsschwangerschaften gefordert (Lufthansa, ärztl. Dienst, persönliche Auskunft). Die anderen relativen Kontraindikationen, Neigung zu Aborten und Frühgeburten, Anämien, kardiopulmonale Erkrankungen und große Flugangst wurden bereits erwähnt.

Sind diese Zusatzrisiken sorgfältig ausgeschlossen, bleiben wenig Argumente gegen das Fliegen in der Schwangerschaft. Bei Berücksichtigung einiger sinnvoller Vorbereitungen oder Maßnahmen gibt es wahrscheinlich gerade für die schwangere Frau und ihr Ungeborenes kein sicheres und komfortableres Reisen.

Tabelle 6. Relative Kontraindikationen:

- Flug in Terminnähe
- Anamnestisch Neigung zu Aborten und Frühgeburten
- starker Nikotinabusus
- ausgeprägte Anämie
- kardiopulmonale Erkrankungen
- Angst beim Fliegen

Literatur

1. Aldrete JA, Aldrete L (1983) Oxygen concentrations in commercial aircraft flights. South Med J 76: 12
2. Baumann H, Bung P, Fallenstein F, Huch A, Huch R (1985) Reaktion von Mutter und Fet auf die körperliche Belastung in der Höhe. Geburtshilfe Frauenheilkd 45: 869
3. Cameron RG (1973) Should air hostesses continue flight duty during the first trimester of pregnancy? Aerospace Med 44: 552
4. Editorial (1986) Jet lag and its pharmacology. Lancet II: 493
5. Foellmer W (1966) Schwangerschaft und Flugreise. MMW 9: 480
6. Foellmer W, Naujoks H (1965) Flugreise und Schwangerschaft. Arch Gynäkol 202: 436
7. Harding RM, Mills FJ (1983) Problems of altitude: hypoxia and hyperventilation. Br Med J 286: 1408
8. Holdener F (1985) Was muß der praktische Arzt über Flugmedizin wissen? Therapeutische Umschau 42: 23
9. Huch R, Baumann H, Fallenstein F, Schneider KTM, Holdener F, Huch A (1986) Physiologic changes in pregnant women and their fetuses during jet air travel. Am J Obstet Gynecol 154: 996
10. Huch R, Danko J, Spaetling L, Huch A (1980) Risks the passive smoker runs. Lancet II: 1376
11. Laciga P, Koller EA (1976) Respiratory, circulatory, and ECG changes during acute exposure to high altitude. Am J Physiol 41: 159
12. Luft UC (1965) Aviation physiology – the effects of altitude. In: Fenn W, Rahn H (eds) Handbook of physiology. American Physiological Society, Washington DC
13. May R, Mignon G (1981) Die „Thrombose des ersten Urlaubtages". MMW 123: 1173
14. Mills FJ, Harding RM (1983) Fitness to travel by air: specific medical considerations. Br Med J 286: 1340
15. Morishima HO, Pedersen H, Finster H (1978) The influence of maternal psychological stress on the fetus. Am J Obstet Gynecol 131: 286
16. Myers RE (1975) Maternal psychological stress and fetal asphyxia: A study in the monkey. Am J Obstet Gynecol 122: 47
17. Mutke HG (1969) Flugreisen während der Gravidität. Ärztl Praxis 9: 461
18. Mutke HG (1985) Fliegen in der Schwangerschaft: Die Risiken nicht unterbewerten! Med Tribune 7: 48
19. Nicholson AN, Spencer MB, Pascoe PA, Stone BM (1986) Sleep after transmeridian flights. Lancet II: 1205
20. Parer JT (1982) Effects of hypoxia on the mother and fetus with emphasis on maternal air transport. Am J Obstet Gynecol 142: 957
21. Scholten P (1976) Pregnant stewardess – should she fly? Aviat Space Environ Med 47: 77
22. Sobrevilla LA, Cassinelli MT, Carcelen A, Malaga JM (1971) Human fetal and maternal oxygen tension and acid-base status during delivery at high altitude. Am J Obstet Gynecol 111: 1111
23. Der Spiegel (1986) Der geächtete Raucher. Heft 10: 250
24. Der Spiegel (1986) Schlechte Luft im Jet. Heft 48: 248
25. Whaley WH (1982) Medical considerations regarding flight crews. JAMA 248: 1834
26. Wulf H (1962) Der Gasaustausch in der reifen Plazenta des Menschen. Z Geburtshilfe 158: 269
27. Yoshioka TM, Narusawa K, Nagami C, Yabuki Z, Nakahara S, Nakano C, Sekiguchi K, Noda T, Nagai Y, Kobayashi K, Ohmori K, Sakai T, Furusato M (1982) Effects of relative metabolic rate and heart rate variation on the performance of flight attendants. Aviat Space Environ Med 53: 127

Obstipation in der Schwangerschaft – welche Therapie?

Herbert Heckers

Zentrum für Innere Medizin, Justus-Liebig-Universität Gießen

Zusammenfassung. Das wissenschaftliche Fundament zur Obstipation in der Schwangerschaft ist sehr begrenzt. Die wenigen verfügbaren Daten sind meist unbestätigt, unkontrolliert und vielfach auch methodisch anfechtbar. Als wesentlichste Teilkomponente in der komplexen Ätiologie der schwangerschaftsbedingten Obstipation gilt eine infolge erhöhten Progesteronspiegels ausgelöste, nach der Geburt schnell reversible, allgemeine Tonusverminderung der glatten Muskulatur, die im Gastrointestinaltrakt eine reduzierte Motorik zur Folge hat. Da ein erhöhter Progesteronspiegel aber bei allen Schwangeren besteht, müssen weitere Manifestationsfaktoren vorhanden sein, die nur unzureichend untersucht sind. Therapeutisch sollten nach differentialdiagnostischer Abklärung allgemeine und selten auch medikamentöse Behandlungsmaßnahmen erwogen werden. Die allgemeinen unterscheiden sich nicht von denen bei habitueller Obstipation. Medikamentös gilt nur der Einsatz von Füll- und Quellstoffen wie Weizenkleie und Psyllium als frei von fetalen Risiken. Ab dem 2. Trimenon sollte bei gelegentlichem Bedarf nur Folia Sennae, Phenolphthalein oder Bisacodyl verordnet werden. Während Paraffinöl, ganz besonders aber Rizinusöl und sonstige Anthrachinon-Derivate auch für den gelegentlichen Einsatz wegen potentiell größeren Schadens als Nutzen vermieden werden sollten, bleibt das potentielle fetale Risiko bei Einnahme der zahlreichen sonstigen Laxantien unbestimmt. Dies gilt auch für Laktulose.

Definition der Obstipation und Einflußgrößen der intestinalen Passage

Eine in jeder Hinsicht zufriedenstellende Definition des Begriffes Obstipation existiert nicht. Im medizinischen Sprachgebrauch versteht man unter Obstipation, wenn zu wenig und zu harter Stuhl zu selten abgesetzt wird und dadurch Beschwerden verursacht werden. Wissenschaftlich formuliert stellen sich also die Fragen nach den *objektiv meßbaren Parametern der Kolonfunktion* Defäkationsfrequenz, Passagezeit, Stuhlvolumen und -konsistenz sowie nach den *subjektiven Empfindungen des Verdauungs- und Defäkationsablaufes.* Da die *Stuhlfrequenz* am leichtesten zu erfassen ist, wird diese zum Syndrom bestimmenden Parameter. Seit einer in Großbritannien durchgeführten Studie an über 1400 vermeintlich gesunden Personen, die ergeben hatte, daß 99% der Untersuchten mindestens drei Entleerungen pro Woche und höchstens drei Stuhlentleerungen pro Tag aufwiesen [10], gilt in der medizinischen Literatur meist als obstipiert, wer weniger als drei Stühle pro Woche absetzt. In einer amerikanischen Studie an insgesamt 789 gesunden Personen, Studenten und Krankenhauspersonal [13], wiesen 94,2% eine normale [10] Stuhlfrequenz auf. 4,2% der Probanden gaben weniger als drei und 1,6% mehr als 21 Defäkationen pro Woche an. Auch für ältere Menschen wurden ähnliche Ergebnisse ermittelt [21].

Der zu seltene Stuhlgang ist die Folge einer zu langsamen *intestinalen Passage* (Transit-Zeit), die, auch unter klinischen Bedingungen ohne besonderen Aufwand meßbar [11], beim gesunden jungen Erwachsenen im Mittel 24–36 Stunden beträgt [7, 15], im Falle einer Obstipation sich aber auf über 80 Stunden verlängert. Die Transit-Zeit wird von vielen Faktoren wie körperliche Aktivität, Streß und verschiedenen Hormonen beeinflußt. Ganz besonders ist sie abhängig von der Nahrung, in erster Linie von Art und Menge verzehrter unverdaulicher Ballaststoffe [15]. Sie korreliert negativ mit dem Stuhlgewicht und dem Wassergehalt des Stuhles. Die Transit-Zeit wird bestimmt durch die Passagezeit im Kolon, denn die Mund-zu-Zökum Passagezeit beträgt im Mittel nur vier Stunden. Bei Personen mit Obstipation ist sie – für die Gesamtpassagezeit unwesentlich – verlängert [26].

Die an unverdaulichen Ballaststoffen zu arme Ernährung in den westlichen Industriestaaten hat mittlere *Stuhlgewichte* von nur 120–200 g pro Tag zur Folge mit einem *Wassergehalt* von 70–80% bei einer Transit-Zeit von 35–45 Stunden [7].

Weitere Variablen der Kolonpassagezeit sind besonders die Konzentration der fäkal eliminierten Fettsäuren [15] sowie weniger gut untersucht die Länge und Lumenweite des Kolons.

Die *große Streubreite der Stuhlparameter* gesunder Personen ist nicht nur Folge unterschiedlicher Nahrungsfaktoren, sondern hierzu nahezu gleichwertig *auch Ausdruck unterschiedlicher individueller Persönlichkeitsmerkmale*. Sozial engagierte, tatkräftige Personen mit optimistischer Selbsteinschätzung neigen zu höherer Stuhlfrequenz und größeren Stuhlvolumina als ängstliche und introvertierte Personen [30]. Ob Personen, die objektiv und/oder subjektiv obstipiert sind, ebenfalls bestimmte Persönlichkeitsmerkmale aufweisen, kann aus dieser Studie nicht abgeleitet werden und ist unbekannt.

Die *Problematik des subjektiv erlebten Verdauungsvorganges* besteht darin, daß bei gleichen objektiven Parametern der eine den Stuhlgang noch als normal erlebt, während ein anderer die gleichen Funktionsabläufe schon als gestört empfindet. Insgesamt ist die Zahl primär gesunder Menschen mit Verdauungsbeschwerden erstaunlich hoch. So gaben 17,5% der Probanden der zitierten amerikanischen Studie [13] und 10,3% von 301 Probanden einer weiteren englischen Studie [29] an, sie müßten bei mindestens 25% aller Defäkationen übermäßig pressen, was als subjektives Obstipationsäquivalent angesehen wird [29]. 28,5% [13] klagen über einen häufigen Wechsel von breiigen und zahlreichen Stühlen mit normalem Stuhlgang und harten, seltenen Stühlen. Weitere 11,7% geben ein Beschwerdebild an, das man selbst bei strenger Indikationsstellung als typisch für ein Kolon irritabile ansehen muß [13]. Verdauungsbeschwerden sind vereinzelt auch bei Gesunden dann auslösbar, wenn man ihre Transit-Zeit medikamentös verlängert. Es ist jedoch keineswegs ungewöhnlich, daß gesunde Personen selbst bei nur einer Stuhlentleerung pro Woche und seltener beschwerdefrei bleiben. So ist der Fall eines 19jährigen Mannes bekannt, der bis zu vier Monaten keinen Stuhlgang hatte, ohne wesentliche Beschwerden aufzuweisen [24]. *Die individuell unterschiedliche Schwelle Verdauungsbeschwerden wahrzunehmen,* die bei Frauen allgemein wesentlich niedriger angesetzt werden muß, *ist entscheidend geprägt von sozialen, kulturellen und psychologischen Faktoren.* Darüber hinaus ist für die häufige Einnahme von Laxantien in unserer Bevölkerung auch eine falsche Erwartungshaltung mitverantwortlich.

Ursachen der Obstipation

Tabelle 1 enthält eine Zusammenstellung der sehr zahlreichen, nach ätiologischen Gesichtspunkten geordneten Ursachen einer Verstopfung, die einzeln an anderer Stelle ausführlich besprochen werden [27]. Am weitaus häufigsten liegt einer Obstipation eine funktionelle Störung der Dickdarmmotorik zugrunde. Dabei handelt es sich meist um eine gesteigerte Darmmotorik mit intrakolischer Druckerhöhung und gestörter Propulsion und nur ausnahmsweise, z. B. infolge Hypokaliämie, um eine Reduktion der Darmperistaltik bis hin zur Darmatonie.

Tabelle 1. Ursachen der Obstipation

Funktionelle Störungen der Dickdarmmotilität

1. a) Habituelle Obstipation
   b) Irritables Darmsyndrom
   c) Rektale Obstipation (Dyschezie)

2. Endokrin und metabolisch bedingte Obstipation
   a) Hypothyreose, Hyperparathyreoidismus, diabetische autonome Neuropathie, Hypophyseninsuffizienz, Hyperkalzämiesyndrom, Schwangerschaft, Mukoviszidose
   b) Hypokaliämie, akute Porphyrie, Hyperkalzämie

3. Medikamentös und toxisch bedingte Obstipation
   a) Laxantienabusus, Anticholinergica, Antazida (aluminium-, calciumhaltig), Sedativa, Psychopharmaka, Cholestyramin, Colestipol, Opiate, Ganglienblocker
   b) Chronische Blei- und Thalliumintoxikation

4. Neurologisch und psychiatrisch bedingte Obstipation
   a) Morbus Hirschsprung, Hirn- und Rückenmarksläsionen verschiedener Genese
   b) Reflektorisch: entzündliche Veränderungen des Anorektums, Appendizitis, Peritonitis, Nieren-, Gallenwegs-, Genitalerkrankungen

5. Mißbildungen und Formanomalien
   Idiopathisches Megakolon, Dolichokolon, Sigma elongatum, Kolonptose

6. Passagebehinderungen
   a) benigne/maligne, darmeigene/darmkomprimierende Tumoren
   b) Entzündliche Stenosen/narbige Schrumpfungen
   c) Hernien, Adhäsionen, interne Intussuszeption

Schwangerschaft und Obstipation

Im offensichtlichen Gegensatz zum ärztlichen, empirisch begründeten Standard-wissen, daß während der Schwangerschaft eine Obstipation auftreten oder sich eine präexistente Obstipation verstärken kann, ist das wissenschaftliche Funda-ment hierzu erstaunlich begrenzt. Soweit überhaupt wissenschaftliche Daten vor-liegen, sind diese meist unbestätigt, unkontrolliert und vielfach auch noch metho-disch anfechtbar.

So gibt es nur zwei Studien zur *Prävalenz einer schwangerschaftsbedingten Obstipation*. Diese wird in einer israelischen Studie bei Unterstellung eines reichli-chen Obst- und Gemüseverzehrs mit 11% angegeben [20]. Demgegenüber berichtet Anderson, die den Begriff im subjektiven Sinne benutzt, über ein zumindest zeit-weiliges Auftreten von Verstopfung bei 75 (38%) einer 200 Schwangere umfassen-den Stichprobe aus der Umgebung von Cambridge/England. Zum Zeitpunkt des Interviews im dritten Trimenon waren insgesamt 35 (17,5%) Frauen obstipiert [2].

Die *Ätiologie der Obstipation in der Schwangerschaft* soll komplex sein. Sie beinhaltet als wahrscheinlich wesentlichste Teilkomponente eine reduzierte Moto-rik im Gastrointestinaltrakt infolge hormonell bedingter Tonusverminderung der glatten Muskulatur [12, 17] neben vermehrter Resorption von Wasser aus dem Kolon [23], verminderter körperlicher Aktivität insbesondere während der späten Schwangerschaft, Änderung des Trink- und Eßverhaltens [8], Verdrängung und Druck auf das Kolon durch den graviden Uterus und Einnahme von die Dick-darmmotilität beeinflussenden Medikamenten, insbesondere aluminium- und cal-ciumhaltige Antazida wegen schwangerschaftsbedingter Refluxkrankheit des Öso-phagus mit dem Leitsymptom Sodbrennen [14].

Analog zur Erschlaffung der Gallenblase mit Zunahme des Gallenvolumens und erhöhtem Residualvolumen nach Gallenblasenkontraktion [12] und analog zur Tonusverminderung des unteren Ösophagus-Sphincters [14] kommt es in der Schwangerschaft sowohl zu einer Verlängerung der intestinalen Gesamtpassage-zeit [31] als auch zu einer Zunahme der Dünndarmpassagezeit [12]. Als wahr-scheinlichster *Mediator* für diese reversiblen Funktionsstörungen infolge *vermin-derter Kontraktilität der glatten Muskulatur* wird *Progesteron* angesehen, das seine maximale Wirkung auf Gallenblase und Dünndarm dann entfaltet, wenn der Pro-gesteronspiegel von >1 auf 80 ng/ml ansteigt, mit großer individueller Schwan-kungsbreite, die es nicht gestattet, einen allgemein verbindlichen Schwellenwert für eine Dosis-Wirkungsrelation festzulegen. Da der Progesteronspiegel bei gesun-den Schwangeren ebenso wie bei funktionsgestörten erhöht ist, muß es weitere pathogenetische Faktoren geben, die refluxkranke und obstipierte von gesunden Schwangeren unterscheiden.

In einer jüngst veröffentlichten, sehr aufwendigen Studie wurde mit Hilfe der genauen Wäge-methode der ätiologische Faktor Ernährung untersucht und als unwesentlich eingestuft. Dabei konnte im Vergleich von jeweils neun Frauen im dritten Trimenon mit und ohne jemals zuvor bestandener Obstipation (subjektive Definition) *kein signifikanter Unterschied im Ernährungsver-halten* nachgewiesen werden. Eingeschlossen waren alle potentiell wesentlichen Variablen der Nahrungszufuhr wie differenzierte Energiezufuhr, Ballaststoffzufuhr und Wasseraufnahme, aber auch Tee- und Kaffeekonsum. Weiterhin wurden 40 obstipierte Frauen im dritten Trimenon mit derselben Methode untersucht, denen zur Therapie der Obstipation eine erhöhte Ballaststoff- und Flüssigkeitsaufnahme empfohlen worden war. Obwohl 26 Frauen angaben, inzwischen mehr Ballaststoffe als früher zu verzehren, und neun der 40 Frauen vorgaben, jetzt mehr als früher zu trinken, war der mittlere Ballaststoffverzehr und die mittlere Flüssigkeitsaufnahme der Gruppen mit und ohne Kostumstellung nicht signifikant verschieden. Die mittlere Ballaststoffaufnahme betrug 18–20 g/Tag und unterschied sich nicht von der mit 19,9 g/Tag angegebenen mittleren Aufnahme der Allgemeinbevölkerung, eine Menge die zur Therapie einer Obstipation unzureichend ist [23].

Therapie der Obstipation infolge Schwangerschaft

Voraussetzung für die möglichst kausale Behandlung einer Obstipation ist ihre differentialdiagnostische Abklärung. *Nicht jede Obstipation in der Schwangerschaft ist zugleich auch eine schwangerschaftsbedingte Obstipation.* Für die durch eine Schwangerschaft ausgelöste oder durch eine Schwangerschaft verstärkte, weil präexistente, habituelle Obstipation gelten die gleichen allgemeinen therapeutischen Prinzipien wie für die sonstigen funktionellen Störungen des Dickdarms (Tabelle 1), jedoch erheblich eingeschränkte medikamentöse Behandlungsmaßnahmen.

Allgemeine Behandlungsmaßnahmen

Zu den allgemeinen Maßnahmen gehört das ausführliche ärztliche Gespräch, in dem auf die Harmlosigkeit des Beschwerdebildes hingewiesen werden sollte. Ebenso müssen falsche Erwartungshaltungen durch das Gespräch abgebaut werden. Um die Biorhythmik des Dickdarmes zu verbessern, sollten *voluminöse Mahlzeiten* verzehrt werden, die den gastrokolischen Reflex auslösen. Dies gilt ganz besonders für das Frühstück, das durch Zulagen von Vollkornprodukten, Dörrpflaumen, Feigen, Kernobst z. B. als Müsli *ballaststoffreich* gestaltet werden kann zu Lasten von Fett. An das Frühstück soll sich *regelmäßig* ein *Toilettengang* anschließen *ohne Zeitdruck,* auch dann, wenn kein Stuhldrang besteht. Eine *ausreichende Flüssigkeitszufuhr* ist wichtig. Gelegentlich vermag schon ein Glas eiskalter nativer Fruchtsaft, getrunken noch vor dem Frühstück, eine Obstipation zu beseitigen. Eine *ausreichende körperliche Aktivität* ist ebenso wichtig wie die *Reduktion von Übergewicht* und das *Wiedereinschleifen eines verlorengegangenen Defäkationsreflexes* (Dyschezie), indem man jedem, auch dem geringsten Stuhldrang sofort nachgibt. *Abführmittel* sind *abzusetzen,* jedoch nicht abrupt, sondern allmählich über einige Tage.

Medikamentöse Therapie

Gelingt es nicht durch allgemeine Maßnahmen eine bestehende Obstipation zu lindern oder zu beseitigen, dann sind medikamentöse Maßnahmen indiziert. Die *Anwendung von Laxantien* über längere Zeit, die grundsätzlich im Hinblick auf laxantieninduzierte Störungen ohnehin auf den Gebrauch weniger Stoffklassen beschränkt ist [1], ist *während der Schwangerschaft wegen potentieller teratogener Risiken* noch weiter *eingeengt.* Aus der Vielzahl in Frage kommender Abführmittel hat das American College of Gastroenterology's Committee on FDA-Related Matters [19] einige herausgegriffen und zu ihrer Anwendung in Schwangerschaft und Stillphase auf Grund vorliegender Untersuchungen Stellung bezogen. Dabei

Tabelle 2. Medikamente und Schwangerschaft. Einteilung nach
fetalen Schädigungsmöglichkeiten (nach FDA 1979 [25])

Klasse A
Gut dokumentierte, kontrollierte Studien sprechen gegen die
Möglichkeit einer fetalen Schädigung, schließen sie jedoch kei-
neswegs sicher aus. Deshalb gilt auch für diese Medikamente der
Grundsatz, sie nur dann zu verwenden, wenn ihr Einsatz erfor-
derlich ist.

Klasse B
Es liegen die Ergebnisse von Studien an Tieren vor, die kein fetales Risiko für diese Medikamente aufzeigen. Adäquate Studien
beim Menschen fehlen (B1).
Tierstudien ergaben ein gewisses Risiko, das sich jedoch in kontrollierten Studien an schwangeren Frauen nicht bestätigte (B2).

Klasse C
Tierversuche ergaben fetale Schädigungsmöglichkeiten. Entspre-
chende kontrollierte Studien an schwangeren Frauen fehlen (C1).
Studien bei Mensch und Tier fehlen (C2).

Klasse D
Medikamente dieser Kategorie haben ein fetales Risikopotential
für den Menschen. Dennoch sind sie bei lebensbedrohlichen
Situationen oder ernsten Erkrankungen indiziert, für die weniger
riskante, wirksame Medikamente nicht verfügbar sind. Frauen,
die schwanger werden während der Einnahme dieser Medikamente, und Schwangere, die solche Medikamente benötigen,
sollten über das potentielle fetale Risiko informiert werden.

Klasse X
Der Einsatz dieser Medikamente in der Schwangerschaft ist
absolut kontraindiziert, da ihr bei Mensch und Tier nachgewiese-
nes teratogenes Risiko größer ist als ihr potentieller Nutzen.
Schwangere, die solche Medikamente irrtümlicherweise verwenden, müssen vom Arzt darüber informiert werden.

---

wurde die von der FDA 1979 erarbeitete *Einteilung resorptionsfähiger Medikamente in fünf Klassen mit steigendem fetalen Risiko* benutzt [25], die in Tabelle 2
aufgeführt ist. Diese Einteilung stellt nur einen vorläufigen Kompromiß dar, der
solange gültig ist, bis es bessere Methoden gibt, um ein teratogenes Risiko zu
erkennen. Insgesamt betrachtet ist jedoch das durch Medikamente ausgelöste teratogene Risiko der Schwangeren mit nur 1% aller angeborenen Fehlbildungen
gering [6]. Das durch Alkohol- und Nikotinkonsum induzierte Risiko ist wesentlich höher. Darüber hinaus besteht ein medikamentöses Risiko weit überwiegend
nur im ersten Trimenon während der kritischen Phasen der Organogenese.

Das *höchste Risikopotential* wird dem *Rizinusöl* zugesprochen, weil es vorzeitige Uteruskontraktionen auszulösen vermag [9]. Auch von verschiedenen Anthra-
chinonderivaten wird abgeraten. Sie werden mit fetalen Fehlbildungen in Verbindung gebracht [16, 22]. Dies gilt nicht für *Folia Sennae* und ebenso nicht für die
Diphenylmethan-Derivate *Phenolphthalein* und *Bisacodyl bei* allerdings nur *gele-*

Tabelle 3. Empfehlungen für die Verordnung von Laxantien in Schwangerschaft und Stillperiode (modifiziert nach [1])

Medikament	FDA Risiko-Klasse[a]	1. Trimester	2. u. 3. Trimester	Still-periode[b]
1. Füll- und Quellstoffe	C2	N > R	N > R	I
2. Stuhlaufweichende Medikamente				
Paraffinöl	C2	R ≫ N	R ≫ N	IV
Natrium-Dioctylsulfosuccinat	C2	R vs N?	R vs N?	III-B
3. Darmirritierende Laxantien (sog. Stimulantien)				
a) Rizinusöl	D	R ≫ N	R ≫ N	III-B
b) Anthrachinon-Derivate				
Folia Sennae	B1	R vs N?	R > N	III-A
Cascara Sagrada	C2	R vs N?	R vs N?	IV-B
Danthron	C2	R ≫ N	R ≫ N	IV
c) Diphenylmethan-Derivate				
Bisacodyl	B1	R vs N?	N > R	I
Phenolphthalein	B1	R vs N?	N > R	II
4. Osmotisch wirksame Laxantien				
Mg(OH)$_2$-haltige Emulsionen	C2	R vs N?	R vs N?	III-B
Laktulose	C2	R vs N?	R vs N?	III-B

Definitionen: R vs N?, das Verhältnis von Risiko zu Nutzen ist ungeklärt. Vorsicht ist angebracht. R ≫ N, das erwiesene oder potentielle Risiko überwiegt den potentiellen Nutzen. Verwendung nicht zu empfehlen. N > R, die potentiellen Vorteile überwiegen die potentiellen Risiken.

[a] Bzgl. der Einteilung des fetalen Risikos in Klassen siehe Tabelle 2

[b] Gruppe I, das Medikament gelangt nicht in die Muttermilch. Gruppe II, das Medikament gelangt in die Milch, hat aber wahrscheinlich keinen Einfluß auf das Neugeborene bei normaler Dosierung. Gruppe III, es ist unbekannt, ob das Medikament in die Milch gelangt; A, negative Auswirkungen auf das Neugeborene werden nicht erwartet; B, Stillen wird nicht empfohlen, da das Medikament aus der Milch absorbiert wird. Gruppe IV, das Medikament gelangt in die Milch. Wegen potentieller Risiken für das Neugeborene wird vom Stillen abgeraten

gentlichem Gebrauch ab dem 2. Trimenon [5, 9]. Über Natriumdioctylsulfosuccinat enthaltende, als Weichmacher eingestufte Laxantien sind keine systematischen Untersuchungen bekannt. Dennoch werden sie vielfach in der Schwangerschaft verwendet, ohne daß bisher über Nebenwirkungen berichtet wurde [22]. *Als in jeder Hinsicht sichere Medikamente zur Behandlung einer Obstipation in der Schwangerschaft gelten Füll- und Quellstoffe* wie Weizenkleie und Zubereitungen aus Plantago ovata (Psyllium) [9], die sich auch in der Praxis zur Behandlung der Obstipation in der Schwangerschaft als wirksam erwiesen haben [4, 28]. Bevorzugt man jedoch anstelle industriell gefertigter Ballaststoffe – als wirksam hat sich schon eine Menge von drei gehäuften Eßlöffeln Weizenkleie täglich erwiesen [4] – eine natürliche ballaststoffangereicherte Diät, dann sollte man die Schwangere darauf hinweisen, daß dies am einfachsten dadurch zu erreichen ist, daß sie zukünftig anstelle der üblichen zweieinhalb Scheiben Vollkornbrot sechs Scheiben ißt [23]. Die auch in der Schwangerschaft äußerst wirksame *Laktulose* [18], für die zumindest im Tierversuch kein teratogenes Risiko gefunden werden konnte, wird von der amerikanischen Expertengruppe deshalb *nicht empfohlen,* weil unbekannt ist, ob sie die Plazentaschranke überschreitet (siehe Tabelle 3).

Literatur

1. American College of Gastroenterology's Committee on FDA-Related Matters (1985) Laxative use in constipation. Am J Gastroenterol 80: 303
2. Anderson AD (1984) Constipation during pregnancy. Incidence and methods used in its treatment in a group of Cambridgeshire women. J Health Visitor 57: 363
3. Anderson AS (1986) Dietary factors in the aetiology and treatment of constipation during pregnancy. Br J Obstet Gynaecol 93: 245
4. Anderson AS, Whichelow MJ (1985) Constipation during pregnancy: dietary fibre intake and the effects of fibr supplementation. Human Nutr Appl Nutr 39A: 202
5. Berkowitz RL, Coustan DR, Mochizuki TK (Hrsg) (1981) Handbook for prescribing medications during pregnancy. Little Brown and Company, Boston
6. Brent RL (1984) Ethical and legal implication of drug use in pregnancy. In: Stern L (ed) Drug use in pregnancy. ADIS Health Science Press, Sydney, p 1
7. Burkitt DP, Walker ARP, Painter NS (1974) Dietary fiber and disease. JAMA 229: 1068
8. Burgress DE (1972) Constipation in obstetrics. In: Jones FA, Godding EW (eds) Management of constipation. Blackwell Scientific Publications, Oxford, p 176
9. Compendium of drug therapy (1984) Biomedical Information Corporation, New York
10. Connell AM, Hilton C, Irvine G, Lennard-Jones JE, Misiewicz JJ (1965) Variation of bowel habits in two population samples. Br Med J 2: 1095
11. Cummings JH, Jenkins DJA, Wiggins HS (1976) Measurement of the mean transit time of dietary residue through the human gut. Gut 17: 210
12. Dawson M, Kern F, Everson GT (1985) Gastrointestinal transit time in human pregnancy: prolongation in the second and third trimester followed by postpartum normalization. Gastroenterol 89: 996
13. Drossman DA, Sandler RS, McKee DC, Lovitz AJ (1982) Bowel patterns among subjects not seeking health care. Gastroenterol 83: 529
14. Heckers H, Lasch HG (1986) Gastrointestinale Erkrankungen aus internistischer Sicht. In: Künzel W, Wulf KH (Hrsg) Die gestörte Schwangerschaft. Klinik der Frauenheilkunde und Geburtshilfe, Bd 5. Urban & Schwarzenberg, München Wien Baltimore, S 133
15. Heckers H, Zielinsky D (1985) Fecal composition and colonic functions due to dietary variables. Results of a long-term study in healthy young men consuming 10 different diets. Pract Gastroenterol 9 (S 1): 24

16. Heinonen OP, Slone D, Shapiro S (1977) Birth defects and drugs in pregnancy. Littleton, MA: Publishing Sciences Group
17. Hytton F, Chamberlain G (1980) Clinical physiology in obstetrics. Blackwell Scientific Publications, Oxford
18. Lachgar M, Morer I (1985) Efficiency and tolerance of lactulose in constipation in pregnant women. Rev Fr Gynecol Obstet 80: 663
19. Lewis JH, Weingold AB, The Committee on FDA-Related Matters, American College of Gastroenterology (1985) The use of gastrointestinal drugs during pregnancy and lactation. Am J Gastroenterol 80: 912
20. Levy N, Lemberg E, Sharf M (1971) Bowel habit in pregnancy. Digestion 4: 216
21. Milne JS, Williamson J (1972) Bowel habits in older people. Gerontol Clin 14: 56
22. Nelson MM, Forfar JO (1971) Association between drugs administration during pregnancy and congenital abnormalities of the fetus. Br Med J 1: 523
23. Parry E, Shields R, Turnball AC (1970) Transit time in the small intestine in pregnancy. Br J Obstet Gynaecol 77: 900
24. Pelot D, Berk JE (1975) Constipation of prolonged duration. Am J Gastroenterol 63: 252
25. Pregnancy labeling. FDA Drug Bull, Sept. 1979: 23
26. Read NW (1984) Small bowel transit time of food in man: measurement, regulation and possible importance. Scand J Gastroenterol 19 [Suppl 96]: 77
27. Riemann JF (1984) Obstipation und Diarrhoe. In: Demling L (Hrsg) Klinische Gastroenterologie, Bd 2. Thieme, Stuttgart New York, S 737
28. Sculati O, Fichera D, Setti M, Lanzetta V, Iapichino G, Nespoli M, Giampiccoli G (1980) Diet with a high content of alimentary fiber in the prevention and cure of constipation in pregnancy. Minerva Dietol Gastroenterol 26: 27
29. Thompson WG, Heaton KW (1980) Functional bowel disorders in apparently healthy people. Gastroenterol 79: 283
30. Tucker DM, Sandstead HH, Logan GM, Klevay LM, Mahalko J, Johnson LK, Inman L, Inglett GE (1981) Dietary fiber and personality factors as determinants of stool output. Gastroenterol 81: 879
31. Wald A, Van Thiel DH, Hoechstetter L, Gavaler JS, Egler KM, Verm R, Scott L, Lester R (1982) Effect of pregnancy on gastrointestinal transit. Dig Dis Sci 26: 1015

Schlafstörungen in der Schwangerschaft
Ihre Diagnostik und Therapie aus psychiatrischer Sicht

W. Schumacher

Psychiatrische Universitätsklinik, Gießen

Zusammenfassung. Schlafstörungen in der Schwangerschaft stellen eine häufige und in jedem Fall ernst zu nehmende Komplikation dar. Von den seltenen Formen einer idiopathischen Begründung abgesehen sind sie immer nur Begleitsymptom einer anderweitig vorhandenen psychischen oder physischen Störung. Zur Durchführung einer rationalen, d. h. die Ursache beseitigenden Therapie bedarf es einer jeweils gründlichen *differentialdiagnostischen* Abklärung. Die weitaus meisten Fälle von Schlafstörungen in der Schwangerschaft sind funktionell, psychoreaktiv oder pharmakogen bedingt. Hier sind psychologische Behandlungswege *allein* indiziert. Schlafmittel sind grundsätzlich abzulehnen. Sie sind auch überflüssig, da nicht kausal wirksam. Organisch unterlegte Schlafstörungen bedürfen einer – hier u. U. auch medikamentösen – Behandlung der internistischen, orthopädischen oder sonstwie begründeten Grunderkrankung. Das gleiche gilt für Schlafstörungen bei Schwangerschaftspsychosen. Abschließend zu betonen ist, daß die Diagnostik und Therapie von Schlafstörungen in der Schwangerschaft ein gleichermaßen differenziertes wie aber – bei richtiger Handhabung – auch dankbares Feld der ärztlichen Tätigkeit darstellt.

Schlafstörungen gehören zu den am meisten geklagten Einzelsymptomen überhaupt [1]. Je nach Weite der Definition schwankt ihre Häufigkeit zwischen 10% und 40% [10]. In einer repräsentativen Stichprobe von 1536 Probanden fanden Dilling et al. [3] eine Anzahl von 13,5% behandlungsbedürftiger Schlafstörungen. Dem entsprechen Ergebnisse, die auch in den USA vorgefunden wurden [2]. Seit Einführung der Benzodiazepine, so schätzen Experten, werden in der Bundesrepublik allabendlich ca. zwei Millionen Schlaftabletten eingenommen.

Was die Verhältnisse in der Schwangerschaft anbetrifft, so ist – wie die Erfahrung lehrt – von annähernd gleichen Zahlen auszugehen. Etwa ein Drittel aller Schwangeren klagt, vorübergehend oder auch für längere Zeit, über Schlafstörungen. Wenn man diese, was angängig ist, zum Bereich der psychiatrischen Komplikationen rechnet, so handelt es sich hierbei um das am meisten geklagte psychiatrische Einzelsymptom in der Schwangerschaft überhaupt. Wie häufig, auch im Dunkelfeld, Schlafmittel von Schwangeren eingenommen werden, wurde erschreckend deutlich in der seinerzeit eingetretenen Contergan-Katastrophe. Gerade dieses in der Auswirkung so folgenschwere Ereignis zeigt, wie wichtig der Problembereich der Schlafstörungen in der Schwangerschaft ist. Der ansonsten bei Ärzten so übliche Griff zum Rezeptblock verbietet sich hier. Nichtmedikamentöse

Behandlungsmaßnahmen stehen ganz im Vordergrund. Gerade weil der sonst so bequeme Weg einer Therapie mit Medikamenten nicht oder nur sehr eingeschränkt gangbar ist, stellt die Beratung und Behandlung schlafgestörter Schwangerer in der Praxis so besondere Anforderungen an den Arzt.

Um eine rationale, d.h. auf die Erfassung und Elimination der Ursachen hin ausgerichtete Therapie durchführen zu können, bedarf es in jedem Einzelfalle einer gründlichen differentialdiagnostischen Abklärung. Hierfür Voraussetzung sind neben einer genauen Phänomenerfassung gewisse Grundkenntnisse der heutigen Schlafphysiologie. Im folgenden seien hierzu einige Ergebnisse genannt:

Schlaf ist keineswegs ein passiver Zustand, sondern eine aktive Leistung des Organismus. Unter den vielen periodischen Vorgängen, die unser Leben beherrschen, ist der 24stündige (circadiane) Schlaf-Wach-Rhythmus der für uns am deutlichsten erfahrbare. Er wird unmittelbar durch den Hell-Dunkel-Wechsel beeinflußt. Steuerungszentren dieser Periodik sind u.a. die Nuclei suprachiasmatici im Bereiche des Hypothalamus. Andere Zentren, die mehr für die Steuerung der Ruhe-Aktivität-Periodik verantwortlich sind, liegen im Bereiche der rostralen Pons (Nucleus raphe dorsalis, Loci caerulei). Die fortlaufende Registrierung der elektrischen Aktivität des Gehirns (EEG-Schlafableitungen) macht es möglich, den Schlafablauf quantitativ und qualitativ zu erfassen, ohne den Schlafvorgang selbst zu stören. Mit entsprechenden Geräten werden sowohl die hirnelektrischen Aktivitäten gemessen wie auch andere Parameter, so die Augenbewegungen (Elektrookulographie), die Muskelaktivität, der elektrische Hautwiderstand, willkürliche und unwillkürliche Körperbewegungen etc. Aufgrund der Erforschung dieser verschiedenen Parameter teilt man heute den Schlafvorgang in insgesamt vier Stadien ein. Stadium 1 ist gekennzeichnet durch Zerfall des Alpha-Grundrhythmus im EEG, der für das Wachstadium typisch ist. Es erscheinen langsamere Wellen. Allerdings ist das Schlafverhalten hier noch so flach, daß akustische Informationen aperzeptiv noch verarbeitet werden. Bei Übergang in eine ausgeprägtere Schlaftiefe, das Schlafstadium 2, sind die aperzeptiven Leistungen erloschen. Es treten charakteristische Schlaf-Spindeln auf, ankommende innere und äußere Signale werden weitgehend unterdrückt. Im nächst tieferen Schlafstadium, dem Stadium 3, treten langsame Wellen vom Delta-Typus auf. Beherrschen diese zu 50% und mehr das Bild, liegt das Stadium 4 vor. Die Stadien 3 und 4 gemeinsam werden als „synchroner Tiefschlaf" bezeichnet. Charakteristisch und von den bisher genannten Stadien qualitativ unterschieden sind die sog. REM-Phasen (Rapid Eye Mouvements). Diese Stadien sind gekennzeichnet durch das Auftreten einer Serie schneller Augenbewegungen. In diese Phase fallen die Träume. Obwohl die hirnelektrische Grundaktivität eher auf eine flache Schlaforganisation hinweist (vergleichbar dem Stadium 1), ist die Aufweckbarkeit aus dem REM-Schlaf deutlich herabgesetzt. Um jemanden aus dem REM-Stadium zu wecken, erfordert es vergleichsweise starke Reize. Man bezeichnet diese Schlafphasen daher auch als „paradoxer Schlaf". Ihr Anteil am nächtlichen Gesamtschlaf beträgt etwa 25%. Die Schlafstadien 1–4 werden als „Non-REM-Schlaf" bezeichnet und dem „REM-Traum-Schlaf" gegenübergestellt. Der normale Schlaf ist gekennzeichnet durch ein mehr oder weniger schnelles Durchschreiten aller Non-REM-Stadien. Der Schläfer bewegt sich einige Zeit im synchronen Tiefschlaf (Stadium 3–4), dann folgt ein Anstieg zum flachen Schlaf, dem dann eine REM-Traum-Phase folgt. Den Non-

REM-Schlaf mit abschließender REM-Periode bezeichnet man als „Schlafzyklus". Im Durchschnitt treten etwa vier bis fünf derartige Zyklen pro Nacht auf. Meist allerdings werden nur in den ersten Schlafzyklen die Stadien 3 und 4 voll erreicht. In den dann folgenden wird der Schlaf flacher, erreicht allenfalls das Stadium 3. Die REM-Perioden nehmen von Zyklus zu Zyklus sowohl an Länge wie auch an Häufigkeit zu. Die Dauer eines Schlafzyklus beträgt im Mittel etwa 80 bis 90 Minuten. Bei Schlafdauerableitungen wird ein – oft individuell charakteristisches – Schlafprofil erkennbar. Immer handelt es sich um den Wechsel zwischen Non-REM- und REM-Perioden. Der Schlafbedarf des Menschen nimmt von der Geburt bis zum Tode ständig ab. Im ersten Lebensjahr beträgt der Anteil des Schlafes noch 18–20 Stunden pro Tag. Kleinkinder schlafen 12 bis 14 Stunden, Schulkinder 10–11 Stunden. Ein vorwiegend geistig arbeitender Erwachsener kommt in der Regel mit 6–8 Stunden Schlaf aus. Ältere Menschen benötigen in der Regel nicht mehr als 6 Stunden Schlaf. Allerdings sind hier durchaus individuelle Unterschiede gegeben. Bekannt sind konstitutionelle Langschläfer und ebenso konstitutionelle Kurzschläfer. Letztere benötigen zum Teil weniger als 6 Stunden Schlaf, ohne daß dies in irgendeiner Weise als abnorm zu werten wäre (was oft zu Mißverständnissen und Fehlbehandlungen führt). Festzuhalten ist, daß die meisten Menschen sich über die Dauer ihres Nachtschlafes falsche Vorstellungen machen. Insbesondere wird die Dauer nächtlicher Wachzustände überschätzt. Sie kommen besonders im Alter regelmäßig vor und gelten hier als physiologisch. Fast immer schläft der Mensch mehr als er selber annimmt. Dem Typus nach unterscheidet man zwischen Einschlafstörungen, Durchschlafstörungen und Ausschlafstörungen. Einschlafstörungen werden angenommen, wenn mehr als 60 Minuten zwischen Schlafbereitschaft und Eintreten des Stadiums 2 gelegen sind. Von Durchschlafstörungen spricht man, wenn ein mehrmaliges nächtliches Wachliegen von mehr als 30 Minuten vorliegt. Als Ausschlafstörungen bezeichnet werden verfrühtes Aufwachen, wobei die Gesamtschlafdauer um mehr als eine Stunde kürzer ist als das individuelle Schlafbedürfnis.

Die Ursachen von Schlafstörungen sind vielfältig. Bezogen auf die Situation der Schwangerschaft soll im folgenden eine *Differentialdiagnose* der Schlafstörungen entwickelt und im Einzelnen erörtert werden. Hierauf aufbauend bzw. sich hieraus ergebend wären dann einige grundsätzliche Überlegungen und Gesichtspunkte für die Therapie zu besprechen.

Schlafstörungen in der Schwangerschaft lassen sich hinsichtlich ihrer kausalen Begründung wie folgt differenzieren:

1. Funktionell begründete Schlafstörungen.
2. Psychoreaktiv begründete Schlafstörungen.
3. Pharmakogene Schlafstörungen.
4. Symptomatische Schlafstörungen.
5. Psychotisch begründete Schlafstörungen.
6. Idiopathische Schlafstörungen.

Diese kausal unterschiedlich begründeten Störungen des Schlafes stellen sich im Einzelnen wie folgt dar:

Funktionell begründete Schlafstörungen

Funktionelle oder exogene Schlafstörungen sind solche, die ihre Ursache in äußeren Einwirkungen und Irritationen des Schlafes haben. Zusammen mit den psychoreaktiven Formen bilden sie die wohl größte Gruppe innerhalb der Schlafstörungen überhaupt. Gerade in der Schwangerschaft werden funktionelle Schlafstörungen häufig beobachtet. So wirken sich die zunehmenden Veränderungen des Körpergefühls und des Körperschemas störend auf die vertrauten und eingeübten Schlafgewohnheiten aus. Gerade beim Schlaf spielen Gewöhnungsfaktoren eine große Rolle. Treten – etwa durch Änderungen des gewohnten Schlafmilieus – Irritationen ein, so sind u. U. schwerwiegende Schlafstörungen die Folge. Am bekanntesten sind Verschiebungen der Uhrzeit, etwa bei Flugreisen, Änderungen der Geräuschkulisse, der gewohnten Hell-Dunkel-Verhältnisse, der Liegestatt, überhaupt der Umgebungsbedingungen des Schlafenden im weitesten Sinne (Schlafstörungen bei Reisen oder Hotelaufenthalten). Das Bewußtsein der Schwangeren, daß ein Kind in ihrem Leibe wächst oder das Spüren des Kindes an dessen Bewegungen verändert die Schlafgewohnheiten u. U. erheblich. Das Bett wird zu eng, der Partner stört, gewohnte Einschlafstellungen, z. B. die Bauchlage, werden nicht mehr eingenommen, Ängste vor Beschädigungen des Kindes durch Druck oder durch Bewegungen während des Schlafens treten auf, Änderungen der sexuellen Gewohnheiten, oft ebenfalls verbunden mit Beschädigungsbefürchtungen in bezug auf das Kind kommen hinzu, kurzum, gerade die Schwangerschaft bringt eine Vielzahl körperlicher und psychischer Veränderungen mit sich, die sich – im Sinne funktioneller oder exogener Einflußfaktoren – störend auf das Schlafverhalten auswirken können. Die Behandlung richtet sich auf eine Elimination der Störbedingungen (Schaffung eines ungestörten Schlafmilieus, z. B. durch getrennte Schlafzimmer), einer gründlichen Information (Wegnahme von Beschädigungsängsten, Abbau unnötiger Befürchtungen etc.). Niemals sollten Schlafmittel gegeben werden.

Psychoreaktiv begründete Schlafstörungen

Hiermit gemeint sind alle Formen von Schlafstörungen, die als Ausdruck oder Folge innerer oder äußerer Konfliktreaktionen auftreten. Als Hintergrund in Frage kommen äußere Belastungsfaktoren, Angst, Ärger, quälende Sorgen, Streß, Erschöpfung, familiäre oder berufliche Probleme. Innere Konflikte wären neurotische Spannungen, Schuldgefühle, der weite Bereich unbewußter, verdrängter Emotionen, daraus resultierende Fehleinstellungen und Fehlreaktionen. Immer stellt eine Schwangerschaft ein einschneidendes Ereignis im Leben einer Frau dar. Dies nicht nur in biologischer, sondern auch in psychologischer Hinsicht. Neurotische Erlebnisverarbeitungen oder Reaktionsbereitschaften, auch solche, die normalerweise auskompensiert oder vom bewußten Erleben abgedrängt sind, können durch das Ereignis ‚Schwangerschaft‘ erneut hervortreten und Aktualität erfahren. Der weite Bereich der nicht psychotisch und nicht psychoorganisch begründeten seelischen Störungen, die als Reaktion auf eine beginnende oder bestehende Schwangerschaft entstehen, gehört hierher. Neben dem Auftreten psychoneurotischer Symptombildungen (z. B. reaktiv-depressiver Verstimmungen), der Entstehung psychosomatischer Beschwerden (z. B. Hyperemesis) können u. U. auch anhaltende und störende Beeinträchtigungen des Schlafes die Folge sein. Besonders dann, wenn die Schwangerschaft als solche konflikthaft erlebt wird, wenn es z. B. unbewußt zu Ablehnungsimpulsen gegenüber dem Kind kommt, wenn sich hiergegen Schuldgefühle und Reaktionsbildungen aufrichten (Überängstlichkeit, Überbesorgtheit), wenn tiefe Selbstzweifel und Identitätskrisen durch die Schwangerschaft ausgelöst werden [8], immer dann kommt es in der Regel auch zu Störungen des Schlafes. Zum normalen Schlaf gehört eben nicht allein, daß man müde ist, man muß auch, wenigstens im Mindestmaß, innerlich ausgeglichen und zufrieden sein. Quälende Selbstzweifel, Ängste, Sorgen und Konflikte, gerade solche auf der Ebene des Unbewußten sind daher häufige Ursachen von Schlafstörungen. In diesem Sinne ist immer zu denken an unbewußte Konflikte, an Ängste und neurotische Verarbeitungsformen, die durch eine konflikthaft erlebte Schwangerschaft ausgelöst werden und neben anderen Beschwerden auch zu Störungen des Schlafes geführt haben können. Insofern es sich hierbei um Reaktionen auf das Ereignis Schwangerschaft handelt, kann man zusammenfassend auch von „psychoreaktiv begründeten Schlafstörungen" sprechen. Behandlungsmittel ist das Gespräch, der Versuch einer Bearbeitung der zugrunde liegenden Konflikte mit dem Ziel ihrer Aufhebung oder doch Entspannung. Nicht zweckmäßig, da nicht auf die Ursachen abzielend, wären medikamentöse Beeinflussungsversuche. Dies ganz abgesehen von der potentiell immer gegebenen Gefahr der Schädigung des Kindes durch Medikamente. Es ist möglich, daß die psychologische Behandlung den Frauenarzt oder den Allgemeinarzt überfordert. Die Überweisung an den Psychiater oder Psychotherapeuten wäre dann angezeigt.

Pharmakogene Schlafstörungen

Eine durchaus häufige Ursache von Schlafstörungen sind – dies mag paradox klingen – Schlafmittel. Bei chronischem Gebrauch, oder besser gesagt Mißbrauch, kommt es regelmäßig zum Syndrom des „sleep disorder". Die in ihrer Funktion empfindlichen und störbaren zentralen Steuerungssysteme des Schlafes geraten durch den ständigen Gebrauch von Schlafmitteln – bes. auch solchen des Benzodiazepintyps – in einen, wie man sagen könnte, pharmakologisch induzierten Defektzustand hinein. Die circadiane Steuerung geht verloren. Schwere Dyssomnien sind die Folge. Nicht selten werden diese dann zu behandeln versucht mit noch mehr Schlafmitteln, was dann zu einem noch größeren Verlust an normaler Funktionsfähigkeit führt. Bei plötzlichem Absetzen der Mittel kommt es vollends zur Ausbildung von Schlafstörungen, nicht selten auch in Verbindung mit entsprechenden Entzugssymptomen. Dieser letztere Zustand findet sich häufig bei Dyssomnien in der Schwangerschaft. Stärkergradige Schlafstörungen sind stets verdächtig in Richtung pharmakogener Begründungen. Bei Beginn einer Schwangerschaft wird meist krampfhaft versucht, die gewohnten Mittel – heute zumeist Benzodiazepine – abzusetzen. Schwere Schlafstörungen sind regelmäßig die Folge. Vorherige, oft jahrelange Mitteleinnahmen werden dem Arzt verschwiegen. Dieser jedenfalls sollte bei Schlafstörungen immer auch an Schlafmittel denken und pharmakogene Begründungen in seine differentialdiagnostischen Erwägungen mit einbeziehen. Die Behandlung richtet sich nach den Prinzipien der Entziehung. Auch wenn nicht zu befürchten ist, daß schwererwiegende Entzugssymptome, etwa ein Delir, zur Ausbildung kommen – eine Gefahr, die allerdings gerade bei chronischem Medikamentenmißbrauch nie zu unterschätzen ist –, sollten ausgeprägte Schlafstörungen dieser Art in der Schwangerschaft stets stationär behandelt werden. Bei Verzicht auf jede Medikamentengabe wird es darauf ankommen, unter ständiger Überwachung (EEG) einen natürlichen Schlafrhythmus wiederaufzubauen, ein Vorgang, der bei entsprechender, auch psychologischer Betreuung im allgemeinen rasch gelingt.

Symptomatische Schlafstörungen

Hiermit gemeint sind Schlafstörungen, die als Begleitsymptom anderer, internistischer, endokrinologischer, orthopädischer usw. Erkrankungen auftreten. Als Grunderkrankung zu nennen wären hier Herz- oder Kreislaufstörungen (Bluthochdruck), Erkrankungen der Atemfunktion, des Endokriniums (Hyperthyreosen, Diabetes), Pruritus usw. Bei Schwangeren ist auch an Störungen von seiten der Wirbelsäule zu denken (vertebragene Dyssomnien). Naheliegenderweise besteht die Behandlung in all diesen Fällen in der Beseitigung des Grundleidens bzw. der Ausschaltung der hiervon ausgehenden Störfaktoren. Symptomatische Schlafstörungen in der Schwangerschaft sind zwar nicht selten, im Vergleich zu den vorgenannten Formen werden sie jedoch bei weitem seltener übersehen. Letzteres gilt auch für die noch kurz zu besprechenden weiteren Formen, die psychotisch begründeten und die ideopathischen Dyssomnien in der Schwangerschaft.

Psychotisch begründete Schlafstörungen

Schlafstörungen sind ein häufiges Begleitsymptom bei Psychosen. In der Schwangerschaft auftreten können affektive Psychosen (Depressionen), schizophrene Formen und Psychosen vom Typus der hirnorganischen Psychosyndrome [8]. Im Gegensatz zur postpartalen Phase, in der es häufiger zur Ausbildung derartiger Komplikationen kommt (Wochenbettpsychosen), gehören Schwangerschaftspsychosen zu den ausgesprochen seltenen Ereignissen [7]. Treten sie auf, so ist ihre Symptomatik im allgemeinen nicht zu übersehen. Es gibt hier allerdings eine Ausnahme, die sog. „larvierten Depressionen“. Hierbei handelt es sich um echte (endogen begründete) depressive Erkrankungen, deren Symptome jedoch nach außen hin abgedeckt, verdeckt, eben maskiert oder larviert sind. Nicht selten sind Schlafstörungen das einzige nach außen hin geklagte Symptom (monosymptomatische Formen). Allerdings sind die anderen, bei Depressionen sonst führenden Symptome (Verstimmung, Verzweiflung, Interessenverlust, Antriebsstörung, Vitalgefühlsbeteiligung etc.) hintergründig auch immer vorhanden. Wenn man daran denkt, lassen sie sich fast immer mühelos herausexplorieren. Bei gegebenen Schwangerschaftsdyssomnien sollte man daher auch immer an die Möglichkeit einer dahinterstehenden „larvierten Depression“ denken. Ergeben sich Verdachtsmomente in dieser Richtung, so ist auch hier die Hinzuziehung eines Psychiaters geboten.

Idiopathische Schlafstörungen

Hierunter fallen teilweise schwere Dyssomnieformen, die ihre Grundlage in offensichtlich originären Störungen der zentralen Steuerung des Schlafes bzw. des Schlaf-Wach-Rhythmus haben. Zu nennen wäre die Gruppe der Narkolepsien, seltene Dyssomnieformen wie das sog. Kleine-Lewin'sche Syndrom (periodisch auftretende Hypersomnie plus Polyphagie) sowie Schlaf-Wach-Rhythmus-Veränderungen nach Encephalitiden. Alle diese, wie gesagt, selten auftretenden Formen sind als solche unschwer zu erkennen, meist den Betroffenen auch vorher schon bekannt. Besonders zu nennen wäre hier das sog. Pickwick-Syndrom, eine Dyssomnieform, die bei extremer Adipositas auftritt und mit bis zu 40 s andauernden nächtlichen Apnoe-Phasen und extremer Zyanose einhergeht [4, 6]. Am Tage kann es ebenfalls zu – dann meist kurzdauernden – Schlafzuständen mit Apnoe und Zyanose kommen. Bei bestehendem Pickwick-Syndrom und ausgeprägter Adipositas bedeutet eine Schwangerschaft ein zusätzliches Gefährdungsmoment. Auch hier erscheint eine klinische Behandlung und Überwachung angezeigt.

Die vorgenannten verschiedenen Formen von Schlafstörungen in der Schwangerschaft sollten im konkreten Falle in die differentialdiagnostischen Erwägungen einbezogen und anhand einer jeweils subtil durchgeführten Befundanalyse überprüft werden. Ist man auf diesem Wege zu einer Diagnose gelangt, so ergibt sich – wie überall in der Medizin – die Behandlung oft von selbst.

Die Behandlung von Schlafstörungen in der Schwangerschaft

Wegen der besonderen Schwierigkeiten, vor allem der Notwendigkeit eines weitgehenden Verzichts auf medikamentöse Maßnahmen, seien im folgenden einige grundsätzliche Gesichtspunkte für die „Behandlung von Schlafstörungen in der Schwangerschaft" genannt.

Oberste Maxime ist der Verzicht auf jede Art von Schlafmittel. Da Schlafstörungen, von seltenen Ausnahmen abgesehen, immer nur Begleitsymptom einer anderweitigen psychischen oder körperlichen Störung sind, stellen medikamentöse Maßnahmen ohnehin nur symptomatische Behandlungsversuche dar. Dies gilt besonders für Schlafstörungen in der Schwangerschaft, deren Grundlage in den weitaus meisten Fällen psychischer Natur ist (funktionell oder psychoreaktiv begründet). Die immer gegenwärtige Gefahr der Schädigung des wachsenden Kindes durch Medikamenteneinnahme [9] verbietet die Verordnung von Schlafmitteln. Sie ist im übrigen auch sonst nicht unproblematisch (Gefahr der Abhängigkeit). Einzig sinnvoll ist die Beseitigung der Ursachen der Störung. Sind diese organischer Natur, so sind die hier gelegenen Bedingungsfaktoren zu bekämpfen. Sind sie psychischer Natur, so sind psychologische Behandlungsformen das Mittel der Wahl, um der Störung entgegenzuwirken.

Die bei Schlafstörungen – nicht nur in der Schwangerschaft – anzuwendenden *psychologischen Behandlungsmittel* lassen sich einteilen in 1. Information, 2. Änderung der Einstellung gegenüber dem Schlaf, 3. Psychotherapeutische Behandlungsmaßnahmen.

Mindestens die ersten beiden Einwirkungsformen vermag jeder Arzt anzuwenden. Sie reichen in vielen Fällen aus, um Schlafstörungen – ohne alle Medikamente – zu beheben. Mit *Information* gemeint ist die Aufklärung über Schlaf, über die Bedeutung von Schlafgewohnheiten, über Störfaktoren usw. Es ist der im Gespräch vermittelte Versuch einer Korrektur falscher Schlaferwartungen, einer Wegnahme von Ängsten und Befürchtungen. Speziell bei Schwangeren ist es wichtig, darüber aufzuklären, daß die üblichen Schlafgewohnheiten keine Gefahr für das Kind bedeuten, daß andererseits alle Änderungen der Lebensgewohnheiten, die mit Fortschreiten der Schwangerschaft eintreten, einen Einfluß auf das Schlafverhalten, auf Schlafdauer und -tiefe haben. Es ist wichtig, durch Information die Bedeutung zu relativieren, die Schlafstörungen im Erleben der Betroffenen oft unangemessenerweise haben.

Hiermit wäre schon der Übergang gegeben zum nächsten Schritt, dem Versuch einer *Einstellungsänderung* gegenüber dem Schlaf. Es geht z. B. um eine Korrektur der Vorstellungen über die Schlafmenge, eine Änderung übertriebener Schlafforderungen, so wie sie bei vielen Menschen, auch bei Schwangeren, vorkommen. Schlafgestörte neigen dazu, in eine Art Erwartungsangst hineinzugeraten. Aus Furcht, nicht schlafen zu können, wird der Schlaf von Nacht zu Nacht gestörter. Demgegenüber gilt es, eine Art Gelassenheit aufzubauen, so z. B. indem man dem Pat. sagt, „daß sich der Organismus grundsätzlich so viel Schlaf holt, wie er braucht, wenn nicht heute, dann eben morgen oder übermorgen". Es ist wichtig, darauf hinzuweisen, daß der Schlafgestörte, wenn er sich ins Bett legt, „an alles denken darf, nur nicht an den Schlaf und seine Schlaflosigkeit". Die Befürchtung, nicht schlafen zu können, verhindert geradezu den Schlaf. Der Schlafgestörte verfolgt mit gespannter Aufmerksamkeit, ob er nun einschlafen kann oder nicht. Ihm ist vor Augen zu führen, „daß Schlaf niemals als Leistung verstanden werden darf". Viele Störungen ergeben sich durch eben derartige Fehleinstellungen. Durch Aufklärung und Information gilt es, solchen Fehlerwartungen und Fehlvorstellungen entgegenzutreten. Oft auch helfen formelhafte Vorsatzbildungen wie: „Schlaf gleichgültig, Ruhen wichtig". Dies, um von vornherein schlafverhindernde Spannungen abzubauen. Die vorgenannten Interventionen mögen einfach klingen. Sie sind jedoch – richtig angewendet – wirksam. Es ist kaum zu unterschätzen, wie viele Menschen Fehlvorstellungen vom Schlaf und Fehlerwartungen an ihn haben. Aufklärung und Einstellungsänderungen genügen oft völlig, um hier Abhilfe zu schaffen. Der Griff zur Tablette ist überflüssig und – nicht nur bei Schwangeren – schädlich.

Es gibt noch weitere, einfache aber dennoch oft wirksame Empfehlungen, die sog. „goldenen Regeln zur Wiederherstellung des Schlafes". So sollte man bei Durchschlafstörungen, also bei öfterem Aufwachen in der Nacht, an die letzten Traumgedanken anknüpfen (sofern der Traum ein positiver war), man sollte sozusagen versuchen, „sich wieder in den Traum einzufädeln, die Traumstimmung wiederherzustellen". Bei Einschlafstörungen oder bei längerem Wachliegen sollte man sich regressiven Phantasien hingeben, sozusagen die „persönlichen Inseln der Seeligen" aufsuchen und sich hierauf entspannen („Flucht aus dem Jetzt in das befriedigend gewesene Früher"). Frankl [5] empfiehlt die Methode der sog. „paradoxen Intention". Der Schlafgestörte legt sich hin mit dem festen Vorsatz, eine schlaflose Nacht zu verbringen. Der bewußte Verzicht auf den Schlaf (Ausschaltung der Angst vor dem Nicht-Schlaf) genügt oft, um sofort das Einschlafen zu gewährleisten.

Reichen diese „einfachen" psychologischen Mittel nicht aus, d.h. bestehen über bloß funktionelle oder exogen bedingte Störungen hinaus tiefergehende seelische Probleme (Konfliktschwangerschaft), so käme die Anwendung spezieller, konfliktzentriert arbeitender Therapieverfahren in Betracht. Die Wegnahme oder doch Herabsetzung der inneren Spannungen und damit die Ausschaltung der Bedingungen, die der Schlafstörung zugrunde liegen, wird versucht durch Aufhebung der Verdrängung und Bearbeitung der im Einzelfalle unbewußt wirksamen Störfaktoren (z.B. ubw. Ängste, Schuldgefühle, aber auch Aggressionen, Ablehnung des Kindes etc.). Die Überweisung an einen Arzt, der in der Handhabung dieser Verfahren ausgebildet ist, wird hier erforderlich sein. In diesem Zusammenhang wäre der Wunsch zu äußern, daß in der Zukunft mehr als bisher auch Frauenärzte die Zusatzbezeichnung „Psychotherapie" und die damit verbundenen Kompetenzen erwerben. Viele Störungen und Erkrankungen auf frauenärztlichem Gebiet bedürfen bekanntlich psychotherapeutischer Hilfen.

Literatur

1. Beckmann H (1985) Behandlung von Schlafstörungen in der Praxis. Therapiewoche 35: 5542
2. Bixler EO, Kales A, Soldatos CR, Kales JD, Healey S (1979) Prevalence of sleep disorders in the Los Angeles Metropolitan Area. Am J Psychiatry 136: 1257
3. Dilling H, Weyerer S, Castell R (1984) Psychische Erkrankungen in der Bevölkerung. Enke, Stuttgart
4. Finke J, Schulte W (1979) Schlafstörungen. Ursachen und Behandlung. Thieme, Stuttgart New York
5. Frankl VE (1961) Die Psychotherapie in der Praxis, 2 Aufl. Deuticke, Wien
6. Kuhlo W (1968) Neurophysiologische und klinische Untersuchungen beim Pickwick-Syndrom. Arch Psychiatr Nervenkr 211: 170
7. Pauleikoff B (1964) Seelische Störungen in der Schwangerschaft und nach der Geburt. Enke, Stuttgart
8. Schumacher W (1986) Psychiatrische Störungen in der Schwangerschaft. In: Künzel W, Wulf KH (Hrsg) Klinik der Frauenheilkunde und Geburtshilfe, Bd 5, Die gestörte Schwangerschaft. Urban & Schwarzenberg, München Wien Baltimore, S 367
9. Weber LWD (1985) Benzodiazepines in pregnancy – academic debate or teratogenic risk? Biol Res Pregnancy 6: 151
10. Zerssen D von, Stephan E, Kaiser I (1968) Der Schlafmittelmißbrauch und seine Verhütung. Nervenarzt 39: 459

Krampfadern – Welche Therapie?

W. Hach

William Harvey (Direktor: Prof. Dr. Wolfgang Hach), Klinik Bad Nauheim

Zusammenfassung. Die Schwangerschaft gilt als ein wichtiger Manifestationsfaktor bei angeborener Disposition zur Entstehung der primären Varikose. Die größte Bedeutung kommt dabei einer Stammvarikose der V. saphena magna und der V. saphena parva zu. Die Krampfadern treten während der Gravidität klinisch in Erscheinung oder bei Mehrfachschwangerschaften in ein schwereres Krankheitsstadium über. Möglichkeiten einer sinnvollen Prophylaxe sind nicht bekannt. Durch physikalische Maßnahmen gelingt es aber, die Beschwerden zu beseitigen oder jedenfalls günstig zu beeinflussen, bis die operative Therapie nach Beendigung der Stillperiode angezeigt ist. Eine Sklerosierung von retikulären Varizen und Seitenastvarizen erscheint während der Schwangerschaft nur ausnahmsweise indiziert. Auch bei der Behandlung von Besenreisern und Teleangiektasien ist Zurückhaltung geboten, bis hormonelle Umstellungen nach der Entbindung abgeklungen sind. Bei bekannter postthrombotischer Krankheit muß schon zu Beginn der Schwangerschaft eine konsequente Kompressionstherapie als wichtige Maßnahme der sekundären Thromboseprophylaxe eingeleitet werden. Die Heparinisierung erscheint dagegen nur im Stadium des postthrombotischen Frühsyndroms, der rezidivierenden Thrombose oder nach Lungenembolie notwendig, bzw. wenn ein Defekt der Hämostase mit erhöhtem Thromboserisiko bekannt ist.

Der Begriff „Krampfader" ist in der modernen phlebologischen Nomenklatur als ein Symptom zu bewerten. Es ordnet sich zusammen mit anderen Befunden in definierte Krankheits-Entitäten ein, von denen die primäre Varikose und die postthrombotische Krankheit am häufigsten vorkommen. Zur differenzierten Diagnostik stehen neben der klinischen Beurteilung verschiedene nicht-invasive Methoden wie beispielsweise das Ultraschall-Dopplerverfahren als Screening-Tests zur Verfügung, sie reichen in vielen Fällen zur Bestimmung des Krankheitsbildes aus. Eine umfassende Information über die morphologischen und pathomorphologischen Bedingungen ist aber nur durch die Phlebographie als Referenzverfahren möglich. Während der Gravidität ist die Indikation zur Röntgenuntersuchung nur bei Verdacht auf eine tiefe Bein- und Beckenvenenthrombose unter dem Aspekt einer aggressiven Therapie gestattet.

Für die *primäre Varikose* gilt die Schwangerschaft als wichtiger Risikofaktor. Die hormonelle Umstellung bewirkt eine Dilatation der venösen Gefäße; bei kongenitaler Disposition kann die Schwangerschaft deshalb zur klinischen Manifestation der Krampfaderkrankheit beitragen.

Tabelle 1. Formen der primären Varikose

Stammvarikose
Komplette Formen
Inkomplette Formen
Seitenvarikose
Transfasziale Formen
Extrafasziale Formen
Perforansvarikose
Retikuläre Varikose
(Besenreiser)

Aufgrund der pathomorphologischen und pathophysiologischen Aspekte ist die primäre Varikose in verschiedene Krankheitsbilder aufzuteilen (Tabelle 1), die jeweils einer speziellen Therapie zuzuführen sind. Dabei unterscheiden sich die Stammvarikose, die Perforansvarikose sowie bestimmte Typen der Seitenastvarikose von retikulären Varizen dadurch, daß sie über insuffiziente transfasziale Kommunikationen vom tiefen Venensystem her aufgefüllt werden. Diese pathologischen Verbindungen sind auf konservativem Wege nicht nachhaltig zu beseitigen; sie stellen somit die Anzeige zur operativen Behandlung dar. In der praktischen Phlebologie kommt es also darauf an, die Stamm- und Perforansvarikose sicher zu erkennen und einer effektiven chirurgischen Therapie zuzuführen.

Die größte praktische Bedeutung kommt einer Stammvarikose der V. saphena magna zu. Die Krankheit entsteht durch eine Insuffizienz der Mündungsklappe in der Leistenregion und schreitet von hier im Laufe von Jahren und Jahrzehnten nach distal fort. Der progrediente Krankheitsverlauf erlaubt die Einteilung in Stadien. Im I. Krankheitsstadium liegt lediglich eine Inkompetenz der Mündungsklappe und der Schleusenklappen vor; die Krankheit ist klinisch nicht relevant. Im Stadium II reicht die variköse Degeneration bis zum distalen Oberschenkel, im Stadium III über das Knie hinaus bis zum Unterschenkel und im Stadium IV ist die ganze Vene bis zum Fuß varikös entartet.

Im Gegensatz zu der Aussage verschiedener epidemiologischen Studien haben systematische Röntgenuntersuchungen von uns gezeigt, daß das fortschreitende Lebensalter nicht als Risikofaktor anzusehen ist. Die Stammvarikose der V. saphena magna wird bei der weit überwiegenden Zahl der Patienten im dritten Dezennium klinisch manifest. Sie erscheint dann bereits in ihrem Stadium II oder III. Wann sich das Stadium I einstellt, ist nicht bekannt; der Zeitpunkt kann in der frühen Jugend oder Pubertät liegen. Als Manifestationsfaktor der Stammvarikose oder als entscheidender Anlaß für ihre Progredienz spielt die Gravidität eine wichtige Rolle. Meistens wird die zweite Schwangerschaft von der Patientin in eine kausale Beziehung zur Krankheitsentstehung gesetzt.

Die klinisch manifestierte Stammvarikose und die durch eine Gravidität bewirkte Progredienz sind nach der Entbindung nicht mehr rückbildungsfähig. Die Krankheit nimmt ihren vorgezeichneten Verlauf mit dem Risiko von ernsthaften Komplikationen. Die tiefen Leitvenen werden durch die ständige Rezirkulation des Blutes im Madelungschen Privatkreislauf überlastet und verändern sich im Sinne der sekundären Popliteal- und Femoralveneninsuffizienz. Damit sind die Voraussetzungen für die bedeutungsvollste lokale Komplikation, für das chronisch-venöse Stauungssyndrom gegeben. Das schmerzhafte Krampfadergeschwür bewirkt eine Schonhaltung und Fixierung des Fußes in Spitzfußstellung. Mit dem Ausfall der peripheren Venenpumpen war die Krankheit bis vor wenigen Jahren praktisch unheilbar; erst in neuester Zeit steht mit der paratibialen Fasziotomie eine Operationsmethode mit echten Heilungschancen zur Verfügung.

Als weitere Komplikationen sind die rezidivierenden Mikroembolien und Makroembolien in der Lungenstrombahn anzuführen. Die Gerinnsel können sich leicht in den Krampfaderkonvoluten abscheiden und nicht nur akute, sondern auch chronische kardio-pulmonale Komplikationen verursachen.

Es kommt darauf an, die Stammvarikose möglichst früh im Leben der Patientin zu diagnostizieren und operieren zu lassen. Als Methode der Wahl ist heute anstelle der Babcockschen Methode die partielle Saphenaresektion getreten. Damit gelingt es auf der einen Seite, die Spätkomplikationen mit Sicherheit zu verhüten, andererseits aber auch große Abschnitte der Stammvenen vor der varikösen Degeneration zu bewahren und zu erhalten. Diese Segmente stehen dem jungen Menschen während seines ganzen weiteren Lebens als potentielles Gefäßtransplantat in der Herz- und Gefäßchirurgie zur Verfügung.

Bisher sind keine Maßnahmen bekannt, den Manifestationsfaktor „Gravidität" prophylaktisch oder nachhaltig zu beeinflussen. Deshalb wird sich der Therapeut während der Schwangerschaft auf symptomatische Maßnahmen zur Linderung des Beschwerdebildes beschränken müssen. Gegen Stauungsbeschwerden wirken venengymnastische Übungen; dabei werden in liegender Körperposition die Beine angehoben und mit den Füßen kreisende Bewegungen vollzogen, möglichst mehrmals am Tag. Eine angemessene sportliche Betätigung sollte sich vorzugsweise auf die Funktion der Wadenmuskelpumpe erstrecken; Gehübungen auf einem naturgewachsenen Boden und Schwimmübungen erscheinen am besten geeignet. Kalte Duschen und Abreibungen der unteren Extremitäten bewirken eine Verminderung des venösen Pools durch Erhöhung des Venentonus; sie werden von der Patientin als angenehm empfunden. Zuletzt kann eine leichte Kompressionstherapie durch Verordnung einer Strumpfhose der Klasse I oder II empfohlen werden. Nach Beendigung der Stillperiode sind dann eine differenzierte phlebologische Diagnostik und gegebenenfalls die chirurgische Therapie anzusetzen. Das Konzept der abwartenden Haltung über einen längeren Zeitraum als 5 Jahre erscheint heute bei der Stammvarikose nicht mehr vertretbar. Andererseits ergibt sich aber auch so gut wie nie die Erfordernis, eine Operation bereits in der Gravidität anzusetzen.

Für die Stammvarikose der V.saphena parva sind prinzipiell die gleichen Überlegungen anzustellen. Hier erscheint das Problem der frühzeitigen Erkennung sowohl durch den Patienten als auch durch den Arzt wegen der besonderen anatomischen Bedingungen noch schwieriger. Die kausalen Zusammenhänge der Krankheit mit der Gravidität können nur aus Analogschlüssen zur V.saphena magna angenommen werden und sind bisher nicht bewiesen. Im chirurgischen Behandlungskonzept ergeben sich keine Unterschiede.

Die Cockettsche Perforansvarikose ist bezüglich ihrer klinischen Relevanz und der Notwendigkeit einer operativen Therapie unterschiedlich zu beurteilen. Im Rahmen der unkomplizierten primären Varikose wird heute immer mehr eine zurückhaltende Einstellung empfohlen. Anders verhält es sich dagegen bei der

sekundären Popliteal- und Femoralveneninsuffizienz sowie beim postthrombotischen Syndrom. Hier erscheint die selektive Dissektion der Cockettschen V. perfo-
rans indiziert, um lokale Komplikationen des chronisch-venösen Stauungssyn-
droms der supramalleolären Region zu verhüten.

Eine „aktivierte" Cockettsche Varikose kann in der Gravidität erhebliche
Beschwerden verursachen und der unmittelbare Anlaß zur Entstehung örtlicher
Ödeme und schmerzhafter Besenreiser sein. Hier muß eine gezielte Kompressionstherapie einsetzen; über die Strumpfhose ist eine elastische Bandage mit 10 cm
breiten Kurzzugbinden anzulegen. Darüber hinaus wirken sich entstauende Maßnahmen als angenehm aus, im besonderen auch die Auflage eines Eisbeutels oder
Kühlelements.

Seitenastvarizen und retikuläre Krampfadern treten in der Schwangerschaft
stark hervor. Sie sind gleicherweise am Unterschenkel wie am Oberschenkel loka-
lisiert und reichen mitunter bis in den Geburtsweg hinein. Im Gegensatz zur
Stamm- und Perforansvarikose darf hier in vielen Fällen die weitgehende oder
komplette Rückbildung nach Beendigung der Schwangerschaft erwartet werden.
Als Therapie der Wahl gilt dann die Sklerosierung. Nur bei bestimmten Formen
der Seitenastvarikose mit transfaszialer insuffizienter Kommunikation sind zusätzliche chirurgische Maßnahmen indiziert.

Ein besonders ästhetisches Problem bringt die Entwicklung von Besenreisern
und Teleangiektasien mit sich. Sie können brennende und stechende Schmerzen
verursachen. Hier ist mit einer weitgehenden Rückbildung nach der Schwangerschaft zu rechnen.

Die Verödungstherapie kommt während der Gravidität nur ausnahmsweise in
Betracht. Die wichtigste Indikation stellt die Gefahr der Varizenruptur dar; dabei
wird aber kaum einmal von geburtshilflicher Seite ein entsprechender Antrag zur
Absicherung des Geburtsweges an den Phlebologen gestellt. Es darf nicht erwartet
werden, daß die Sklerosierung in der Schwangerschaft auf den vorgezeichneten
Ablauf der Stamm- und Perforansvarikose irgendeinen Einfluß hat.

Die Prophylaxe einer Neubildung von häßlichen Teleangiektasien oder Besenreisern ist durch die Verödung ebenfalls nicht bekannt. Es muß sogar mit stärkeren Pigmentierungen gerechnet werden, insbesondere wenn die Behandlung vor
der Sanierung von insuffizienten transfaszialen Kommunikationen erfolgt. Gegebenenfalls kommt die Verwendung von abdeckenden Pasten wie Cover-Mark® in
Betracht. Nach Beendigung der Stillperiode ist gegen die Sklerosierung unter
Berücksichtigung ihrer Indikationen und Kontraindikationen nichts einzuwenden.

Bei einer Vorschädigung der tiefen Bein- und Beckenvenen geht die Gravidität
mit einem erhöhten Risiko der Phlebothrombose einher. Meistens handelt es sich
um ein *postthrombotischen Syndrom*. Dabei ist auch die Gefahr der Entstehung
von sekundären Varizen durch die Einschaltung von extrafaszialen Kollateral-
kreisläufen und die Neigung zu Thrombophlebitiden wesentlich erhöht. Von
Beginn der Gravidität an müssen deshalb die physikalischen Maßnahmen der
sekundären Thromboseprophylaxe sehr sorgsam durchgeführt werden. Absolut im
Vordergrund steht dabei die Versorgung mit Kompressionsstrümpfen Klasse II bis
III je nach Ausbildung des Schwellungsgrades.

Mitunter reicht der Druck des Kompressionsstrumpfes in der supramalleolären Region zur Verhütung der chronisch-venösen Kongestion nicht aus und muß

durch die zusätzliche Bandage mit einer Kurzzugbinde verstärkt werden. Die konsequente Durchführung der gymnastischen und sportlichen Übungsprogramme hat eine wichtige Bedeutung.

Sobald in der Anamnese ein postthrombotisches Frühsyndrom, rezidivierende Thrombosen oder eine Lungenembolie bekannt sind, wenn ein erhöhtes Thromboserisiko bei Hämostasedefekten vorliegt, dann sollte neben der physikalischen auch die medikamentöse Prophylaxe eingeleitet werden. Als Therapie der Wahl bietet sich Heparin in niedriger Dosierung an, das sich die Patientin selbst subkutan injiziert.

Die hohe Effektivität der physikalischen Therapie und in besonderen Fällen auch die Thromboseprophylaxe mit Heparin geben der schwangeren Frau einen ausreichenden Schutz vor ernsthaften Komplikationen der primären und sekundären Varikose. Auf die perorale Medikation mit sogenannten Venenpharmaka im Sinne der Verhütung von peripheren Stauungszuständen darf in der Gravidität vollständig verzichtet werden, wenn auch keine definitiven Kontraindikationen bekannt sind. Die regelmäßige Anwendung von Venensalben und -gelen birgt eine Gefahr der Allergisierung in sich und hat deshalb in der Schwangerschaft ebenfalls keine strenge Indikation.

Pschyrembel stellt seinem bekannten Lehrbuch der Geburtshilfe den Satz voran: Man muß in der Geburtshilfe viel wissen, um wenig zu tun. Für den Phlebologen ergibt sich bei der schwangeren Frau eine entsprechende Konsequenz: Er muß zur Verhütung thromboembolischer Komplikationen bei jeder Form der Krampfaderkrankheit in der Schwangerschaft viel tun, damit wenig passiert.

Kann die Bildung von Striae vermieden werden?

P. Zimmermann und E. Paul

Zentrum für Dermatologie und Andrologie, Hautklinik, Klinikum der Justus-Liebig-Universität Gießen

Zusammenfassung. Striae distensae (Schwangerschaftsstreifen) in typischer Ausprägung und Lokalisation treten vorwiegend in der Schwangerschaft auf. Zahlreiche klinische Beobachtungen sprechen dafür, daß wahrscheinlich ein multifaktorielles Geschehen zur Ausbildung der Striae führt. Dadurch hat letztlich jedes Individuum sein eigenes „Striae-Risiko", das durch konstitutionelle Merkmale, durch Disposition, hormonelle Faktoren und den Grad der Dehnungsbeanspruchung der Haut bestimmt wird. Eine Therapie der Striae gibt es nicht, da sie irreversibel sind. Der prophylaktische Effekt von „spezifischen" Externa in Verbindung mit Knetmassagen wird in der Literatur sehr unterschiedlich bewertet. Andere vorbeugende Maßnahmen, wie Schwangerschaftsgymnastik und physikalische Therapie in Form von kalten Güssen, Brausen und Trockenbürstungen werden jedoch empfohlen.

Schwangerschaftsstreifen sind für viele Frauen vorwiegend ein kosmetisches Problem. Dem in der gynäkologischen Praxis bzw. Ambulanz tätigen Arzt wird daher im Rahmen der Schwangeren-Betreuung immer wieder die Frage gestellt, inwieweit sich Striae verhindern lassen und welche vorbeugenden Maßnahmen möglich sind.

Striae gravidarum sind streifenförmig angeordnete, zumeist mehrere Zentimeter lange Hautatrophien, die anfangs rötlich bzw. livid-rötlich gefärbt sind und im weiteren Verlauf einen narbenartigen, grau-weißlichen Farbton annehmen. Die Haut ist in diesen Bereichen leicht eingesunken und quergefältelt. Gelegentlich schimmert das gefäßreiche Rete Malpighii hindurch [16].

Schwangerschaftsstreifen findet man vorwiegend am seitlichen unteren Abdomen, den Hüften, den Oberschenkeln und im Brustbereich [1]. Sie verlaufen zumeist in den Spaltlinien der Haut bzw. senkrecht zur Dehnungsrichtung der Haut. Je nach Lokalisation entstehen radiäre, parallel verlaufende, fächerförmige oder mehr netzartige Strukturen [22]. Angaben über die Häufigkeit von Striae bei Erwachsenen schwanken in der Literatur zwischen 67% und 90% [22, 19].

Ein Großteil der Striae tritt vor allem im letzten Trimenon während der ersten Gravidität auf [22] (Abb. 1). Bei Blonden bzw. Rotblonden, bei Pyknikern und bei älteren Erstgebärenden sollen sie häufiger vorkommen [22]. Auch rassische Unterschiede scheinen eine Rolle zu spielen. So sind Schwangerschaftsstreifen z. B. bei Javanerinnen äußerst selten. Hingegen findet man bei Japanerinnen und Koreanerinnen diese Hautveränderungen häufig [13]. Neben konstitutionellen Faktoren

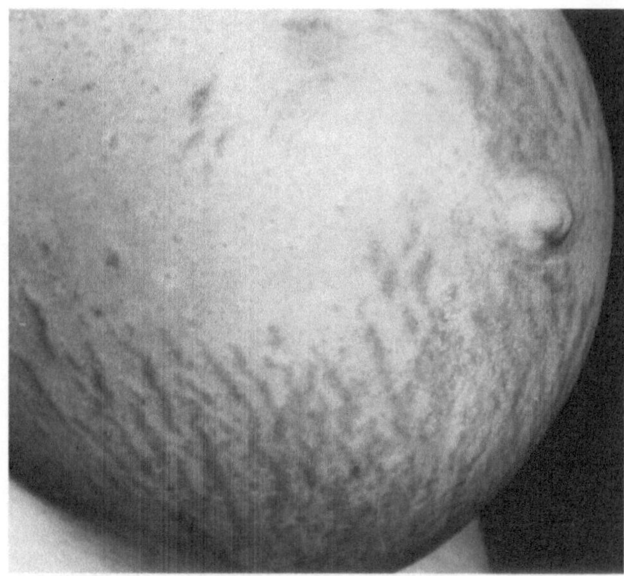

Abb. 1. Zahlreiche Striae gravidarum am Abdomen einer Schwangeren

sind auch Erbfaktoren von Bedeutung und häufig sind Frauen mit ausgeprägten Hautstreifungen auch gleichzeitig Trägerinnen von Retikular- bzw. Stammvarizen [23].

Striae distensae treten jedoch nicht nur in der Schwangerschaft auf. Man findet sie auch bei Jugendlichen beiderlei Geschlechts, meist nach rascher Gewichtszunahme in der Pubertät [22]. Elton und Pinkus [5] fanden anläßlich einer größeren Musterungsuntersuchung sogar bei völlig gesunden Soldaten in 11% der Fälle typische Striae distensae.

Bei schweren Infektionserkrankungen wie Typhus, Tuberkulose, Fleckfieber und Osteomyelitis entwickeln sich gelegentlich die sogenannten Striae infectiosae [2]. Längerfristige, unkontrollierte Lokalbehandlung mit Corticosteroiden, insbesondere in Okklusivtechnik, führt ebenfalls zum Auftreten dieser Hautstreifen [8, 3] (Abb. 2). Auch hochdosierte innerliche Glukokortikosteroid- bzw. ACTH-Behandlung kann zur Ausbildung von Steroidstriae führen, wie wir sie vom Morbus Cushing bzw. dem Cushing-Syndrom her kennen. Träger des Marfan-Syndroms, einer autosomal-dominanten Bindegewebserkrankung, zeigen bei ungewöhnlicher Körpergröße und asthenischem Habitus am seitlichen Rumpf und im Schultergürtelbereich ausgeprägt Striae distensae [17].

Will man die Frage der Prävention bzw. der Therapie von Schwangerschaftsstreifen erörtern, muß man zunächst näher auf die Pathogenese dieser Hautatrophien eingehen.

Bis hinein in das erste Drittel dieses Jahrhunderts sahen Autoren in der mechanischen Überdehnung der Haut durch Schwangerschaft und Adipositas die alleinige Ursache für die Entstehung von Striae distensae [7]. Schon bald tauchten jedoch Zweifel an der Theorie der rein mechanischen Bedingtheit dieser Hautatro-

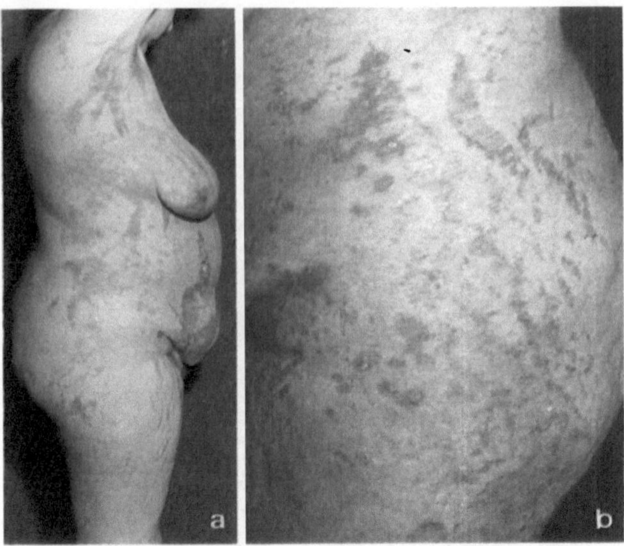

Abb. 2a und b. Ausgeprägte Striae-Bildung bei einer 20jährigen Patientin mit Psoriasis, die über lange Zeit extern mit Kortisonhaltigen Salben – zeitweise unter Okklusionsverbänden – behandelt wurde. **a** Übersicht, **b** Detail

phien auf, da sich bei Aszites mit starker Überdehnung der Bauchhaut nur selten Hautstreifen finden [22].

In Übereinstimmung damit konnte Poidevin [26] keine direkte Beziehung zwischen dem Dehnungsgrad der Haut und dem Auftreten von Striae feststellen. Nach seinen Untersuchungen zeigte der größte Teil der Schwangeren, die überhaupt Striae entwickelten, diese bereits in der Frühschwangerschaft bei bis dahin geringer Umfangszunahme des Abdomens. Bei Schwangeren, die dagegen nicht zur Entwicklung von Dehnungsstreifen neigen, treten sie auch bei stärkster Umfangszunahme nicht auf.

Nicht zuletzt das Auftreten von Striae bei pubertierenden Jugendlichen beiderlei Geschlechts führte zu der Annahme, daß hormonelle Ursachen eine Rolle bei der Striae-Entstehung spielen müssen [11, 28].

Höfer [14] beobachtete außerdem nach längerfristiger Isoniacid-Therapie wegen Lungentuberkulose das Auftreten von Striae distensae. Heymer [12] wies darauf hin, daß es bei der INH-Therapie – als Folge einer Nebennierenrinden-Überproduktion von Steroidhormonen – zur Ausbildung eines „cushingoiden Bildes" kommen kann. Beim Cushing-Syndrom bzw. beim Morbus Cushing finden sich nämlich auch erhöhte Kortisolspiegel im Plasma und erhöhte Mengen von 17-Hydroxy-Steroiden im Urin [29].

Auch Striae nach schweren Infektionen lassen sich so zwanglos erklären. In der Heilungsphase von Infektionserkrankungen soll es zu einer hypophysär bedingten Nebennierenrinden-Überfunktion bei einem Hyperkortisolismus kommen [10]. In Übereinstimmung damit zeigte Staemmler [30], daß sich ab dem 7. Schwangerschaftsmonat eine Hyperplasie und Hypertrophie vorwiegend der Zona fasciculata der Nebennieren entwickelt, was mit einer gesteigerten Ausscheidung der

17-Ketosteroide im Urin einhergeht. Zusätzlich nimmt auch etwa zur gleichen Zeit die fetale Nebennierenrinde ihre Tätigkeit auf.

Nach Hauser [10] spielt deshalb bei der Pathogenese der Striae die endogene ACTH- bzw. Glukokortikoid-Überproduktion eine entscheidende Rolle. Seiner Meinung nach sind Striae bei den unterschiedlichsten internistischen Begleiterkrankungen letztlich doch nur Ausdruck eines oligosymptomatischen Cushing-Syndroms. Die mechanische Beanspruchung der Haut ist demnach, neben der Konstitution und der Veranlagung, nur ein untergeordneter Teilfaktor in der Ätiopathogenese von Striae. Ausschlaggebend scheint vielmehr die schädigende Wirkung von ACTH bzw. Glukokortikosteroiden auf das Hautbindegewebe zu sein. Glukokortikosteroide führen nämlich sowohl zu einer Atrophie der Epidermis, wie auch zur Rückbildung von Binde- und Fettgewebe. Die proliferationshemmende Wirkung dieser Hormone bedingt eine Verminderung von Fibroblasten, Mastzellen und Histiozyten der Haut. Zusätzlich kommt es zu einer Fibroblastenschädigung mit Bildungsstörungen der Bindegewebsgrundsubstanz und Vermehrung der Mukopolysaccharide. Auch die Synthese von Kollagenfasern wird von Steroiden behindert und insgesamt nimmt die Hautelastizität ab [6].

Schwangere mit ausgeprägten Striae distensae sollen daher häufiger geburtsmechanische Komplikationen in Form von verzögerten Austreibungsphasen, Querlagen, Wehenschwächen und Nabelschnurvorfällen zeigen [27].

In seltenen Fällen können sich als Folge einer externen Corticoidtherapie auch Ulzerationen innerhalb von Striae entwickeln [32]. Lawrence et. al. [18] berichteten sogar über einen Fall von Bauchwandruptur durch Striae distensae während einer Kortikoidtherapie eines nephrotischen Syndroms.

Einmal ausgebildete Striae sind irreversibel. Alle Versuche mit anabol wirkenden testosteronhaltigen Salben eine Rückbildung zu erreichen, blieben bisher erfolglos.

Das Hauptaugenmerk wird daher auf die Prophylaxe gelegt. Ausgehend von der Beobachtung, daß Frauen mit positiver Einstellung zu Fragen der Körperpflege bzw. -kultur sowie aktive Sportlerinnen weniger zur Ausbildung von Schwangerschaftsstreifen neigen, empfiehlt man Schwangeren ab Ende des 1. Trimenons täglich Knetmassagen mit hautpflegenden und hyperämisierenden Salben und Cremes [22, 27]. Die Haut soll hierdurch besser durchblutet werden. Sie wird dadurch womöglich geschmeidiger und ist somit den auf sie zukommenden physiologischen Veränderungen eher gewachsen. Der therapeutische bzw. prophylaktische Nutzen der von der Industrie angebotenen Externa wird jedoch recht unterschiedlich beurteilt [31, 1].

Unabhängig davon können jedoch die von zahlreichen Autoren zitierten vorbeugenden Maßnahmen, wie regelmäßige Schwangerschaftsgymnastik und physikalische Therapie in Form von kalten Güssen, Brausen und Trockenbürstungen empfohlen werden [21, 13]. Nach Martius [21] kann die Ausbildung von Striae allein durch regelmäßige Massagen deutlich reduziert werden. Der Einsatz einer Massagecreme erleichtert jedoch die Massage und erhöht auch noch deren Effekt. Mauss [22] empfiehlt dazu: „In um den Nabel angeordneten, konzentrischen Kreisen werden dabei Hautfalten mit Daumen und Zeigefinger ergriffen, von der Unterlage abgehoben, kneifend zusammengepreßt und schließlich schnell fallen gelassen. In dieser Weise wird die gesamte Bauchhaut, aber auch die zu Striae neigenden übrigen Körperregionen erfaßt. Die Massage muß täglich 5–10 Minuten in konsequenter Weise, anfangs schonend, später kräftig bis zur Wärmeentwicklung und leichter Rötung der Haut, durchgeführt werden".

Selbstverständlich sollte besonders in der Schwangerschaft auf eine adäquate Gewichtszunahme geachtet werden [4].

Zusammenfassend muß jedoch gesagt werden, daß auch bei Befolgung aller genannten Empfehlungen, sich dennoch häufiger Striae distensae ausbilden können, da die hormonellen Ursachen schließlich unbeeinflußbar sind. Letztendlich hat wohl jedes Individuum sein eigenes „Striae-Risiko", das durch Konstitution, Disposition, hormonelle Faktoren und den Grad der Dehnungsbeanspruchung der Haut bestimmt wird.

Literatur

1. Braun-Falco O, Plewig G, Wolff HH (1984) Dermatologie und Venerologie. Springer, Berlin Heidelberg New York Tokyo, S 501
2. Brünauer SR (1935) Atrophien. In: Arzt L, Zieler C (Hrsg) Haut- und Geschlechtskrankheiten, Bd II. Springer, Berlin Wien, S 707
3. Chernosky ME, Knox JM (1964) Atrophic striae after occlusive corticosteroid therapy. Arch Dermatol 90: 15
4. Davey CHM (1972) Factors associated with the occurance of striae gravidarum. Br J Obstet Gynaecol 79: 1113
5. Elton RF, Pinkus H (1966) Striae in normal men. Arch Dermatol 94: 33
6. Földvári F, Vértes B, Fülöp E (1962) Über den Pathomechanismus und die Bedeutung der durch Steroide bewirkten Hautatrophien. Dermatologica 125: 93
7. Friboes W (1928) Atlas der Haut- und Geschlechtskrankheiten, Lehrbuch. Vogel, Leipzig, S 100
8. Gschwandtner WR (1973) Striae cutis atrophicae nach Lokalbehandlung mit Corticosteroiden. Hautarzt 24: 70
9. Harper H, Löffler G, Petrides P, Weiss L (1975) Physiologische Chemie. Springer, Berlin Heidelberg New York, S 645
10. Hauser W (1958) Zur Frage der Entstehung der Striae cutis atrophicae. Dermatol Wochenschr 138: 1291
11. Herxheimer H (1953) Cutaneous striae in normal boys. Lancet 265: 204
12. Heymer A (1962) Die Bedeutung der medikamentösen Behandlung der Lungentuberkulose in neuer Sicht. Internist 3: 574
13. Hinrichsmeyer D (1966) Dehnungsstreifen in der Schwangerschaft, Verhütungsmöglichkeit und -notwendigkeit? Landarzt 16: 710
14. Höfer W (1966) Striae cutis atrophicae nach INH-Medikation. Haut- und Geschlechtskrankheiten 42: 603
15. Klehr N (1979) Striae cutis atrophicae. Acta Derm Venereol [Suppl] (Stockh) 85: 105
16. Korting GW (1981) Striae cutis atrophicae. In: Korting GW (Hrsg) Dermatologie in Praxis und Klinik, Bd 3. Thieme, Stuttgart New York, S 34. 65
17. Korting GW (1981) Marfan Syndrom. In: Korting GW (Hrsg) Dermatologie in Praxis und Klinik, Bd 2. Thieme, Stuttgart New York, S 20. 22
18. Lawrence SH, Salkin D, Schwarz JA (1953) Rupture of abdominal wall through stria distensa during cortisone therapy. JAMA 152: 1526
19. Lawley TJ (1979) Skin changes and diseases in pregnancy. In: Fitzpatrick TB, Eisen AZ (eds) Dermatology in general medicine, 2. Aufl. McGraw Hill, New York, p 2082
20. Lever WF, Schaumburg-Lever G (1983) Striae distensae. In: Lever WF, Schaumburg-Lever G (eds) Histopathology of the skin, 6. edn. Lippincott Company, Philadelphia, p 284
21. Martius G (1973) Zur Prophylaxe der Striae gravidarum. Med Welt 19: 799
22. Mauss HJ (1971) Striae gravidarum – Prophylaxe als Therapie. Zentralbl Gynäkol 37: 1273

23. Mauss HJ (1972) Striaebildung und Varizenhäufigkeit bei Frauen. Geburtshilfe Frauenheilkd 32: 990
24. Pieraggi MT, Julian M, Delmas M, Bouissou H (1982) Striae: Morphological aspects of connective tissue. Virchows Arch [Pathol Anat] 396: 279
25. Pinkus H, Keech MK, Mehregan AH (1966) Histopathology of striae distensae with special reference to striae und wound healing in the marfan syndrome. J Invest Dermatol 46: 283
26. Poidevin LOS, Sydney MB (1959) Striae gravidarum their relation to adrenal cortical hyperfunction. Lancet II: 436
27. Puder H (1965) Die Behandlung der Striae gravidarum. Med Welt 13: 650
28. Rook A, Wilkinson DS, Ebeling FJG (1979) Striae atrophicae. In: Rook A, Wilkinson DS, Ebeling FJG (eds) Textbook of dermatology, vol 2. Blackwell Scientific Publications, Oxford London Edinburgh Melbourne, p 1315
29. Schettler G (1980) Innere Medizin, Bd 1. Thieme, Stuttgart New York, S 334
30. Staemmler HJ (1953) Die Corticoidausscheidung gesunder Frauen. Arch Gynaecol 182: 506
31. Strakosch W (1965) Vorbeugung und Behandlung von Striae. Landarzt 16: 686
32. Stroud JD, van Dersarl JV (1971) Striae. Arch Dermatol 103: 103
33. Zheng P, Lavker RM, Kligman AM (1985) Anatomy of striae. Br J Dermatol 112: 185

Zahnbehandlung und Gravidität

H. Kirschner und W. E. Wetzel

Medizinisches Zentrum für ZMK der Universität Gießen

Zusammenfassung. Zahnärztliche Behandlungen der Frau während der Schwangerschaft können durch gezielte Aufklärung und Vorsorgebehandlung auf ein erträgliches Maß reduziert werden. Diese Informationen sollten fester Bestandteil bei der Familienplanung sein. Dazu zählen absehbar notwendige kieferchirurgische Eingriffe, wie z. B. die Entfernung retinierter und verlagerter Zähne, tief zerstörter Zähne sowie die endodontische bzw. kombiniert endodontisch-chirurgische Sanierung pulpadentintoter- aber erhaltungswürdiger Zähne. Erkennbare Kariesläsionen müssen unmittelbar behandelt werden. Behandlungsaufschub, um den häufiger berufstätige schwangere Frauen bitten, ist nicht zu befürworten. Es empfiehlt sich eine ständige und engmaschige zahnärztliche Überwachung. Die Gründe, die für eine sorgfältige Parodontalprophylaxe und -behandlung während der Schwangerschaft sprechen, wurden aufgezeigt.

Der Poliklinik für Zahn-, Mund- und Kieferkranke werden schwangere Frauen überwiegend mit zwei Erkrankungen bzw. Diagnosen zur Behandlung überwiesen: 1. Akute odontogene Infektion, 2. Gingivitis und Parodontitis marginalis. Die Überweisungen erfolgen unter der Ansicht, daß sich stomatologische Behandlungen bei Schwangeren auf akute Indikationen beschränken sollen und auch besonderer Vorkehrungen bedürfen. Außerdem bestehen z. T. unklare Vorstellungen über die mögliche diagnostische (röntgenologische), medikamentöse und operative Belastbarkeit.

Die gesunde, schwangere Frau ist grundsätzlich allen Untersuchungsmethoden sowie konservativen und oralchirurgischen Behandlungen unterziehbar. Einschränkungen bestehen bei der Anwendung ionisierender Strahlen und der Einnahme von Medikamenten.

Pränatale Zahnentwicklung und mögliche Störungen beim Kind

Erste histologische Anzeichen zur Differenzierung der Zahnleisten aus dem Ektoderm lassen sich bereits um den 34. Schwangerschaftstag beim Embryo nachweisen. Etwa zur gleichen Zeit vollzieht sich auch die Bildung des sekundären Gaumens durch Verschmelzung der Gaumenplatten mit dem Nasenseptum. Zwischen der 8. und 10. Schwangerschaftswoche kommt es dann zur Sprossung von je 10 Milchzahnknospen an den Zahnleisten des späteren Ober- und Unterkiefers.

Die Knospen stellen als ektodermale Komponente das sogenannte Schmelzorgan der späteren Zähne dar, welches einerseits die Voraussetzung zur Bildung der schmelzbildenden Ameloblasten schafft, andererseits aber auch eine mesenchymale Proliferation als Vorstufe der späteren Pulpa- und Dentinentwicklung im darunterliegenden Gewebe induziert. Während sich die Milchzahnknospen bald gänzlich absetzen, bietet erneutes Wachstum der Zahnleisten schließlich auch die Voraussetzung zur Anlage des Knospenstadiums der bleibenden Zähne. Dabei fällt auf, daß die weitere Entwicklung der Zahnkeime der Sechsjahrmolaren bereits im 4. Fetalmonat, der Schneide- und Eckzähne im 7. bis 8., und der ersten Prämolaren im 9. Fetalmonat erfolgt. Dagegen vollzieht sich die Differenzierung der Keime der zweiten Prämolaren sowie der zweiten und dritten Molaren erst postnatal.

Was nun die Mineralisation der weichen Zahnbildungsgewebe angeht, so läßt sich eine röntgendichte Einlagerung des Apatits bei den normalerweise angelegten 20 Milchzahnkeimen bereits pränatal mit unterschiedlichen Anteilen beobachten. Aus der schematisierten Abb. 1 ist zu erkennen, daß die Entwicklung des Kronenschmelzes der Frontzähne sogar überwiegend vor der Geburt erfolgt. Dagegen kann bei den Milchmolaren nur eine intrauterine Hartsubstanzeinlagerung im Bereich der Okklusionsflächen oder der Höckerspitzen nachgewiesen werden. Anders verhält es sich mit den bleibenden Zähnen der 2. Dentition. Sie werden bis auf die Höckerspitzen der Sechsjahrmolaren erst postnatal mineralisiert. Legt man diese physiologischen Voraussetzungen der embryonalen und fetalen Gebißentwicklung zugrunde, so wird die Vielfalt potentieller Beeinflussungen durch den

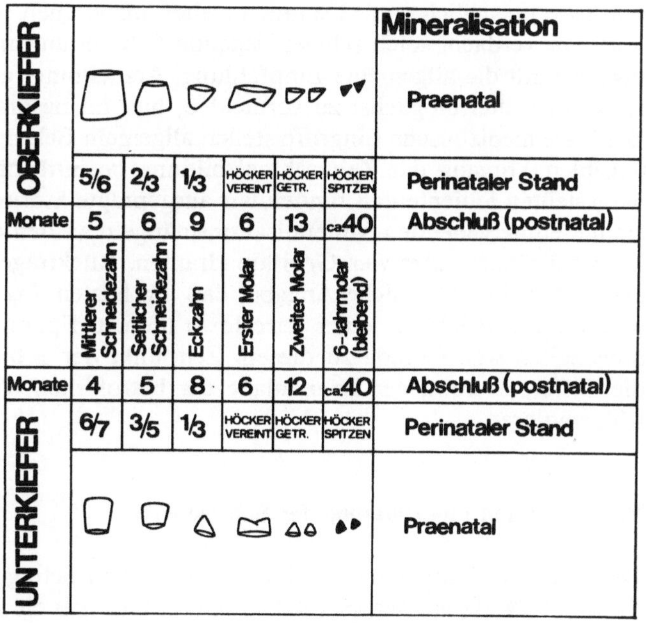

OBERKIEFER	Mittlerer Schneidezahn	Seitlicher Schneidezahn	Eckzahn	Erster Molar	Zweiter Molar	6-Jahrmolar (bleibend)	Mineralisation
							Praenatal
	5/6	2/3	1/3	HÖCKER VEREINT	HÖCKER GETR.	HÖCKER SPITZEN	Perinataler Stand
Monate	5	6	9	6	13	ca.40	Abschluß (postnatal)
Monate	4	5	8	6	12	ca.40	Abschluß (postnatal)
	6/7	3/5	1/3	HÖCKER VEREINT	HÖCKER GETR.	HÖCKER SPITZEN	Perinataler Stand
UNTERKIEFER							Praenatal

Abb. 1. Schema zur prä- und postnatalen Kronenmineralisation der Milchzähne und bleibenden Sechsjahrmolaren

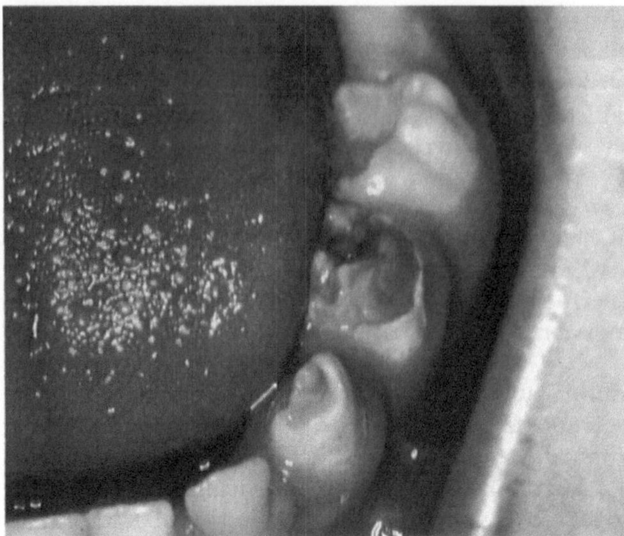

Abb. 2. Pränatale Fehlbildungen des Zahnschmelzes an Milchmolaren und Milcheckzähnen nach Aufrichtung einer retroflexio uteri (Mens III)

mütterlichen Organismus deutlich. Nicht selten läßt sich z. B. bei Kindern mit Erkrankungen des Formenkreises der Lippen-, Kiefer-, Gaumenspalten auch eine Störung der Schmelzbildung an den anatomisch benachbarten Zahnkeimen feststellen. Wobei allerdings unstrittig ist, daß bei den meisten Spaltträgern erbliche Einflüsse ursächlich sind. Dennoch stehen inzwischen auch Medikamentenwirkstoffe im Verdacht solch schwerwiegende Fehlbildungen bewirken zu können [2]. Insofern gilt die allgemeine Empfehlung, Arzneimittel gerade im ersten Schwangerschaftsdrittel möglichst zu vermeiden, hier im besonderen. Aber auch unvermeidbare medizinische Eingriffe stellen allgemein Belastungsfaktoren dar, die den sensiblen Vorgang der Zahnschmelzbildung beeinträchtigen. Bei dem in Abb. 2 dargestellten Patientenfall fanden wir ausgeprägte Störungen der Zahnmorphologie mit einhergehenden Mineralisationsmängeln an den ersten Milchmolaren und Milcheckzähnen aller vier Gebißquadranten. Rückfragen bei dem Gynäkologen bestätigten die mütterliche Angabe, daß am letzten Tag der 9. Schwangerschaftswoche die Aufrichtung einer retroflexio uteri in Ephontol-Succinyl-Narkose unumgänglich war. Gerade zu diesem Zeitpunkt der Schwangerschaft erfolgt aber die Differenzierung der Zahnanlage der betroffenen Milcheckzähne und ersten Milchmolaren.

Ernährung und Fluoridierung der Schwangeren

Die pränatale Einbaurate von Fluorid im Skelett beträgt während der Fetalperiode etwa 0,24 mg pro Woche [4]. Damit bestätigt sich die Annahme einer absoluten Plazentarschranke für dieses Anion nicht. Da jedoch bisher nicht gesichert ist, ob zusätzliche systemische Fluoridzufuhr bei der Schwangeren auch kariesprotektive

Wirkung beim Kind hat, wird bisher auf eine diesbezügliche Empfehlung von zahnärztlicher Seite verzichtet. Ähnlich verhält es sich mit der Fluoridwirkung bei stillenden Müttern. Die Muttermilch enthält zwar um 0,35 Mikromol Fluorid, doch wird dieser Anteil auch bei erhöhtem F-Gehalt des Trinkwassers offensichtlich kaum verändert [6]. Unabhängig von der Frage einer systemischen Fluoridsupplementierung der Schwangeren können lokale Fluoridierungsmaßnahmen zum Kariesschutz der Mutter aber durchaus empfohlen werden.

In Bezug auf die Ernährung während der Schwangerschaft gibt der Ernährungsbericht der Deutschen Gesellschaft für Ernährung zu denken. Danach fand sich im letzten Schwangerschaftsdrittel häufiger eine unsichere Bedarfsdeckung mit den Vitaminen A, Thiamin (B_1), Riboflavin und B_6. Es ist bekannt, daß gerade das fettlösliche Vitamin A Einfluß auf die Funktion der schmelzbildenden Zellen, den Ameloblasten, nimmt. Ein Mangel kann durchaus für Schmelzfehlbildungen bei dem Kind verantwortlich sein. Aber auch die Calciumzufuhr liegt nach Darlegung der Ernährungswissenschaftler insbesondere bei Frauen wesentlich unter den Empfehlungen. Und daß Schwangere mit unzureichender Calciumaufnahme einen Unsicherheitsfaktor bei der embryonal-fetalen Gebißentwicklung ihrer noch ungeborenen Kinder bieten, dürfte unbestritten sein. Steht doch fest, daß es zur Bildung des Schmelzapatits eines ausreichenden Angebotes an diesem Mineral bedarf.

Röntgendiagnostik

Frauen in gebärfähigem Alter – etwa ab dem 15. Lebensjahr – werden vor Anfertigung einer Röntgenaufnahme immer nach eventuell bestehender Schwangerschaft befragt. Wenn eine Gravidität besteht, so ist die unbedingte Notwendigkeit zur röntgenoskopischen Untersuchung noch einmal zu überprüfen. Bei der Anfertigung der Aufnahme ist ein verstärkter Strahlenschutz angezeigt, d.h. daß dem Patienten Strahlenschutzschild *und* Bleigummischürze angelegt werden [5]. Die gewonnene Röntgenaufnahme wird mit Angabe des Aufnahmedatums und der aufgenommenen Region in die Karteikarte eingetragen. Die Indikationen beziehen sich auf chirurgische Behandlungen, wenn alle übrigen zur Verfügung stehenden Hilfsmittel der klinischen Diagnostik, wie Perkussion, Palpation, Vitalitätsprüfung zusammen mit den anamnestischen Angaben ausgeschöpft wurden. Das betrifft pathologische Zustände, – überwiegend entzündlich oder traumatisch, – die durch die klinische Untersuchung allein nur unsicher beurteilbar sind, wie z.B. exazerbierende Entzündungen, die von retinierten und teilverlagerten Zähnen oder knöchern impaktierten Zahnwurzelresten ausgehen. Auch die durch Trauma hervorgerufenen Verletzungen der Zähne und Kiefer können aufgrund der klinischen Untersuchung allein nur unsicher beurteilt werden. Eine gezielte Röntgendiagnostik ist unverzichtbar. Dagegen ist eine minuziöse röntgenoskopische Kariesdiagnostik nicht indiziert. Ebenso sind akute oder akut exazerbierende apikale und marginale Parodontitiden weitgehend unter Verzicht auf Röntgenaufnahmen zu behandeln. Zahntrepanation, Abszeßinzision und temporäre endodontische Behandlungen bedürfen nicht zwingend und primär einer röntgenoskopischen Beurteilung. Weiterführende zahnerhaltende bzw. zahnerhaltend-chirurgische Behandlungen können nach der Geburt des Kindes geschehen.

Medikationen

Während der Schwangerschaft ist die Einnahme von Medikamenten zu meiden. Im ersten Trimenon der Schwangerschaft sind Verordnungen grundsätzlich untersagt. Unumgehbare Medikationen sollen vorher mit dem Gynäkologen abgesprochen werden.

Zur chirurgischen Behandlung akuter, überwiegend odontogener Infektionen ist die Lokalanästhesie unverzichtbar. Die Pharmakodynamik und -kinetik moderner Lokalanästhesie ist weitgehend geklärt, so daß keimschädigende Noxen unter exakter Beachtung der Lokalapplikation und Dosis ausgeschlossen werden können. Knochentrepanation und Abszeßeröffnung sind nur unter Lokalanästhesie durchführbar. Sie erbringen eine wirksame Entlastung des Entzündungsgeschehens und führen zu deutlicher, häufig sogar spontaner, Schmerzminderung. Die Verordnung von Analgetika erübrigt sich. Physikalische Therapie, überwiegend Kälteapplikation, kann postoperativ unterstützend eingesetzt werden.

In Ausnahmen kann der Entzündungsverlauf durch die chirurgische Therapie und Drainage nicht entscheidend beeinflußt werden. Ein Antibiotikum ist zusätzlich erforderlich. Einsatz und Wahl des Medikaments sollten mit dem Gynäkologen abgesprochen werden. Halbsynthetische Oralpenicilline haben sich zur Bekämpfung odontogener Infektionen auch dann bewährt, wenn ein Antibiogramm zunächst nicht vorliegt.

Gingivitis

Eine hormonelle Beeinflussung des marginalen Gingivagewebes während der Schwangerschaft ist durch vielzählige Untersuchungen belegt. Gingivitis simplex wird bei annähernd allen schwangeren Frauen gefunden. Die unterschiedlichen Schweregrade der Erkrankung bilden sich aber nach der Geburt des Kindes eindeutig zurück. Das Krankheitsbild entsteht im ersten Trimenon der Schwangerschaft zwischen dem 2. und 3. Monat und fällt zunächst wieder ab, um seinen zweiten Höhepunkt im 7. und 8. Monat zu erreichen. Dem Krankheitsverlauf folgt der Plaquebefall, d. h. der Ansatz weicher Beläge überwiegend in den Zahnhalsregionen unmittelbar über der Gingiva [1] (Abb. 1). Das Vorkommen mineralisierter Ablagerungen (Zahnstein) bleibt davon unbeeinflußt.

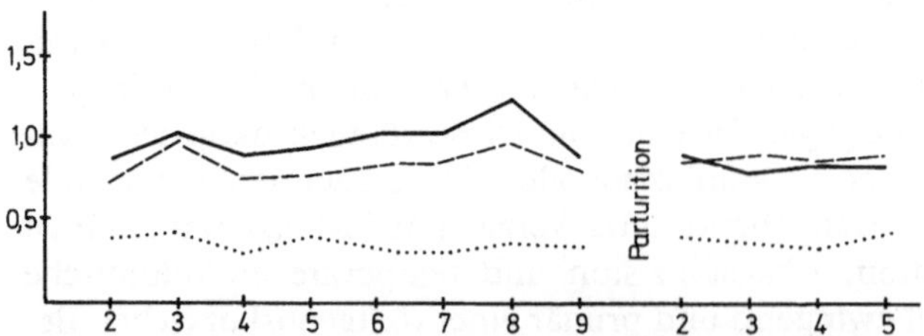

Abb. 3. Die Beziehungen zwischen Gingiva- (......), Plaque- (– – – –) und Zahnsteinindices (———) während der Schwangerschaft und nach der Geburt [aus 1]

In seltenen Fällen bilden sich hyperplastische Veränderungen der Gingiva, die als sog. Schwangerschaftsepuliden imponieren und in Einzelfällen monströses Ausmaß annehmen können. Die Tumoren sind stark vaskularisiert; während der Nahrungszerkleinerung, aber auch spontan, treten Blutungen auf, besonders dann, wenn der Tumor das Kauflächenniveau der Zähne erreicht hat.

Pericoronitis

Retinierte und verlagerte 3. Molaren des Ober- und Unterkiefers können Gingivitis unterhalten, wenn sich ihr Durchbruch in die Mundhöhle aus anatomisch-topographischen Gründen nur partiell vollzogen hat und stagniert. Es entstehen Schleimhautschlupfwinkel, sog. Taschen, um die Zahnkronen herum, die das Krankheitsbild der Pericoronitis begünstigen. Es handelt sich um chronische Entzündungen, die häufiger subakut oder akut exazerbieren und zu erheblicher Belastung während der Schwangerschaft führen.

Zahnlockerungen

Sie können lokaler wie auch systemischer Ätiologie sein. Die lokalen Ursachen sind weitgehend bekannt. Durch Stellungsanomalien hervorgerufene Zahnüber- und Unterbelastungen kommen z. B. dafür infrage. Über auslösende systemische Faktoren ist insgesamt wenig bekannt. So können über längere Zeit und in höherer Dosis applizierte Sexualhormone zu einem hyperämischen, permeabilitätssteigernden Zustand der Parodontalgewebe führen. Die intraalveolären Gewebsödeme bewirken eine Extrusion der Zähne und initiieren eine meßbare Zahnlockerung, die deutlich die physiologische Zahnbeweglichkeit übersteigt [3]. Es wird ferner angenommen, daß Viskositätsänderungen der interstitiellen Flüssigkeit – auch in Abhängigkeit des Polymerisationsgrades der Grundsubstanz – die desmodontale (syndesmotische) Aufhängung des Zahnes in der Alveole beeinflußt.

Therapie der Parodontalerkrankungen

Die Patientinnen müssen eine sorgfältige Parodontalprophylaxe betreiben. Die Anleitungen zur häuslichen Behandlung gibt der Zahnarzt oder die zahnmedizinische Fachhelferin. Von Anbeginn der Schwangerschaft sollen in 6 bis 8wöchigen Abständen Kontrolluntersuchungen und Beratungen in der Zahnarztpraxis stattfinden. Fehler in der Oralhygiene werden dadurch rechtzeitig entdeckt, besprochen und beseitigt. Außerdem ermöglichen die engen Kontrolltermine ein frühzeitiges Erkennen und Behandeln von Karies und anderer Zahn-, Mund- und Kiefererkrankungen. Das Hauptziel der Anleitungen, Behandlungen und Kontrolluntersuchungen besteht in der Beseitigung der Zahnbeläge – der Plaque – und des Zahnsteins. Untersuchungen von [1] weisen aus, daß sich mit der Reduktion der Zahnbeläge um 50 Prozent eine Abnahme der Gingivitis in gleichem Prozentsatz einstellt. D. h., daß der Grad der sog. Schwangerschaftsgingivitis weitgehend

von der Intensität der Lokaltherapie abhängt. Durch die Beseitigung mikrobieller
Plaque wird die Wiederherstellung des Gleichgewichts zwischen Wirtsorganismus
und Parasiten begünstigt, obwohl die individuelle Variabilität der Belastungsgren-
zen weitgehend unbekannt ist. So erlangen die Kenntnisse über die allgemeine
und lokale Widerstandsfähigkeit (Immunabwehr) mehr und mehr übergeordnete
Bedeutung. Eine Therapierelevanz besteht jedoch z. Zt. nicht, so daß das Prophy-
laxekonzept zur sorgfältigen Oralhygiene bestehen bleibt. Überwiegend im letzten
Trimenon der Schwangerschaft haben sich in seltenen Fällen Tumoren der Gingiva – sog. Schwangerschaftsepuliden – entwickelt. Die stark vaskularisierten Ge-
websneubildungen müssen häufig noch während der Schwangerschaft abgetragen
werden. Jeder chirurgische und medikamentöse Eingriff wird vorher mit dem
Gynäkologen besprochen. Die Entfernung der Gewebsneubildung erfolgt in Lei-
tungs- und Infiltrationsanästhesie. Sie entspricht einer lokalen Gingivektomie. Ein
Zahnfleischverband deckt den Wundbereich ab. Es empfiehlt sich die Voranferti-
gung einer Verbandplatte aus Kunststoff, die laboratoriumsmäßig im Tiefziehver-
fahren hergestellt wird. Sie erfaßt sämtliche Zähne eines Kiefers und ist mit einem
den Operationsbereich erfassenden Ausleger versehen. Die Schiene bzw. Platte
kann mit Verbandmaterial, z. B. gerinnungsfördernden Substanzen, problemlos
unterfüttert werden. Die Wunde wird temporär geschützt und Nachblutungen wir-
kungsvoll verhindert.

Die Entfernung retinierter und teilverlagerter, mit der Mundhöhle in Verbindung stehender Zähne, sollte in jugendlichem Alter geschehen. Es handelt sich
überwiegend um dritte Molaren, deren Entfernungsnotwendigkeit mit dem 15. Lebensjahr und ggf. früher erkannt werden kann. Wenn die operative Behandlung
vor Ausbildung der Zahnwurzeln – etwa zwischen dem 15. und 18. Lebensjahr erfolgt – so halten sich erfahrungsgemäß operativer Aufwand und Komplikationen
in Grenzen. Die junge Frau geht damit möglichen medikamentösen und chirurgischen Eingriffen während der Schwangerschaft aus dem Wege. Ärzte und Zahn-
ärzte sind aufgefordert, diese Situation frühzeitig zu erkennen und Behandlungen
zu veranlassen oder durchzuführen. Subakute oder akute Rezidive der Pericoronitis chronica stehen in dem bereits angedeuteten Zusammenhang zur Gingivitis. So
ist die Gefahr der akuten Exacerbation während der Schwangerschaft relativ
hoch. Das akute Entzündungsstadium kann sich u. U. durch die Applikation lokaler Drainagen zurückbilden; aber häufig ist die Lokaltherapie allein nicht ausreichend. Das entzündliche Infiltrat breitet sich aus. Wenn Abszeßreife abzusehen ist
oder bereits vorliegt, erfolgt die Behandlung auf chirurgischem Wege. In weit häu-
figerem Falle stellt sich die Situation weniger eindeutig dar. Auf eine systemische
Antibiotikatherapie kann nicht verzichtet werden. Oralpenicilline, z. B. in einer
Kombination von Ampicillin und Oxacillin, haben sich bewährt. Es ist selbstverständlich, daß der Einsatz von Medikamenten nur nach sorgfältiger Anamnese
und Rücksprache mit dem Facharzt erfolgt. Drainagen und systemische Antibiotikatherapie führen zu einem schnellen Rückgang der akuten Entzündung. In Einzelfällen kommt es dennoch zur Abszeßreife, so daß zusätzlich chirurgisch behandelt werden muß.

Die Erkrankung kann nicht durch die angegebene Therapie geheilt werden;
das Ziel ist die Rückführung in die chronische Phase. Nach Abklingen der Entzündung empfiehlt sich die chirurgische Intervention zur Entfernung des Zahnes

durch Osteotomie unter Fortsetzung der Antibiotikatherapie über einige Tage. Wird der Eingriff unterlassen, kann mit weiteren akuten Entzündungsschüben gerechnet werden.

Die oben angegebenen Verhütungsmaßnahmen und Behandlungen der Gingivitis sind im allgemeinen ausreichend. In Extremfällen muß die Stabilisierung gelockerter Zähne erwogen werden. Es eignen sich aus Metall gegossene, abnehmbare Parodontalschienen. Inkorporierte Schienen fördern den Ansatz weicher Beläge und bedingen eine noch aufwendigere Plaque-Beseitigung.

Karies

Der biochemische Vorgang zur Kariesentstehung ist ebenfalls an das Vorhandensein der Plaque gebunden, d.h. daß die für die Parodontalprophylaxe aufgestellten Forderungen in gleichem Maße der Kariesprophylaxe zugute kommen. Der Entzündungsgrad und die damit verbundene Blutungsneigung und Hypertrophie der Gingiva können die häuslichen oralhygienischen Maßnahmen erschweren. Deshalb gilt auch hier die Forderung nach engmaschigen Behandlungskontrollen in der zahnärztlichen Praxis. Die Untersuchung approximaler Kontaktflächen der Zähne sollte unter sorgfältiger Trockenlegung und unter Zuhilfenahme von Seidenfäden und Kaltlichtsonde geschehen. Die Anfertigung von sog. Röntgenstaten oder Bißflügelaufnahmen ist bei Schwangeren nicht indiziert.

Notwendige konservierende Behandlungen müssen nicht aufgeschoben werden. Das Trockenlegen des Behandlungsgebietes wird mit Hilfe der Papillenklammern nach Haller erreicht. Unter den besonderen Umständen hat sich als Füllungsmaterial für Prämolaren und Molaren Silberamalgam* bewährt, speziell dann, wenn hartnäckige Schwangerschaftsgingivitis besteht. Auf Wunsch der Patientin können die Füllungen nach der Geburt des Kindes und unter normalen Gingivaverhältnissen gegen gegossene Einlagefüllungen ausgetauscht werden. Sorgfältige Polituren, auch temporärer Amalgamfüllungen, sind unerläßlich.

Parodontitis apicalis

Sie ist die häufigste Erkrankung der Periapikalregion. Ein ständiger Antigennachschub aus dem Wurzelkanal des pulpadentintoten und unvollkommen endodontisch versorgten Zahnes unterhält die Erkrankung. Parodontitis apicalis besteht überwiegend in chronischer Form und bereitet der Patientin keine Beschwerden. Die chronische Phase kann über viele Monate und Jahre anhalten. Es ist jedoch bekannt, daß akzidentelle Traumen, Minderung der Körperabwehr oder auch Schwangerschaftsgingivitis zu einer subakuten oder akuten Exazerbation der Erkrankung führen.

Die Entzündungsstadien werden in erster Linie chirurgisch behandelt. Chemotherapie ist seltener indiziert.

Die enossale, subperiostale bzw. submuköse Eiterung wird eröffnet und drainiert. In der initialen Entzündungsphase gelingt die Entlastung häufiger über die Trepanation des Zahnes. Die Durchgängigkeit des Wurzelkanals bis zum foramen apicale wird mit Hilfe feiner Instrumente erreicht. Obliterierte, bereits gefüllte Wurzelkanalsysteme können den genannten Drainageweg erschweren bzw. verhindern. Eine unter Lokalanästhesie von vestibulär über dem Wurzelapex angelegte Trepanation des Kieferknochens schafft sicheren Exsudatabfluß. Ein kleiner Bogenschnitt ermöglicht das Abpräparieren von Schleimhaut und Periost. Die Knochenkompakta wird mit einer innengekühlten Knochenfräse über der Periapikalregion durchbohrt oder mit einem Hartmetallexkavator durchstoßen. Eine Exsudatentnahme für die mikrobiologische Untersuchung darf nicht vergessen werden. Die Einlage einer geknoteten Gummidrainage und das Legen von Situationsnähten beschließen den Eingriff.

Reife, submuköse Abszesse werden ebenfalls in Lokalanästhesie eröffnet. Eine Prämedikation sollte bei schwangeren Frauen unterbleiben. Sie ist erfahrungsgemäß sehr selten erforderlich, wenn die Technik der Leitungs- und Infiltrationsanästhesie beherrscht wird. Infiltrate, die in tiefere Gewebsschichten penetrieren und so in ungünstiger Lokalisation zum Abszeß heranreifen, bedürfen der Behandlung in einer Fachklinik. Der behandelnde Zahnarzt muß die Situation rechtzeitig erkennen und entsprechend handeln, d.h. die stationäre Einweisung der Patientin veranlassen. Eine abwartende, allein unter Chemotherapie fortgesetzte ambulante Behandlung ist nicht verantwortbar.

Nach Abklingen der akuten Entzündung wird über die Weiterbehandlung des verursachenden Zahnes entschieden. Erforderliche Zahnextraktion wird nicht aufgeschoben. Infrage kommende zahnerhaltend-endodontische Versorgung sollte zunächst als Temporärbehandlung geschehen. Die Röntgendiagnostik kann unterbleiben bzw. auf ein Minimum reduziert werden. Die Applikation einer definitiven Wurzelfüllung kann chirurgische Behandlung – Wurzelspitzenresektion – nach sich ziehen; weitere Röntgenaufnahmen würden erforderlich. Chirurgische Behandlungen wären primär angezeigt, wenn die Entzündung von orthograd nicht zu erreichen ist bzw. wenn in der Periapikalregion Zysten, Tumoren o.ä. vorliegen.

Literatur

1. Löe H (1965) Periodontal changes in pregnancy. J Periodont 36: 209
2. Loevy HT (1984) Angeborene Mißbildungen des Kopfes und der Kiefer. In: Loevy HT (Hrsg) Grundlagen und Praxis zahnärztlicher Kinderbehandlung. Quintessenz, Berlin Chicago London, S 77
3. Rateitschak KH (1967) Tooth mobility changes in pregnancy. J Periodont Res 2: 199
4. Schraad F-J, Bergmann RL, Bergmann KE, Gawlik D, Gatschke W, Vogel M (1984) Die Accretion von Fluorid im Skelett während der Foetalperiode. Dtsch Zahnärztl Z 39: 965
5. Sonnabend E (1984) Das Röntgenbild in der zahnärztlichen Praxis. Hüthig, Heidelberg
6. Spak C-J, Ekstrand J, Hardell LI (1982) Fluoride in human breast milk. ORCA, 29. Kongreß, Annapolis, Abstract No E-14
7. Bundesgesundhbl. 30, Nr. 9 (1987)

* Nach Information des Bundesgesundheitsamtes vom 9.9. 1987 (7) besteht die Möglichkeit eines Risikos für das sich entwickelnde und noch nicht geborene Kind durch Quecksilberschädigung. Da endgültige und beweiskräftige Ergebnisse fehlen, sollte die Füllungstherapie mit Silberamalgam bei Schwangeren mit Zurückhaltung geschehen. Als alternative temporäre Füllungsmaterialien stehen Kunststoffe und Zemente zur Verfügung.

Saunabesuch und Schwangerschaft

H. Weitzel

Universitätsklinikum Steglitz, Freie Universität Berlin

Der Saunabesuch ist eine tägliche Praxis geworden. Mehr als 4 Millionen Menschen saunieren regelmäßig [11]. In Finnland benutzt jede Frau wenigstens einmal wöchentlich die Sauna, häufig auch mehrmals in der Woche. In der Schwangerschaft wird von dieser Gewohnheit kein Abstand genommen. Daher werden allein in dem skandinavischen Land mehr als 60000 Frauen während der Gravidität in unterschiedlicher Intensität vorübergehend einer hyperthermen Phase ausgesetzt [20].

Über allgemeine Wirkungen auf den gesunden Organismus bestehen keine Unstimmigkeiten [11]. Positive Effekte auf den Schwangerschafts- und Geburtsverlauf werden behauptet, bedürfen aber noch fundierter Untersuchungen [9]. Die bisherigen Erfahrungen haben mehr empirischen als wissenschaftlichen Wert [9].

Die Auswirkungen des Saunabades mit körperlicher Überhitzung haben auf die fortgeschrittene Schwangerschaft nach heute überwiegender Meinung keine gefährlichen Nachteile [9, 10, 19, 20, 24]. Im Hinblick auf die Geburtsvorbereitung werden sogar Vorteile erwartet.

In der Frühschwangerschaft werden allerdings unterschiedliche Argumente für und gegen das Saunabad diskutiert. Die Kardinalfrage betrifft die Erhöhung der Kerntemperatur und mögliche Auswirkungen auf die Organogenese und das fetale Zentralnervensystem. Die Diskussion ist deshalb nicht abgeschlossen, weil tierexperimentelle Ergebnisse mit den Beobachtungen am Menschen nicht übereinstimmen.

Die Thermoregulation bei Mann und Frau ist unterschiedlich, speziell unter Hitzebelastung [11]. Es kann angenommen werden, daß in der Frühgravidität keine wesentliche Änderung der Thermoregulation bei der schwangeren Frau gegenüber einer nicht schwangeren besteht. Dennoch ändert ein Teil der Frauen während der Schwangerschaft ihr Verhalten in der Sauna sowohl in bezug auf die Saunazeit, die Häufigkeit der Saunabesuche als auch auf die Temperaturwahl [24].

Uhari et al. [24] haben das Verhalten bei 100 finnischen Frauen retrospektiv vor und während einer Schwangerschaft analysiert. Es war ein deutlicher Trend zu kürzeren Saunazeiten und andeutungsweise auch ein Trend zur niedrigeren Temperaturstufe erkennbar (Tabelle 1).

Eine Untersuchung von Lipson et al. [14] macht die generelle Neigung der Frauen zu kürzeren Saunazeiten deutlich. Fast 75% finnischer Frauen bleiben weniger als 20 Minuten in der Sauna, unterbrechen die Saunazeit und nehmen nach der Sauna eine kalte Dusche.

Das körperliche Wohlbefinden und damit die Dauer des Saunabades werden durch die Körperkerntemperatur bestimmt. Es bleibt unklar, warum Schwangere ihre Saunagewohnheiten zugunsten niedrigerer Temperaturstufen und kürzerer

Tabelle 1. Saunaverhalten von 100 finnischen Frauen vor der Gravidität, in der 1. und 2. Schwangerschaftshälfte [24]

	Saunazeit		Temperaturwahl	
	10'	10–30'	70 °C	70–100 °C
Vor der Gravidität	8	92	11	89
1. SS-Hälfte	16	84	14	86
2. SS-Hälfte	35	59	19	75

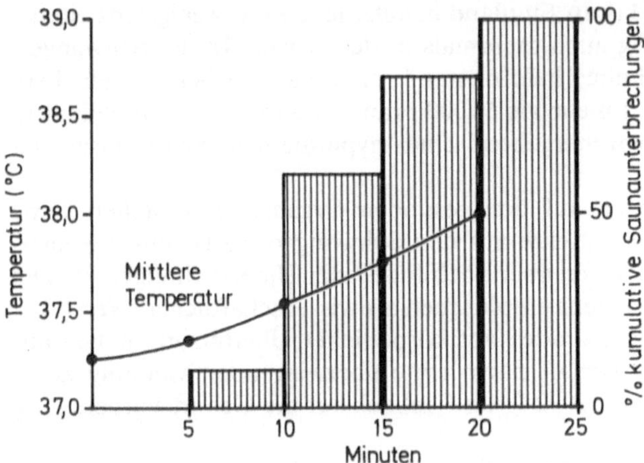

Abb. 1. Vaginaltemperaturverhalten in der Sauna bei einer Saunatemperatur von 81,4 °C (aus [21])

Saunanutzungszeiten ändern. Die Kerntemperatur steigt mit der Dauer der Saunazeit an [19, 21, 23]. Dabei wird gewöhnlich eine Temperaturerhöhung um 0,5 bis 1,5 °C erreicht [20]. Eine Temperaturhöhe von 38,9 °C wurde in Untersuchungen von Sedgwick-Harvey et al. nicht überschritten (Abb. 1). Eine Überschreitung dieser Temperaturhöhe wurde auch nicht durch Variation der Saunazeit unter und über 20 Minuten oder der Temperaturstufen von unter 70 °C bis über 89 °C beobachtet [21]. Diese Erfahrungen werden auch von anderen Autoren bestätigt [6, 10, 14]. So werden bei Saunazeiten von 20 Minuten Dauer Vaginaltemperaturen von 38 °C [10] und Rectaltemperaturen von 37,8 °C [14] mitgeteilt. Es wird in einer Mitteilung zitiert, daß allerdings 21% der Probanden auch Temperaturen über 39 °C erreichten [14, 23].

Die Kerntemperatur von 38,9 °C gilt als kritischer Temperaturpunkt [21]. Einerseits veranlaßt diese Temperaturhöhe die Frauen aufgrund von Mißempfindungen zum Verlassen des Saunaraumes, andererseits erhebt sich die Frage, ob bei Überschreitung dieser Temperaturgrenze eine embryofetale Gefährdung zu erwarten ist, wenn die Hyperthermie in der teratogenetischen Phase wirksam werden sollte. Darüber hinaus ist zu berücksichtigen, daß ohne Abkühlung durch Schwallbrause oder Tauchbad noch geringfügige nachträgliche Erhöhungen der Körperkerntemperatur zu erwarten sind, die in einem Bereich von unter 0,2 °C liegen [21]. Die

Körpertemperatur normalisiert sich wieder je nach Ruheraumtemperatur in 30 bis 120 Minuten [19, 20]. Nach einem kalten Dusch- oder Tauchbad ist die Ausgangstemperatur innerhalb weniger Minuten wieder meßbar [19].

Kurzfristige Hyperthermien werden als auslösender Faktor für die Entstehung kongenitaler Mißbildungen, insbesondere auch von ZNS-Defekten angeführt [1-8, 12-18, 20-23]. Mehrere Autoren haben am Menschen einen Zusammenhang zwischen mütterlichem Fieber und der Entstehung angeborenen Mißbildungen beschrieben [3-5, 13, 15, 17]. Auch Fieber im Zusammenhang mit einer Influenza-Erkrankung kann das Mißbildungsrisiko erhöhen [1, 7, 20]. Bei all diesen nach Fieber beobachteten Abnormalitäten war eine gewisse Uniformität vorherrschend [20]. Es wurden geistige Defekte, Anfälle, Muskelhypotonien, Mikrophthalmien, Gesichtshypoplasien und Anomalien an den distalen Extremitäten mitgeteilt [20]. Es liegt also den hyperthermiebedingten Anomalen eine virus- oder bakteriell-bedingte Temperaturerhöhung zugrunde, wobei nicht gesagt werden kann, was schließlich bei den überwiegend multifaktoriell verursachten Defekten hier wirksam war, der Erreger oder die Temperaturerhöhung [20].

Tierexperimentell lassen sich gleichartige Mißbildungen reproduzierbar auslösen [2-5]. Experimente sind an Meerschweinchen, Mäusen, Ratten, Hamstern, Schafen und Hühnerembryonen durchgeführt worden [23]. In all den tierexperimentellen Untersuchungen wurden sowohl strukturelle wie auch funktionelle Anomalien induziert [2-5].

Beim Meerschweinchen führte eine Erhöhung der Kerntemperatur um 1,5 °C zu einer Bremsung der Zellproliferation und um 3 °C zum Tod mitotischer Zellen [4, 5]. Langfristige Temperaturerhöhungen verursachen bei animalen Feten mit Mikrocephalie, cerebralen Defekten, Mikrophthalmie und geringgradiger Beeinträchtigung des distalen Extremitätenwachstums vergleichbare Erscheinungsbilder [4, 5]. Anenzephalie ließ sich in Hamsterfeten auslösen, wenn diese am 9. Trächtigkeitstag einer Temperatur von über 40 °C ausgesetzt wurden [23].

Die kritische Kerntemperatur im Tierexperiment liegt zwischen 41 und 42 °C. Es ist allerdings zu bedenken, daß die normale Körpertemperatur von Tieren höher sein kann als von Menschen. So liegt die Implantationstemperatur bei der Ratte bei 40 °C. Eine Erhöhung dieser Temperatur um nur 1 °C löst bereits Strukturanomalien aus [20]. Wir müssen bei aller Vorsicht daraus schließen, daß die Erfahrungen tierexperimenteller Art nicht zu Analogien am Menschen herangezogen werden können.

Die Situation bei der schwangeren Frau wird durch Einzelbeobachtungen von drei Fällen in der Weltliteratur untermauert [17, 23].

Weitere Einzelbeobachtungen oder auch epidemiologische Daten lassen zwar Zusammenhänge zwischen saunabedingter Hyperthermie und teratogener Wirkung vermuten, es bestehen aber nach wie vor Zweifel an der generellen Gültigkeit dieser Mitteilungen [6, 18, 22]. So wird mitgeteilt, daß Fieber bei 4 von 17 Fällen in der Zeit zwischen dem 20. und 28. postkonzeptionellen Tag zur Entstehung von Enzephalozelen geführt hatte [6]. In den zwei Studien aus Seattle, in welchen die Einzelbeobachtungen nach saunabedingter Hyperthermie mitgeteilt wurden, handelt es sich um Anenzephalien, wobei bei retrospektiver Erhebung die Sauna als einzige Ursache infrage kam [17, 23]. Hier muß auch der große Mangel derartiger Studien gesehen werden. Die retrospektive Analyse ausschließlich einer

Gruppe von Kindern mit Mißbildungen wirft bekanntermaßen ihre speziellen Probleme auf.

Die Zweifel an der Allgemeingültigkeit der Hypothese werden noch verstärkt durch die Analyse des finnischen Mißbildungsregisters [20]. Bei über dreihundert Fällen mit Mißbildungen des CNS und oralen Spaltbildungen konnte kein Zusammenhang zwischen saunabedingter Hyperthermie und Entstehung dieser Mißbildungen hergestellt werden. Bei mehr als 60000 finnischen Frauen, die pro Jahr auch in der teratogenetischen Phase zwischen dem 20. und 28. Tag nach der Konzeption ihren Saunagewohnheiten nachgingen, ließen sich mit 20 Fällen von Anenzephalie keine ursächlichen Zusammenhänge vermuten [20], da keine erhöhte Mißbildungsrate feststellbar war (0,3/1000).

Es muß also damit gerechnet werden, daß die Saunabenutzung in der Gravidität je nach Gepflogenheit zu einer Erhöhung der Körpertemperatur auf bis zu 39 °C führt. Tierexperimentelle Daten schließen eine teratogene Wirkung in der kritischen Zeit der Morphogenese vom 20. bis 28. postkonzeptionellen Tag nicht aus. Epidemiologische Studien und praktische Erfahrungen in Finnland relativieren diese denkbaren Zusammenhänge.

Für die Beratung der gynäkologischen Patientin läßt sich daraus die Empfehlung ableiten, in den ersten 6 Schwangerschaftswochen mit der Sauna Zurückhaltung zu üben, zumindest Saunazeiten unter 15 Minuten einzuhalten.

Literatur

1. Coffey VP, Jessop WJE (1959) Maternal influenza and congenital deformities. Lancet II: 935
2. Editorial (1978) Hyperthermia and the neural tube. Lancet II: 560
3. Edwards MJ, Wanner RA (1977) Extremes of temperature. In: Wilson JG, Fraser FC (eds) Handbook of teratology, vol I. Plenum Press, New York London, p 421
4. Edwards MJ (1978) Congenital defects due to hyperthermia. Adv Vet Sci Comp Med 22: 29
5. Edwards MJ (1979) Is hyperthermia a human teratogen? Am Heart J 98: 277
6. Fisher NL, Smith DW (1981) Occipital encephalocele and early gestational hyperthermia. Pediatrics 68: 480
7. Granroth G, Haapakoski J, Saxen L (1978) Defects of the central nervous system in Finland. V. Multivariate analysis of risk indicators. Int J Epidemiol 7: 301
8. Halperin LR, Wilroy RS (1978) Maternal hyperthermia and neural-tube defects. Lancet I: 212
9. Hartmann A (1963) Die Sauna in der Schwangerschaft. Hippokrates 22: 908
10. Harvey MAS, Grahame JM, Smith DW (1981) Suggested limits to the use of the hot tub and sauna by pregnant women. J Can Med Assoc 125: 50
11. Hentschel HD, Fritzsche W (1981) Ungetrübte Saunafreuden? Dtsch Med Wochenschr 106: 1723
12. Hunter WS, Ellert MS, Nequin LG, Suarez WA (1979) Is hyperthermia a teratogen? Br Med J I: 887
13. Layde PM, Edmonds LD, Erickson JD (1980) Maternal fever and neural tube defects. Teratology 21: 105
14. Lipson A, Webster W, Edwards MJ (1985) Sauna and birth defects. Teratology 32: 147
15. McDonald AD (1961) Maternal health in early pregnancy and congenital defects. Final report of a prospective inquiry. Br J Prev Soc Med 15: 154
16. Menser M (1978) Does hyperthermia affect the human fetus? Med J Aust 2: 550
17. Miller P, Smith DW, Shepard TH (1978) Maternal hyperthermia as a possible cause of anencephaly. Lancet I: 519
18. Pleet H, Grahame JM, Smith DW (1981) Central nervous system and facial defects associated with maternal hyperthermia at 4 to 6 weeks of gestation. Pediatrics 67: 785

19. Rapalo J, Saxen L, Granroth G (1978) Anencephaly and the sauna. Lancet I: 1162
20. Saxen L, Holmberg PC, Nurminen M, Kuosma E (1982) Sauna and congenital defects. Teratology 25: 309
21. Sedgwick-Harvey MA, McRorie MM, Smith DW (1981) Suggested limits to the use of the hot tub and sauna by pregnant women. Can Med Assoc 125: 50
22. Shiota K (1982) Neural tube defects and maternal hyperthermia in early pregnancy; epidemiology in human embryo population. Am J Med Genet 12: 281
23. Smith DW, Clarren SK, Sedgwick-Harvey MA (1978) Hyperthermia as a possible teratogenic agent. J Pediat 92: 878
24. Uhari M, Mustonen A, Kouvalainen K (1979) Sauna habits of Finnish women during pregnancy. Br Med J I:1216

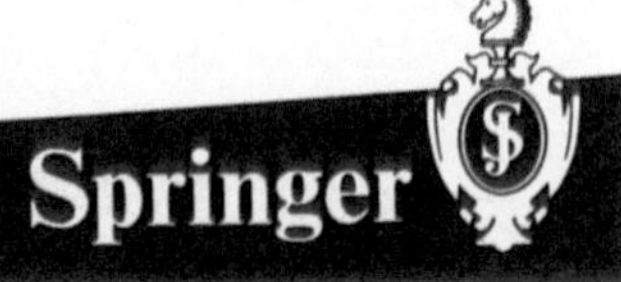
Springer